Trần Khánh Liễm

Thú Điền Viên

Toàn Tập

Dân Ta 2018

Copyright © 2018 by Trần Khánh Liễm

All rights reserved. No part of this book may be reproduced or transmitted in any form or by any means whatsoever without permission in writing from the author.

Liên Lạc (Contact):
Mr. Trần Khánh Liễm
P. O. Box 1873
Pearland, TX 77588-1873
cuathanphu@gmail.com

ISBN: 978-0-9992936-2-1
Library of Congress Control Number: 2018902623

Trình Bày &
Kỹ Thuật: Nguyễn Đức Việt
Ấn Loát: Dân Ta
　　　　　Email: cuathanphu@gmail.com

Printed in the United States of America

MỤC LỤC

LỜI NÓI ĐẦU i
LỜI GIỚI THIỆU 1 ix
THÚ ĐIỀN VIÊN ix
LỜI GIỚI THIỆU 2 xii
THÚ ĐIỀN VIÊN xii
LỜI GIỚI THIỆU xv
CÂY CỎ, NGUỒN SỐNG TỰ NHIÊN xv
LỜI MỞ ĐẦU xxi
PHẦN I 1
TRỒNG RAU TRONG VƯỜN 1
   1. *Chuẩn Bị Vườn Trồng Rau* 9
   2. *Bón Rau Bằng Phân Hữu Cơ* 11
   3. *Sửa Soạn Luống Rau* 14
   4. *Trồng Các Loại Rau* 15
PHẦN II 53
TRỒNG CÂY ĂN TRÁI 53
   1. *Trồng Hồng* 55
   2. *Trồng Lê* 61
   3. *Trồng Ổi* 63
   4. *Trồng Đào, Mận* 66
   5. *Thanh Long* 70
   6. *Trồng Bưởi, Cam, Chanh, Quất (Họ Citrus)*. 82
   7. *Trồng Đu Đủ* 100
   8. *Trồng Ổi* 107
   9. *Trồng Lựu* 116
   10. *Trồng Nhãn* 123

11. Trồng Vải 126
12. Trồng Mận Mỹ Tho 128
13. Trồng Cây Na (Măng Cầu Dai) 132
14. Trồng Mãng Cầu Xiêm 137

PHẦN III **141**
DƯỢC THẢO **141**
1. Bạch Quả: Trường Sinh Dược Thảo 141
2. Hồng Tiên (Chanh Dây: Passion Fruit Tree) ....
   158
3. Phấn Hoa 165
4. Hạt Chia (Chia Seed: Hạt Trường Sinh) 174
5. Hạt Flax 183
6. Hạt Quinoa 186
7. Rau Mã Đề 190
8. Ngải Cứu 194
9. Rau Má 196
10. Hà Thủ Ô 200
11. Cây Ích Mẫu 203
12. Đương Qui 205
13. Sinh Địa (Rehmannia Glutinosa) 208
14. Đỗ Trọng 211
15. Kỷ Tử 212
16. Bồ Công Anh 214
17. Nghệ 216
18. Gừng 219
19. Tía Tô 220
20. Ăn Gỏi 222

BÀI THUỐC TRỊ ĐAU NHỨC 229
  1. Đương Quy 237
  2. Hồng Hoa 242
  3. Tô Mộc 247
  4. Nhận Xét 251

PHẦN IV 255
BỐ TRÍ CĂN NHÀ MỚI 255
  1. Thông 257
  2. Oak 258
  3. Lê Hoa 259
  4. Arizona Ash 259

BỐ TRÍ CĂN NHÀ THEO KIỂU Á ĐÔNG 265
  1. Làm Hồ Cá 266
  2. Số Lượng Cá Và Mầu Sắc 269

BỐ TRÍ VƯỜN SAU 273
BỐ TRÍ VƯỜN MƯỜI MẪU 287
  1. Phân Loại Cá Koi 296
  2. Lối Đi Từ Hồ Cá Tới Vườn Trước Nhà 301
  3. Bố Trí Phía Sau Nhà Trên Khuôn Viên Mười Mẫu 302

VƯỜN HỒNG 306
  1. Lai Lịch Hoa Hồng 307
  2. Một Vài Chi Tiết Trồng Hồng .. 309
  3. Khi Nào Trồng Hồng 310
  4. Săn Sóc Hồng Trong Suốt Năm ... 312

PHẦN V 319
VUI THÚ ĐIỀN VIÊN 319

UỐNG TRÀ **319**
    1. Trà Tươi 326
    2. Trà Khô 326
    3. Trà Mộc 327
    4. Trà Nụ 328
    5. Trà Ướp Hoa 329
    6. Trà Tầu 332
    7. Các Loại Trà Khác 334
    8. Dụng Cụ Và Cách Thưởng Thức Trà 336

CHUẨN BỊ ĐÓN XUÂN **341**
    1. Sự Tích Hòn Đầu Rau 344
    2. Sự Bận Tâm Của Gia Trưởng Và Người Nội Trợ Trong Dịp Tết 345
    3. Hoa Kiểng Trưng Bày Vào Dịp Tết 346
    4. Trưng Bày Cây Trái 350
    5. Giết Heo Ăn Tết 351
    6. Nấu Bánh Chưng 352
    7. Quét Sân Lau Nhà 353

ĐÓN XUÂN **355**

CÂY TRANG TRÍ TRONG VƯỜN **367**
    1. Ngày Xuân Nói Về Đào, Mai Và Những Cây Trưng Tết 367
    2. Hồng Kông Orchid (Hoa Lan Hồng Kông) 374
    3. Bụi Tre Trong Vườn 377

PHẦN VI **385**

CÂY KIỂNG **385**
    Nói Về Cây Kiểng 385

Nhập Môn: Cây Kiểng Bonsai..................391
Những Bước Đầu Đi Vào Nghề Chơi Kiểng........394
1. Tùng..................399
2. Cây Phong (Maple)..................405
3. Cây Du (Chinese Elm)..................408
4. Cây Bông Giấy (Bougainvillea)..................417
5. Cây Si (Ficus)..................419
6. Cây Hoàng Dương (Boxwood)..................423
7. Cây Ô-Liu (Olive)..................425
8. Cây Đinh Lăng..................427
9. Cây Quất Hay Cây Tắc (Kumquat)..................429
10. Cây Lựu Kiểng..................431
11. Cây Sứ Thái..................433
12. Cây Trân Châu..................435
13. Cây Thanh Tùng (Taxus Cuspidata)..................437
14. Cây Nguyệt Quế (Murraya Paniculata)..................440
15. Cây Trúc..................442
16. Cây Duối (Fukien Tea)..................448
17. Cây Ngâu..................450
18. Thiên Tuế Hay Vạn Tuế (Sago Palm)..................453
19. Cây Silverberry (Elaeagnus Pungens)..................456
20. Cây Dwarf Barbados Cherry..................458
21. Cây Bạch Tuyết Hoa (White Snow Or Serissa)..................459

CHĂM SÓC CÂY KIỂNG..................461
1. Tưới Nước..................461
2. Bón Phân..................465

3. Sang Chậu... 467
4. Cắt Tỉa Và Uốn Cây 468
LỜI KẾT **471**

HÌNH ẢNH

Hình 1. Đào hoa hàm tiếu mừng chúa Xuân i
Hình 2. Vườn Rau 1
Hình 3. Rau Muống 25
Hình 4. Rau Mồng Tơi 26
Hình 5. Cây Bí Ngô 30
Hình 6. Bí Zucchini 31
Hình 7. Bí Xanh 32
Hình 8. Cây Thì Là 37
Hình 9. Cây Húng Chũi   Hình 10. Cây Húng Quế 39
Hình 11. Cây Kinh Giới 40
Hình 12. Cách Tháp Cây 59
Hình 13. Hoa Thanh Long 70
Hình 14. Dàn Thanh Long 78
Hình 15. Trái Thanh Long 79
Hình 16. Cây và Trái Bưởi 85
Hình 17. Cam Giấy (Satsuma Orange) 91
Hình 18. Cây Đu-đủ 101
Hình 19. Trái Ổi 107
Hình 20. Ổi Dâu (Strawberry Guava) 111
Hình 21. ổi Dứa (a) hay ổi Sim (Pineapple Guava) (b) 111
Hình 22. Cây Ổi Sim 112
Hình 23. Hoa Lựu 116
Hình 24. Cây Lựu Kiểng 118
Hình 25. Chùm Nhãn 123
Hình 26. Chùm Vải 127
Hình 27. Trái Mận 129

Hình 28. Trái Na (Mãng Cầu Dai) 132
Hình 29. Trái Mãng Cầu Xiêm 137
Hình 30. Cây Bạch Quả đứng ngạo nghễ qua nhiều thế kỷ
.... 140
Hình 31. Lá Bạch Quả 156
Hình 32. Chanh Dây 158
Hình 33. Phấn Hoa 165
Hình 34. Cây Phấn Hoa 170
Hình 35. Hạt CHIA 175
Hình 36. Hạt Flax 183
Hình 37. Rau Mã Đề 190
Hình 38. Ngải Cứu 194
Hình 39. Rau Má 196
Hình 40. Cây Hà Thủ Ô đỏ 200
Hình 41. Cây Ích Mẫu 204
Hình 42. Đương Qui 206
Hình 43. Cây Sinh Địa 209
Hình 44. Đỗ Trọng 211
Hình 45. Cây Kỷ Tử 212
Hình 46. Bồ Công Anh 214
Hình 47. Cây Nghệ 216
Hình 48. Cây Gừng 219
Hình 49. Cây Tía Tô 221
Hình 50. Họ Hoa tán (Apiaceae/Umbelliferae): Cần tây, Cà-rốt, Đương quy, v.v... 237
Hình 51. (a) Quy đầu. (b) Quy thân xắt mỏng. (c) Quy vĩ.
.... 238

Hình 52. Cơ cấu hóa học của các thành phần tiêu biểu
của rễ Đương quy 240
Hình 53. (a) Hoa Hồng hoa. (b) Hoa Hồng hoa phơi khô.
(c) Toàn cây Hồng hoa: thân, hoa, lá, hạt. 244
Hình 54. Cơ cấu hóa học của các thành phần tiêu biểu
của hoa Hồng hoa. 246
Hình 55. (a) Nhánh cây Tô mộc. (b) thân cây Tô mộc
(dược liệu) 248
Hình 56. Cơ cấu hóa học của các thành phần tiêu biểu
của cây Tô mộc 250
Hình 57. Cây Tùng (loại loblolly pine) 254
Hình 58. Cây Live Oak 258
Hình 59. Cây Tường Vi 260
Hình 60. Bụi Tre Vàng 272
Hình 61. Hồ Sen 278
Hình 62. Hồ Cá 280
Hình 63. Vườn Mười Mẫu 287
Hình 64. Hồ cá nhỏ 288
Hình 65. Sen Súng 290
Hình 66. Hồ Cá Koi 294
Hình 67. Cảnh chụp phía sau nhà 303
Hình 68. Ao trong vườn mười mẫu 305
Hình 69. Bouque Hoa Hồng 308
Hình 70. Ấm pha trà và chén trà 318
Hình 71. Hoa Mơ 354
Hình 72. Cúc Đại Đóa trong ngày tết 355
Hình 73. Hoa đào khoe sắc 358

Hình 74. Hoa quả chưng đón xuân 359
Hình 75. Xuất hành thăm rừng tre Bambouseraie,
France.. 366
Hình 76. Cây Forthsia 367
Hình 77. Đào Tía (Peppermint Flowering Peach) 371
Hình 78. Hoa Anh Đào 372
Hình 79. Hoa Hong Kong Orchid 375
Hình 80. Cây Hong Kong Orchid 376
Hình 81. Bụi Tre Vàng 377
Hình 82. Cây Kiểng 385
Hình 83. Bonsai Pond 391
Hình 84. Các Dụng Cụ Cần Thiết 398
Hình 85. Cây Tùng Shimpaku 400
Hình 86. Cây Phong 405
Hình 87. Cây Du cổ thụ 408
Hình 88. Cây Bạch Quả 413
Hình 89. Cây Bông Giấy 417
Hình 90. Ba Loại Si 420
Hình 91. Cây Si Chiwawa 422
Hình 92. Cây Hoàng Dương 423
Hình 93. Cây Ô-liu 425
Hình 94. Cây Đinh Lăng 428
Hình 95. Cây Quất (Kumquat) 430
Hình 96. Cây Lựu Kiểng 432
Hình 97. Sứ Thái Lan 433
Hình 98. Cây Trân Châu 435
Hình 99. Cây Thanh Tùng 438

Hình 100. Cây Nguyệt Quế 440
Hình 101. Rừng Tre (Pháp Quốc) 442
Hình 102. Bụi Trúc Vàng 444
Hình 103. Chậu Trúc Bầu 446
Hình 104. Cây Duối (Funkien Tea plant) 448
Hình 105. Cây Ngâu (5 tuổi) 450
Hình 106. Cây Thiên Tuế 454
Hình 107. Thiên Tuế trong chậu bonsai 455
Hình 108. Cây Silverberry 457
Hình 109. Cây Dwarf Barbados Cherry 458
Hình 110. Cây Bạch Tuyết Hoa 459

LỜI NÓI ĐẦU

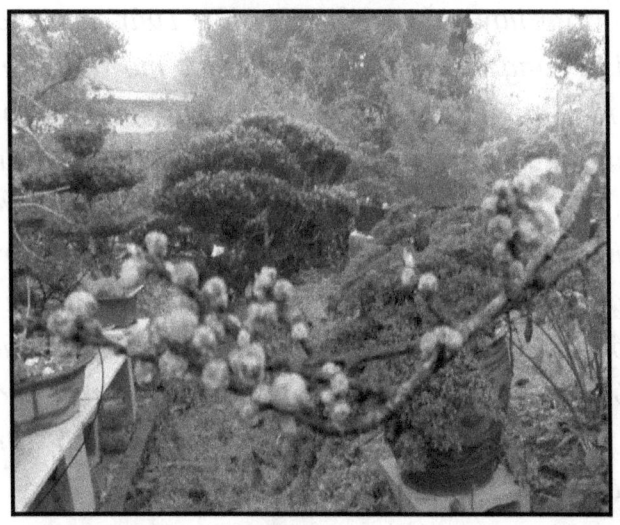

Hình 1. Đào hoa hàm tiếu mừng chúa Xuân

Cơn bão tuyết mấy tuần qua đổ xuống miền nam Hoa kỳ, quét sạch bụi bặm, giết chết rau cỏ và những cây vùng nhiệt đới. Để đón xuân Mậu Tuất, người ta đã dọn sạch những cây bưởi nặng trĩu trái, những cây ổi, cây nhãn, cây na chết đứng sững phía sau vườn. Tiếc thay cho bao năm chăm sóc trồng trọt!

Tới những ngày cuối năm, khi người làm vườn thu dọn sạch vấn rác chung quanh nhà, thì họ lại chờ đón những nụ đào đang sắp hé mở nụ, trả lại vẻ đẹp trong khuôn viên đón chào tân niên với sức sống mới, những cành lá của chúng đang đâm mầm trổ lộc.

Hôm nay mồng bốn tết Mậu Tuất, sau ba ngày tết, ai ai cũng bắt đầu vào công việc mở đầu năm mới. Cũng như mọi năm, vào buổi đầu xuân, tôi đặt bút viết những dòng chữ người ta thường gọi là khai bút. Mở trang, tôi bắt đầu viết cho những đọc giả thân yêu của tôi, những người ưa cây kiểng, ưa vườn tược rau cỏ, những người rung động với những đoản văn ghi nhận sức sống và niềm vui của con người mà hai chục năm nay tôi đã viết để cống hiến quí vị. Việc này là món quà xuân gửi tới quí vị tại bốn phương, bày tỏ tâm tình quí mến của tác giả gửi tới mỗi đọc giả.

Một người bạn trẻ yêu chữ quốc ngữ, đã từ thập niên miệt mài giảng dậy cho các em trẻ Việt Nam để có thể tập tễnh làm văn hay đọc một bản văn quốc ngữ. Đã nhiều năm anh giúp một số bạn hữu trong việc in ấn sách vở hay các tạp chí, đặc san. Cả năm nay anh dầy công sắp xếp lại bài vở cho có hệ thống để giúp bạn đọc thuận tiện tìm hiểu và thể hiện ước muốn của mình trong thú tiêu khiển trong cuốn sách mà tôi gọi là **Thú Điền Viên Toàn Tập**. Người tôi muốn giới thiệu đây là anh Nguyễn Đức Việt, con của chúng tôi. Anh đã làm việc này trước năm 2003, khi tôi bắt đầu đưa những bài viết gom lại thành cuốn sách Thú Điền Viên được cống hiến bạn đọc năm 2003. Mười năm sau đó, anh lại miệt mài nhiều tháng sắp xếp và in ấn cuốn Nguồn Sống Thiên Nhiên tôi viết tiếp theo Thú Điền Viên, cống hiến bạn đọc năm 2012. Nhưng vẫn không ngưng, cả năm nay anh làm việc để cuốn **Thú Điền Viên Toàn Tập** được sắp xếp qui củ thuận tiện cho bạn đọc tìm hiểu và thể hiện những mong ước chăm sóc cây cỏ trong thú tiêu khiển tùy theo mỗi người. Việc làm này do việc đúc kết hai cuốn **Thú Điền Viên** và **Nguồn Sống Thiên Nhiên** thành một. Cũng có những phần không cần phải bỏ đi, những phần thiếu sót, tôi viết thêm vào cho đầy đủ.

Tôi xin giới thiệu cuốn sách được sắp xếp theo những tiết mục như sau.

Phần I: Trồng rau trong vườn. Gồm những chỉ dẫn từ lúc đào đất, chuẩn bị luống để trồng các loại rau chúng ta thường dùng bốn mùa trong năm. Trồng rau để có những thức ăn tươi, có nhiều sinh tố và khoáng chất. Việc quan trọng vẫn là dùng các loại phân bón hữu cơ tự tay chúng ta tạo nên hay thu lượm những nhiên liệu có thể dùng được như rong biển hay những loại tương tự, sử dụng vụn cỏ và lá cây trong vườn. Thu thập những món thừa thãi để làm phân hữu cơ. Làm như thế để tránh dùng những loại phân hóa học không tốt cho sức khỏe. Rau trong vườn trồng đủ để ăn, nhưng cũng có khi nhiều quá, đưa tặng bạn bè hàng xóm, nối tình bằng hữu. Những loại cây trái như bí xanh, bí ngô có thể để lâu ăn trong nhiều tháng trong năm.

Phần II: Trồng cây ăn trái. Gồm các loại cây ăn trái chúng ta cần cho gia đình. Các loại thuộc họ chanh cam, quít (citrus), thứ cam nào hợp thủy thổ địa phương. Loại chanh có ích lợi trong việc nấu nướng, nhưng cũng giúp cho việc làm thức uống hay trị những bệnh trong người. Các loại trái cây của người Á châu mà người mình ưa thích được trồng trong khuôn viên. Làm sao chăm sóc, tưới cây và bón phân như thế nào để cây có nhiều hoa trái. Những loại hoa giúp phụ thêm mùi vị cho thức ăn như hoa bưởi. Những thú vị khi cây ăn trái nảy lộc trổ hoa. Những thích thú đi trong vườn khi mùa xuân trở lại, khiến cho ta có những rung động thật cao quí khi cầm trên tay ly cà phê hay ly trà ấm đi trong vườn thưởng thức vẻ đẹp của cây cỏ. Những loại phân thích hợp cho cây ăn trái. Phải cắt tỉa cây lúc nào hay những kỹ thuật đạt kết quả tối đa khi trồng cây ăn trái.

Phần III: Dược thảo. Dược thảo rất quan trọng cho sức khỏe của mọi người. Tôi đã viết bài "Bạch Quả,

Trường Sinh Dược Thảo" từ năm 1993 mà nhiều bạn đọc bốn phương đã đọc và chuyển cho nhau qua các email, nhiều mạng lưới đã phổ biến vì đây là loại thuốc rất quí giúp điều hòa khí huyết, giúp trí nhớ, chữa bệnh cho những người khí huyết không đều, bị bệnh run rẩy. Bạch quả giúp đưa máu tới các tế bào não, tai hay mắt làm cho óc sáng suốt dễ nhớ, tai nghe rõ hơn và mắt sáng ra. Làm sao chúng ta bị tê tay hay kể cả nhức mỏi, nếu không phải vì máu không thông tới những li ti huyết quản. Bài bạch quả đã được đón nhận nhiệt liệt, có những thượng toạ đã xin phép tôi in tài liệu phát cho các phật tử, cũng có những linh mục đã nói cho nhiều giáo dân vùng Washington DC dùng mỗi khi đi bộ qua ngắt những lá bạch quả, mỗi lần chỉ năm ba lá mà kết quả mang lại thật khả quan. Nếu khi trước người ta nhớ tới Nguyễn Tuân qua "Những Chiếc Ấm Đất", Doãn Quốc Sỹ trong "Chiếc Chiếu Hoa Cạp Điều", thì có người rỉ tai tôi, nhiều người sẽ nhớ tên anh nhờ bài "Bạch Quả, Trường Sinh Dược Thảo". Tôi cảm ơn các bạn đó, sợ nói thế quá lời.

Phần dược thảo có tới hai mươi bài nói về những thảo mộc chúng ta cấy trong vườn hay những loại chúng ta có thể tìm trong các siêu thị của người Á châu. Ông cha chúng ta đã dùng những loại dược thảo này không chỉ để bồi bổ sức khỏe mà còn chữa bệnh kể cả những loại nan y. Quí vị lớn tuổi mất ngủ sẽ tìm thấy loại dược thảo nhẹ nhàng đưa vào giấc ngủ, những loại dược thảo chữa đau bao tử, lọc thận lọc gan, làm ấm cơ phận, chữa cao mỡ cao máu. Chỉ cần kiên nhẫn và cẩn thận nghiên cứu các loại dược thảo giới thiệu trong sách, quí vị thấy chúng sẽ mang lại kết quả rất khả quan. Khi người đàn bà tắt kinh, lúc đó cảm thấy buồn nản, trầm cảm, mất ăn mất ngủ. Bài dược thảo giúp ích nhất vẫn là dùng đương qui, v.v... Phần dược thảo này rất quan trọng mà đã nhiều năm tôi nghiên cứu, sử dụng và giúp nhiều người sử dụng đã mang lại kết quả không ngờ.

Phần IV: Bố trí cây trong vườn. Gồm cách trồng cây, bố cục phía trước, phía sau nhà theo quan niệm người Á châu. Những loại cây đem lại sự uyển chuyển trong việc bố trí cây kiểng. Bố trí phía sau vườn, đặc biệt cho những vị để ý một phần về phong thủy.

Làm sao nói với những nhà xây cất cho chúng ta chọn được những loại cây chúng ta ưa thích.

Bố trí căn nhà xây cất trên những khoảng đất lớn như hai mẫu, năm hay mười mẫu. Sự bố trí không phải chỉ làm cho đẹp mắt mà còn phù hợp giúp chúng ta có sự thoải mái sau những lúc làm việc đầy căng thẳng.

Tạo những hồ cá, cấy những loại cây trong hồ, các loại hoa, bèo, nuôi những loại cá quí, có nhiều chi tiết giúp quí vị. Rồi vườn hồng trong vườn, với lịch sử về hoa hồng qua nhiều thế kỷ và nhiều châu lục.

Phần V: Vui thú điền viên. Khi đã hoàn tất những dự án trồng tỉa rồi, là lúc chúng ta được thưởng ngoạn cảnh vật. Tôi đã thu lượm các chi tiết cần thiết viết một bài chỉ dẫn cách pha trà do học được từ các cụ khi xưa. Cũng thêm vào đó các loại trà được dùng trong dân gian hiện nay.

Trong phần này tôi cũng trình bày những tục lệ ngày tết mà nhiều thế kỷ tổ tiên ta đã giữ và truyền tụng từ đời nọ tới đời kia: chuẩn bị đón xuân, rồi đón xuân bao gồm những chi tiết nói về sự tích hòn đầu rau, những bận tâm của các ông các bà trong việc chuẩn bị tết, việc trưng kiểng, dọn bàn thờ tổ đón ông bà về ăn tết, sắp xếp mâm quả, giết heo làm giò, gói nem, làm bánh chưng, dọn nhà cửa sạch sẽ, v.v... rồi lễ giao thừa, xông nhà, bữa cơm buổi đầu xuân, việc chúc tết và mừng tuổi ông bà, cha mẹ.

Phần VI: Cây kiểng. Gồm phần nhập môn về cây kiểng bonsai, những dụng cụ bonsai như chậu, dao kéo, giây kẽm uốn cây, bình tưới để đi vào chuyên môn.

Cuối cùng là những bài viết riêng cho từng cây kiểng: đặc tính của mỗi cây, cách chăm sóc, tưới nước, bón phân, thay chậu.

Các cây kiểng gồm có: Tùng, Phong, Du, Bạch Quả, Bông Giấy, Si và các loại si, Hoàng Dương, Olive, Đinh Lăng, Quất, Lựu, Sứ Thái, Trân Châu, Thanh Tùng, Nguyệt Quế, Cây Trúc, Cây Duối, Cây Ngâu, Thiên Tuế, SilverBerry, Dwarf Barbados Cherry, Bạch Tuyết Hoa.

Phần Kết: Tổng quát về chăm sóc cây kiểng: những điều kiện cần thiết vẫn là đòi hỏi về cách tìm hiểu kỹ lưỡng những chi tiết cần thiết cho mỗi loại chúng ta chú tâm học hỏi và thực hành, rút tỉa những kinh nghiệm để có kiến thức cần thiết riêng cho mình. Kiên nhẫn và thời gian vẫn là những yếu tố cần thiết đi đến thành công.

Mong ước của tác giả là những chi tiết trong cuốn **Thú Điền Viên Toàn Tập** này sẽ là bước đầu gọi là nhập môn cho những bạn đọc muốn đi vào thú điền viên để từ từ có kinh nghiệm và trở thành những chuyên viên chuyên biệt về từng bộ môn quí vị mong ước.

Houston, Xuân Mậu Tuất 2018
Trần Khánh Liễm
P. O. Box 1873
Pearland, TX 77588-1873
cuathanphu@gmail.com

LỜI GIỚI THIỆU 1

THÚ ĐIỀN VIÊN

Nhất cao là núi Tản Viên
Thanh nhàn vô sự là tiên trong đời

Tản Đà Nguyễn Khắc Hiếu được ca tụng vì những văn thơ tao nhã và phóng khoáng như trên. Chỉ một ngọn Tản Viên đã làm cho nhà thơ mường tượng ra một cảnh thần tiên trên đời. Người ta nói dường như thiên nhiên là nguồn hứng vô tận cho thi nhân. Một vườn trăng sáng, một gian nhà nhỏ là ước mộng bình thường của nhà thơ Nguyễn Bính:

Sáng trăng sáng cả vườn chè,
Một gian nhà nhỏ đi về có nhau

Nhưng có lẽ không có hình ảnh nào tráng lệ bằng hình ảnh được mô tả trong ca dao Việt Nam:

Trèo lên cây bưởi hái hoa,
Bước xuống vườn cà hái nụ tầm xuân.

Có một khuôn vườn xinh xắn với một bố cục thanh nhã hợp với triết lý nhân sinh và phong thủy địa hình và với đôi bàn tay miệt mài chăm bón chúng ta sẽ tạo cho mình một cái thú thanh tao mà tác giả Trần khánh Liễm gọi là Thú Điền Viên. Còn gì thú vị bằng được nghe cái rạo rực của cỏ hoa khi mùa xuân đang tới, vỗ về giấc ngủ đông miên của loài thảo mộc và nghe tiếng hát vô tận của những ngọn gió trên lùm cây.. Nhưng Thú Điền Viên không phải chỉ là một áng văn chương chọn lọc mà còn là một công trình nghiên cứu về phương cách trồng tỉa và đặc tính của mỗi loài cây nhất là dược tính của mỗi loài thảo mộc. Tác giả cho ta thấy cái huyền diệu của vũ trụ và những tặng phẩm mà Thượng Đế đã trao ban cho nhân loại.

Cái phần đặc sắc nhất của Thú Điền Viên là phần trình bày về kỹ thuật trồng tỉa và chăm sóc bonsai, một kỹ thuật cũng là một nghệ thuật đã có từ nghìn năm, nhưng ít người biết tới và thực hiện được. Đứng trước một vườn bonsai chúng ta có thể nhìn thấy vũ trụ thu hẹp lại trước mắt ta và chúng ta có được cái cảm giác là cộng tác viên của Hóa Công. Nhưng trước hết chúng ta phải mường tượng ra được công trình của nhà vườn đã *ấp ủ, chăm sóc cho những cụm bonsai vươn lên trong sự vận chuyển bốn mùa của Trời Đất.*

Với tác phẩm Thú Điền Viên và những hình ảnh thực hiện công phu, tác giả Trần Khánh Liễm mời chúng ta bước vào thế giới của Thiên Thời Địa Lợi Nhân Hòa.

Houston ngày vào Thu 2003
Giang Ngoại Nguyễn văn Giực

LỜI GIỚI THIỆU 2
THÚ ĐIỀN VIÊN

Sau nhiều năm xa rời đất nước Việt Nam, phần đông trong chúng ta phải vật lộn với cuộc sống khó khăn nơi xứ người, một cuộc sống chạy đua với thời gian trong một không gian xa lạ, khác biệt văn hóa, khác biệt ngôn ngữ. Nhiều người thuộc thế hệ thứ nhất bây giờ đã nằm trong lứa tuổi "tri thiên mệnh" hoặc "cổ lai hi", mong sống cuộc đời còn lại trong thư thái, an nhàn, vui thú cùng cỏ cây, hoa lá. Nhưng người trẻ, những bậc trung niên sau một tuần làm việc mệt nhọc, tinh thần căng thẳng, có lẽ cũng muốn những ngày cuối tuần được thư giãn hầu bồi bổ sức khỏe cho những ngày lao động kế tiếp.

Đời sống con người bị ảnh hưởng rất nhiều bởi môi trường chung quanh ta: không khí, nhà cửa, cây cối hoa lá. Người Á châu nói chung và người Việt Nam,

Trung Hoa nói riêng chú trọng nhiều đến khung cảnh sống chung quanh mà chúng ta thường gọi là phong thủy. Cái khung cảnh ta sinh hoạt hằng ngày là nhà cửa, bếp núc, vườn tược, ao hồ, còn xa hơn nữa phải kể đến núi non, sông nước.

Một số người Tây Phương bây giờ đã bắt đầu để ý đến phong thủy. Người Á Châu nhìn phong thủy qua lăng kiếng âm dương, ngũ hành. Còn người Tây Phương thường nhìn phong thủy qua quan niệm thực nghiệm. Dù thế nào đi nữa, Đông và Tây cũng đồng ý trên vấn đề môi sinh rất liên hệ đến sức khỏe, tinh thần và cuộc sống của con người.

Làm thế nào để có một khu vườn đẹp, thích hợp với vị thế và chiều kích ngôi nhà? Chọn loại cây nào? Cây kiểng? Cây ăn trái hay cây cho nhiều bóng mát? Có lẽ chúng ta nên có một số hiểu biết cần thiết trước khi thực hiện các dự án lớn hay nhỏ cho ngôi nhà và khu vườn của chúng ta.

Tôi hân hạnh quen biết tác giả cuốn sách này đã từ lâu, tư hồi thuở nhỏ, cùng học một lớp, một trường. Cách đây ít năm chúng tôi lại có dịp cộng tác với nhau trong sinh hoạt báo chí trên bán nguyệt san Dân Ta Mới mà tác giả đã có lúc giữ chức vụ Tổng Thư Ký.

Ông rất đa năng, có thể viết nhiều đề mục, thể loại khác nhau qua các bút hiệu Thợ Vườn, Phương Khanh, An Khương, Văn Đức, Chàng Mõ. Vì biết ông từng là chủ tiệm Nursery cung cấp các loại cây ăn trái; cây trong hồ như sen, súng; cây kiểng bonsai, cá koi,... nên anh em trong tòa báo yêu cầu ông giữ mục "Thú Điền Viên".

Bạn đọc có thể tìm thấy trong cuốn sách này những hiểu biết cần thiết về cách thiết trí khu vườn, chọn lựa và chăm sóc cây cối cho tốt đẹp và hợp cách.

Houston, tháng 11 năm 2003
Trần Quang Tuấn

LỜI GIỚI THIỆU

CÂY CỎ, NGUỒN SỐNG TỰ NHIÊN

Sự đối lập giữa thiên nhiên và văn hoá là một vấn đề chỉ đặt ra với xã hội loài người. Thiên nhiên hiểu theo nghĩa: đời sống tự nhiên đối lập với đời sống có văn hoá/văn minh. Thiên nhiên cũng có thể hiểu theo nghĩa: sinh hoạt tuỳ thuộc vào bản năng đối lập với sinh hoạt có tổ chức.

Trở về với thiên nhiên, câu cách ngôn ấy thường gióng lên trong một xã hội đảo điên trật tự, tha hóa, suy đồi. Và thế giới tự nhiên đó để chỉ một vũ trụ, ở đó vẻ đẹp của thiên nhiên lại nổi bật lên, cùng với sự trù phú của thiên nhiên, mà người ta thường gọi là thế giới cây cỏ, thảo mộc, ở đó quyền năng phát triển và sản xuất ra đời sống biểu hiện tốt hơn cả.

Vis medicatrix naturæ - quyền phép trị liệu của thiên nhiên đã được xưng tụng ngay từ thời cổ đại. Song thực sự đời sống quanh ta, xem như bình thường, thực sự không tầm thường: *Nihil in Natura fit quod ipsius vitio posit tribui* (Spinoza).

Với tầm kiến thức khoa học cho đến thập niên đầu thế kỷ 21 này, trong Thái dương hệ đây, chúng ta chỉ biết có đời sống trên hành tinh này. Cho nên, như triết gia Kant định nghĩa: thiên nhiên là hiện hữu của mọi sự vật (*Natur ist das Dasein der Dinge*). Sự hiện hữu tưởng như đơn giản mà cực kỳ phức tạp, đầy huyền diệu, bí ẩn.

Nếu hơn một thế kỷ trước đây, nhà văn Jules Verne dự tưởng những kỳ quan ở sâu hai mươi ngàn dặm dưới đáy biển, thì giờ đây với sự tiến bộ của khoa học kỹ thuật, con người có thể dùng những phương tiện hiện đại quay phim, chụp hình quang cảnh thế giới trên không, dưới nước.

Chỉ cần thám hiểm đáy biển Dakuwagas ở xứ Fiji Tonga để thấy công trình nhiệm màu của Tạo Hoá ở khắp mọi nơi: Cả một thế giới thiên nhiên hiện ra với những cây cỏ toả ra sức sống linh động bên những sinh vật quần tụ muôn màu muôn sắc như lãnh địa riêng biệt của Thủy Tề. Sự hiện diện của mọi loại san hô, nấm biển, những con clownfish, lionfish, lươn biển, long mã với những hình sắc đặc thù khiến con người phải bàng hoàng trước những cấu trúc tự nhiên đa dạng đa hình, thích ứng với môi trường sống, hay do chấm phá của một hoạ sĩ vô hình trác tuyệt?

Trở lại với sáng tạo của con người: ngắm nhìn những bức tranh thiên nhiên của họa sĩ Nhật Koukei Kojima vẽ bốn mùa hiển hiện qua mây, gió, mưa, tuyết và những cây thông, anh đào, tre, trúc; con người chỉ là một bóng nhỏ trong cái tự nhiên đó.

Tranh thủy mạc của phương Đông khiến người xem phải nghĩ ngợi tới tương quan giữa con người với thiên nhiên cây cỏ: từ thuở sơ khai, con người chỉ biết săn mồi ăn thịt động vật, hay con người khởi thủy đã dựa vào thực vật để ăn rau, ăn trái, sử dụng cây cỏ để trị bệnh tật. Vấn nạn ấy cho đến nay vẫn chỉ có giải đáp mơ hồ từ khảo cổ học, nhân chủng học, vì phát hiện ra con người cũng chỉ hạn chế ở những di chỉ, di vật tìm thấy, mà tương lai vẫn còn mở ngỏ hứa hẹn. Tuy nhiên, một điều chắc chắn không thể phủ nhận là con người sống được nhờ vào đất và nước. Nước là điều kiện ắt có và đủ để chứng tỏ có sự sống trên một hành tinh (mới đây, khi con người có phương tiện tiếp cận với Hỏa tinh, phát hiện có nguồn nước, phải chăng sẽ còn những khám phá mới?); đất đã bao dung mọi loài sống, động vật và thực vật. Con người sống với, sống nhờ cây cỏ thiên nhiên.

Con người xây dựng được chỗ ở bằng cây cỏ cung cấp vật liệu, song con người cũng phá hoại thiên nhiên để thoả mãn những dục vọng cho riêng mình.

Tôi đọc thấy nơi một nhà triết học phụ nữ cảm nghĩ: "Một ngày bình thường, như bất kỳ buổi chiều hạ nào. Tôi vừa mới nhổ đi một ít cỏ dại trong vườn cây và đứng trên thảm cỏ gần bên để ngắm nghía công trình của mình. Tôi không cảm thấy mệt, hay háo hức, không gì khác ngoài bình thản và bằng lòng với vẻ đẹp tôi nhận ra như kết quả của công trình đã làm. Rồi, không có những ý nghĩ nào xen vào bằng lời, tôi nằm úp mặt trên cỏ (và tôi biết điều rất lạ), thật đơn giản, tôi là đất. Không phải cảm giác mơ hồ, mà rất rõ ràng, chính xác. Tôi không mất nhận thức về thân thể của mình, tiếp chạm cái rắn chắc của đất với độ dày của đất. Song không phải tiếp chạm đất với nhận thức thân thể là một chướng ngại. Đơn giản tôi là đất, và nhận thức của tôi là nhận thức của đất, chuyển động qua không gian, với những vì sao lấp lánh trong màn đen của không gian vây quanh." [Cái cảm nghĩ vô nhị, bất khả tư nghị, giải thoát khỏi vật hoá giữa ngã và tha thể, thiên nhiên, sự vật ấy đã đưa Gail Stenstad đến chỗ làm quen với triết lý, đọc Heidegger mặc dầu dự định học Sinh vật học và viết ra Transformations, Thinking after Heidegger 2006].

Một nhà triết học người Pháp Jean-Jacques Rousseau mặc dầu sống vào thế kỷ 18 nhưng thực là một nhà văn, nhà tư tưởng về thiên nhiên và xã hội rất gần với con người hiện đại, như một nhà văn hiện đại Armand Farrachi ca ngợi: Mọi triết học nghĩ về thiên nhiên, mọi thế hệ theo cách của họ tiếp cận và sống với thiên nhiên, nhưng không có thế hệ hay triết học nào với biết bao lo ngại như thế hệ và triết học của chúng ta ngày nay khi nhìn trái đất như một hòn đảo mà cây cỏ trở thành rơm rạ, cư ngụ với những con người đang chơi với lửa. Vì quả thực là người thợ mỏ biết dừng lại khi ngửi thấy hơi khí nổ trong mỏ, nhà thủy thủ biết cuốn buồm khi thấy cơn giông, mọi sinh vật biết ngừng nghỉ và tư vấn vào lúc bị đe doạ; song con người thì vẫn tiếp tục, trì kéo, săng sái trước cái gì cảm thấy chống cản, gào thét, than van. Vào lúc thiên nhiên là mối quan tâm chính của chúng ta, mọi sự chỉ ra thiên nhiên là mối quan ngại càng lúc càng nhức nhối hơn, người ta không thể nói là không cần đọc lại Rousseau. [trong Rousseau ou l'état sauvage 1997].

Rousseau, người đã quan niệm con người của thiên nhiên mới chính là người.

Triết học về thiên nhiên là một trong những đường hướng chính của triết học có hệ thống. Trong dịp luận về triết gia Pháp Merleau-Ponty, tôi đề cập đến vấn đề này bắt đầu đặt ra từ Ostwald, là tư tưởng mà triết gia Đức Schelling nói đến ngay từ thế kỷ 19 là "trong thiên nhiên có một cái gì khiến cho thiên nhiên đặt ngay tới Thượng đế như một điều kiện độc lập, sự khai triển của nó". Tìm hiểu thiên nhiên là một lối dẫn đến định nghĩa hữu thể và ở khía cạnh này, người ta có thể khởi từ Con người hay từ Thượng đế. Merleau-Ponty trước sau vẫn trung thành với quan điểm "con người là một sinh thành có ý thức là một sản phẩm của thiên nhiên, và trở thành thiên nhiên khi tách rời khỏi thiên nhiên để nhận thức ra nó." [trong Triết học và Văn chương 1974].

Được tác giả tặng cho xem quyển Nguồn Sống Thiên Nhiên, quả thực là một người yêu thiên nhiên, cây cỏ trong cái đam mê "viết về cây...mà gửi tâm tình và rung cảm tới cảnh vật".

Mượn thơ Trình Quốc Công Nguyễn Bỉnh Khiêm để tặng bạn già:

   Công danh bất hệ nhất hư chu
   Liêu hướng điền viên mịch thắng du

(dịch nôm)

   Chẳng nệ công danh một chút phiền
   Tìm về sương khoái thú điền viên

Ngẫu hứng tháng 10 năm 2012
Đặng Phùng Quân

LỜI MỞ ĐẦU

(Nhân lần phát hành cuốn Nguồn Sống Thiên Nhiên – tức Thú Điền Viên 2)

Cơn mưa đêm đưa hơi lạnh đầu tiên của mùa thu như ru ngủ cả vùng tiểu bang Texas sau những ngày nóng nực mùa hè. Tiếng máy lạnh đã ngụp tắt càng tạo thêm sự tĩnh mịch của lối xóm. Tôi cảm thấy tâm hồn lâng lâng như hương trời đang mơn man làn da khô cằn của mình.

Theo thông lệ, tôi thức dậy sớm với tâm hồn đầy thoải mái. Sau khi rửa mặt, tôi xuống nhà, lên đèn, ngồi vào chiếc ghế, bắt đầu bản nhật tụng, tĩnh lặng tâm hồn, hòa vào sức sống Đất Trời như một ân huệ được ban cho cuộc sống.

Tôi ra vườn sau, thắp trầm. Hương khói bay bổng, tỏa mùi thơm hòa vào khung cảnh, len lỏi vào những cành lá vừa hồi phục sức sống tươi mát.

Tôi bắt đầu tản bộ trong lối xóm. Mấy chú vịt hãy còn ngơ ngác, vẫn thói quen đi ăn xin từ nhà nọ tới nhà kia. Sở dĩ có chuyện này vì ai trong lối xóm cũng cho chúng ăn. Thế nhưng khác với mọi ngày, đa số chúng đã ra rạch mò ăn, thức ăn cần thiết cho chúng, thức ăn có nhiều chất bổ dưỡng hơn đồ ăn thừa thãi con người nuôi chúng. Chúng vui vẻ tụ tập từng đàn, có lũ bì bạch đi thành hàng: con mẹ đi trước, lũ choai choai theo sau. Chúng cũng vui với không khí mát mẻ, sau cơn mưa, có nhiều nước hơn trong ao rạch để tìm mồi.

Thiên nhiên đã thay đổi loài vật cũng như đã thay đổi chính chúng ta. Xe cộ qua lại chậm chạp hơn, vì người ta cảm thấy thoải mái hơn, chứ không bực bội, nóng tính như trong những ngày oi bức của tiểu bang Texas.

Tôi cũng như vạn vật được đón nhận sức sống của thiên nhiên. Sức sống này ảnh hưởng tới sự thuận hòa của con người, loài vật và thảo mộc trên trái đất.

Về tới nhà, tôi ra vườn, để tận hưởng vẻ đẹp ngày đầu thu. Nhìn trên lá cây, những hạt mưa còn bám trên những riềm lá nặng trĩu. Ly cà fê sưởi ấm hai bàn tay tôi. Tôi lượn qua những hành cây kiểng trên kệ: tận hưởng cái đẹp của cảnh vật, tâm hồn hòa nhập với cái đẹp của thiên nhiên, vũ trụ. Mỗi khi khởi đầu một ngày sống như thế này, tôi tận hưởng nguồn sống do thiên nhiên cung hiến.

Từ nhiều năm, một hôm bạn tôi tới nhà, thấy tôi có nhiều cây kiểng, anh thốt lên, nói: tôi đang quẹo sang một hướng khác của cuộc đời. Ý bạn tôi nói tôi lấy cái thú chơi kiểng thay cho nhiều năm lăn lộn hoạt động. Tôi không nói gì mà chỉ nghĩ: tôi muốn chơi cây để tạo sức sống mới, giúp cho tâm hồn thoải mái sau những công việc hoạt động vất vả.

Trên thực tế năm nay tôi gần bát tuần mà vẫn tham lam làm việc. Nói thế để chứng minh thiên nhiên là nguồn đem lại sức sống cho chúng ta, để có nghị lực.

Trong tâm tình này, tôi tạm dùng tựa đề của cuốn sách là Nguồn Sống Thiên Nhiên. Cuốn sách được nối tiếp Thú Điền Viên, nhưng tôi muốn giới thiệu những nguồn cảm hứng do thiên nhiên cống hiến cho con người, để qua thú vui cây kiểng, chúng ta đi xa hơn nữa trong suy tư và rung cảm với thiên nhiên, vũ trụ và trời đất.

Năm 1999 một số bạn bè và thân hữu của tôi: GS Trần Quang Tuấn, GS Đặng Phùng Quân, LS Nguyễn Văn Giực (RIP), ông Cửu Long, ông Nguyễn Khắc Lai, chúng tôi quyết định phát hành bán Nguyệt San Dân Ta Mới. Mỗi người phụ trách một vấn đề từ luật pháp & đời sống, xã hội, bình luận, phiếm luận, truyện vắn, tin tức. Khi đó tôi phụ trách mục Thú Điền Viên với tên tác giả là Thợ Vườn, chuyên viết về cây cối. Bán nguyệt san sống được 27 số, chúng tôi thấy không nên tiếp tục vì có nhiều việc khác mỗi người cần phải làm.

Tôi nghe có một số bạn đọc theo dõi, cắt những mục Thú Điền Viên, dán thành quyển vở dùng trong gia đình. Trong trí tôi lúc đó chưa có ý định viết thành sách, vì viết báo (viết feuilleton) cho báo tương đối dễ dàng, không bị gò bó trong khuôn khổ chữ nghĩa, còn viết sách phải kỹ lưỡng hơn, phải tham khảo nhiều hơn.

Hai năm sau khi lục trong máy vi tính, tôi vẫn còn nguyên những gì viết về Thú Điền Viên. Tôi nghĩ tới lúc mình phải thu vào để in thành sách cho bạn đọc: ít nhất cũng chia sẻ một số hiểu biết về cây kiểng về thú làm vườn. Thế là tôi bắt đầu viết lại cho chuẩn: những gì tôi cần viết, tham khảo thêm sách vở, kèm theo những cảm hứng và kinh nghiệm của tôi trong đó.

Năm 2003, Thú Điền Viên được trình làng. Không phải chỉ cho những người làm vườn, cấy kiểng mà cho cả những người muốn đọc để chia sẻ tâm tình của tác giả. Sau buổi ra mắt, tôi được đài Sàigòn Houston 900AM và sau này 890AM của Dallas mời nói chuyện về cách trồng cây kiểng. Có ai ngờ việc làm này kéo dài tới 7 năm. Tôi phải xin ngưng vì trở ngại lái xe vào những lúc tan sở, không dễ đối với một người có tuổi như tôi, mặc dù giữa tôi và thính giả còn quá nhiều liên hệ và kỷ niệm vui.

Ngưng việc làm cho đài phát thanh mà cũng không dứt được món nợ: lúc đi nhà thờ, khi ra chợ, cả khi đi đám táng ngoài nghĩa trang, sau những nghi thức, tôi vẫn bị lục vấn về cây cối.

Có nhiều bạn đọc yêu cầu tôi tái bản cuốn Thú Điền Viên. Tôi đã tái bản năm 2011, sau ba tháng, sách không còn nữa. Trong khi đó mấy năm trước, tôi có hứa với bạn đọc sẽ viết cuốn sách tiếp theo Thú Điền Viên. Thế là sau bảy năm bao nhiêu chia sẻ với thính giả mà tới lúc này có người còn ấm ức vì mỗi giờ nói chuyện chỉ năm mười người gọi được vào đài, còn những người khác thì sao?

Hôm nay cuốn Nguồn Sống Thiên Nhiên đang được gọt dũa để gửi tới những thính giả nào chưa gọi vào được, chưa ghi kịp những giải thích, thì nay những câu trả lời vẫn còn nằm trong cuốn sách cộng thêm nhiều điều tôi không có thì giờ nói chuyện trên đài. Hy vọng giải đáp những câu hỏi của bạn đọc và thính giả của hai đài phát thanh tôi đã làm việc với tư cách thiện nguyện, làm việc không công để đóng góp một phần trong việc giáo dục cộng đồng. Ngoài những việc thiện nguyện này, tôi còn cưu mang trong 28 năm lo cho đồng hương tại vùng đông nam Houston: dự án Nghĩa Trang Việt Nam tại NASA, mà những người mua những phần mộ này chỉ trả ⅓ số tiền mua mộ của khách hàng người Mỹ. Dự án này tôi tạm ngưng vào cuối năm nay (2012) vì cái duyên chỉ có tới đây thôi.

Tôi nói không phải để khoe, nhưng có nhiều người muốn biết và để nêu gương cho giới trẻ: những việc thiện nguyện giúp đỡ cộng đồng rất cần thiết cho cuộc sống của chúng ta, cho tình đồng hương.

Nguồn Sống Thiên Nhiên được trình làng cuối năm 2012, nghĩa là sau 10 năm Thú Điền Viên ra đời. Tại sao sách lại có tên này? Xin trả lời vì giữa ta và vạn vật, trời đất có rất nhiều liên hệ mà thiên nhiên là nguồn sống của chúng ta. Tôi muốn đưa quý vị tới một suy nghĩ: Trồng cây, chơi cảnh không phải chỉ để thư giãn, không phải chỉ để ăn trái, thưởng thức rau thơm, mà đi xa hơn nữa, đem tâm tư của chúng ta hòa nhập vào thiên nhiên, với vạn vật để tâm hồn chúng ta đi xa hơn, thoát ra khỏi những vui thú vật chất, thấp lè tè dưới mặt đất.

Nguồn Sống Thiên Nhiên cũng là gợi ý của GS Tiến Sỹ Nguyễn Tiến Hưng, người anh em của tôi trong gia tộc cố Trần Văn Kỳ, vị đã đứng ra chiêu dân lập ấp tại Cửa Thần Phù, để quy tụ và nuôi sống nhiều ngàn người tại đây. Nhân tiện tôi cũng cám ơn tâm tình và sự chia sẻ, góp ý của giáo sư Nguyễn Tiến Hưng trong tác phẩm của tôi. Ông cũng nhắc tôi phải làm nhiều điều có lợi ích cho cộng đồng và xã hội để nêu gương cho con cháu trong giòng tộc và luôn tưởng nhớ công đức của hai vị tổ: ông cố Trần Văn Kỳ, chánh chiêu mộ dân làng; và ông cố phó Trần Văn Sao của giòng tộc.

Tôi cũng không quên sự khuyến khích của hiền thê và các con tôi, sự làm việc vất vả về kỹ thuật và trình bày của người con rể của chúng tôi là anh Nguyễn Đức Việt đã mất nhiều tuần lễ làm việc để cuốn sách được hình thành. Trong cuốn sách của tôi, anh Nguyễn Đức Việt sẽ đóng góp một bài về dược thảo có giá trị để mở đầu cho những nghiên cứu và viết lách của anh trong cuốn dược thảo sẽ cống hiến bạn đọc trong tương lai.

Sở dĩ anh phụ trách kỹ thuật và trình bày cuốn sách là do kinh nghiệm có được từ công trình soạn thảo sách giáo khoa cho trường Việt Ngữ Dũng Lạc tại Oklahoma City mà anh đã làm việc vô vị lợi tại đó gần 10 năm trời từ những lúc trường mới được hình thành. Tôi muốn nhắc tới việc này để khuyến khích nhiều bạn trẻ hãy nghĩ tới việc chung, đóng góp công sức xây dựng cộng đồng.

Tiếp theo tôi cũng không quên những người đã đóng góp bằng cách host chương trình của tôi trên đài phát thanh này như cô Ngọc Tân, Cô Kim Thoa, anh

Quang Chương và anh Quang Hưng. Những đóng góp này đã khiến chương trình thành công và mang lại không khí vui tươi hữu ích cho cộng đồng.

Tôi cũng cám ơn các bạn bè đã theo dõi và khuyến khích như GS Đặng Phùng Quân, người đã đóng góp bằng cách viết bài giới thiệu cuốn sách này với nhiều kiến thức triết học mà cả đời ông tận tụy làm việc không mệt mỏi để bạn đọc, nhất là những nhà nghiên cứu và sinh viên đại học có những tài liệu quý giá tham khảo. Cám ơn GS Trần Quang Tuấn, bạn học từ thiếu thời, GS Đàm Quang Hưng, ông Nguyễn Khắc Lai và rất nhiều thân hữu đã khuyến khích tôi viết cuốn sách này.

Tôi cũng cám ơn nhiều bậc thức giả như LM tiến sỹ Vũ Đình Trác (RIP), tác giả cuốn 100 Cây Thuốc Vạn Linh Bá Chứng. Trong buổi sinh thời, cha đã khuyến khích tôi viết về cây kiểng và rất hài lòng về việc làm của tôi, GS Nguyễn Khắc Hoạch (RIP), vị thày lúc nào cũng khuyến khích và giúp cho tôi nhiều cảm xúc về viết lách. Tôi cũng không quên cám ơn những tác giả, những vị đã cung cấp nhiều tài liệu hữu ích tôi tìm được bằng nhiều phương tiện khác nhau mà trong hoàn cảnh loạn lạc, xa xôi tôi không thể trực tiếp hay gián tiếp liên lạc được để xin phép hay tham khảo. Xin quý vị nhận nơi đây lòng biết ơn sâu xa của tôi và thứ lỗi cho.

Trần Khánh Liễm

Với độc giả và thính giả, xin coi đây là món quà mọn tôi gửi tới quý vị một số hiểu biết hạn hẹp và một chút kinh nghiệm tôi gặt hái được trong việc trồng tỉa. Mong quý vị mỗi khi thưởng thức những hương hoa cây cỏ, đưa tâm tư mình lên cao hơn để hòa nhập với vận hành của Trời Đất.

Houston, ngày lập thu 2012

Trần Khánh Liễm
P. O. Box 1873
Pearland, TX 77588-1873

PHẦN I
TRỒNG RAU TRONG VƯỜN

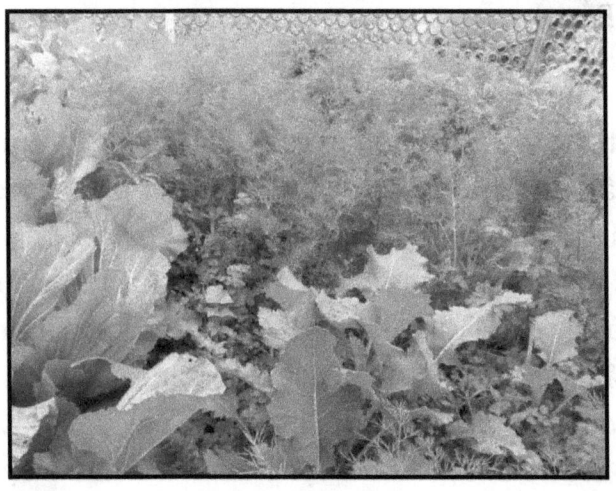

Hình 2. Vườn Rau

Người dân Á châu nói chung, nhất là người Việt Nam, mỗi khi tậu một căn nhà, ai cũng muốn có một mảnh vườn phía sau nhà để trồng một vài cây ăn trái, trồng một ít rau thơm hay một hai thứ rau mình ưa thích để dùng trong gia đình.

Khi mới đặt chân tới nơi định cư đầu tiên trên đất Mỹ, chúng tôi được người bảo trợ cho ở một căn nhà nhỏ xinh xắn. Việc định cư lúc đó thực khó khăn, nên chúng tôi dành rất nhiều thì giờ đi tìm việc. Khi tìm được việc rồi thì lo đi học để có một công việc thích hợp trong xã hội mới. Thời tiết lại rất bất tiện, khi chúng tôi xuất trại vào những tháng mùa đông. Thế rồi qua đông là mùa xuân thật đẹp tại những tiểu bang miền Bắc.

Phía sau vườn cỏ mọc dầy, tôi phải cắt cỏ, dọn dẹp cho vườn sạch sẽ hơn. Lúc đó phía gần hàng rào, tôi thấy mấy luống đất, chắc là người ở trước đây có làm vườn, cấy rau. Tôi nảy ra ý định phải trồng một hai luống rau trên miếng đất trước đây đã được dọn sẵn. Thế là tôi cào lá khô từ mùa thu, dọn sạch luống đất, xới đất làm vườn. Tôi ra chợ tìm mua hạt cải giống (Florida mustard green) đưa về. Loại hạt này cùng giống loại cải bẹ xanh Việt Nam. Rắc hạt được mấy ngày, cây con mọc lên chi chít. Ít tuần sau, chúng tôi đã có rau cải lên cao khoảng gang tay. Chúng tôi nhổ lên, rồi sửa soạn cấy vào luống thành ba hàng, mỗi cây và hàng cách nhau khoảng 50cm. Rau còn lại, chúng tôi dùng làm rau sống, đổ bánh xèo làm bữa ăn. Thế là vợ chồng con cái được một bữa hả hê với cái hương vị có được khi xưa ở quê nhà.

Có người hỏi tôi lấy kinh nghiệm đâu mà nảy ý định trồng rau. Thực ra thì từ thuở nhỏ khi sống ở miền Bắc, tôi đã học cách trồng rau khi cùng làm vườn với mẹ tôi. Trong khi đi học xa nhà ở khu Tư, chúng tôi phải tự túc làm vườn để có rau, nuôi gà để có trứng, chăn một hai con heo và phải lo thổi cơm, làm món ăn để tự túc tự cường. Những việc làm rất thường đó đã giúp cho chúng tôi nảy sinh việc trồng tỉa trong vườn để có rau ăn trong gia đình, và nếu nhiều thì đi biếu anh em bà con bạn bè. Ở miền đất này, đất có quá nhiều mầu mỡ và phân bón đủ loại nên mỗi khi trồng rau đều có kết quả rất khả quan.

Tiếp tục công việc làm vườn trong cuối tuần, chúng tôi ra chợ, mua mấy bịch hành, bịch khoai giống để cấy. Thế là ít tuần sau, chúng tôi có hành và một luống khoai mới mọc rất xinh xắn. Chỉ trồng chơi như thế, không bón phân, nhưng vườn đã có quá nhiều lá mục và mùn cây nên tạm đủ cho một mùa đầu trên những luống đất bỏ hoang đã lâu. Đây là mùa rau đầu tiên chúng tôi gặt hái được ở nơi định cư để nhờ đó có thể có rau ăn, tạo ra những thức ăn có hương vị quê hương.

Ở một tỉnh mà công việc không có sẵn, ngoài những việc làm bằng chân tay không hợp với sức lực lao động. Sau khi mãn khế ước làm việc cho sở thông tin và can thiệp vào những khó khăn cần được giải quyết trong thành phố (Information and Crisis Center), tôi nghe theo bạn bè, bồng tống nhau về Los Angeles, nơi đây có khá nhiều người Á Châu, nhất là người tỵ nạn Việt Nam.

Ở Mỹ mỗi lần di chuyển tới một tiểu bang, khác nào tới một quốc gia mới, ngoại trừ tiếng nói. Mỗi tiểu bang có một cách sống và luật lệ khác nhau, do đó cũng phải chờ thời gian để thích ứng với hoàn cảnh mới. Tôi bắt đầu có việc mới, đồng thời cũng tiếp tục đi học thêm. Những bước đầu, vì tình bạn bè, vì xa quê hương, chúng tôi thường tụ tập với nhau vào cuối tuần, nhâm nhi chút la de, ăn với nhau một tô phở hay tô bún. Cũng theo kinh nghiệm đã trồng rau ở miền Bắc, tôi lại làm sạch cỏ một khoảng vườn phía sau, đào đất rồi đánh luống. Tôi vẫn tiếp tục trồng rau cải và các loại rau thơm. Khí hậu California rất thuận tiện cho việc trồng tỉa. Rau trồng lên thật tốt. Khi mới lên được ít tuần, chúng tôi tráng bánh xèo. Mỗi khi ăn cải non với bánh xèo, hơi cay đưa lên tận mũi, nước mắt nước mũi chảy ra! Đó là cái thú ăn rau cải non. Được tháng sau, rau bắt đầu lớn, tôi phải tỉa ra, cấy thành luống. Rau cải vừa làm dưa, vừa xào, vừa ăn sống. Thế là thấy cái hương vị ở quê nhà đã tìm được ở đây. Mấy tháng sau, cải lên tốt quá, mỗi cuối tuần, vợ chồng tôi lại lái xe đem đi cho bạn bè. Xăng lúc đó rẻ lắm, chỉ 65 cents/gallon, đổ xăng đi mãi không hết. Cũng vì xa quê nên người ta tìm đến nhau, gần gũi nhau trong tình đồng hương. Người ta trao nhau những sản phẩm trong vườn như các loại rau thơm, các loại rau mà người mình ưa thích.

Khi rau cải đã có ngồng, trước khi ra hoa. Những ngồng cải bằng nửa cổ tay, chúng tôi chỉ cần cắt một cái ngồng cải đã đủ cho việc xào lòng gà hay xào với tôm. Tôi thường gọi thức ăn như thế là "trưởng giả" đối với người làm vườn, vì lẽ cả cây cải, chỉ cắt nguyên ngồng mà ăn. Thế thì phần còn lại làm gì? chúng tôi lấy những lá già làm dưa. Cũng nhờ thế dưa ăn rất thơm và ngon. Dưa ăn không hết mà ngấu quá thì tốt nhất nấu canh chua. Trong thời gian này, chúng tôi đã biết dọ dẫm những nơi có thể câu được cả những thứ cá ngon để nấu canh chua, kho tộ, dành cho bữa ăn trong gia đình hay tiếp đãi bạn bè trong những ngày cuối tuần.

Mấy năm sau, khi học xong, chúng tôi kiếm được việc ở Houston, nên lại bồng tống nhau đi tìm đất mới, cơ hội mới. Từ miền Bắc xuống California, tiếng nói không mấy ngỡ ngàng, nhưng tới Texas, thì tiếng nói nặng như chì. Tới một nơi định cư mới, nghĩ lại mà buồn, mà nhớ Cali, nhớ bạn bè, nhớ những luống rau, những phong cảnh đẹp. Làm sao sống được ở nơi mà người ta gọi là đồng khô cỏ cháy. Khi ra đường vào buổi khí hậu trưa nồng nực, có khác nào đi qua ống cống sau cơn mưa vào buổi trưa khi xưa ở Sàigòn. Nói như thế, nhưng sống mãi rồi cũng quen, nhìn lại trên 30 năm trôi qua thấy lẹ quá. Chúng tôi đã làm quen với khí hậu Texas, với bão tố, mưa giông và sức nóng như thiêu như đốt ở đây.

Thế nhưng chúng tôi phải tự tạo lấy những thuận tiện. Mua căn nhà, việc đầu tiên là cấy rau. Lúc đó chúng tôi bắt đầu trồng rau muống, rồi những loại rau như rau đay, rau mùng tơi, bầu, bí và mướp. Khi ra đường, thấy những giây mướp mọc vắt vẻo trồi ra phía ngoài hàng rào là biết ngay phe ta ở đây rồi! Nhưng chớ vội tưởng người mình mà xồng xộc vào nhà. Kẻ lạ vào nhà không quen thật nguy hiểm ở tiểu bang này.

Trồng rau muống thành công và rất dễ ở đây nhờ khí hậu nóng nực và ẩm thấp. Vào những thập niên đầu, hạt rau mua dễ ở bất cứ nơi nào bán thực phẩm Á Châu. Những năm rất gần đây tự nhiên khó kiếm hột rau muống, vì người ta bán rau ngay ở chợ, công đâu trồng rau trong vườn làm gì. Thế nhưng vào những thập niên tám mươi, chung quanh tôi ai cũng trồng rau muống. Có người làm sạch hết cỏ trong vườn trồng toàn rau muống, mỗi tuần bán được cả mấy trăm đồng.

Tiền rau muống đủ gửi về nuôi chồng ở Việt Nam, cũng có những trường hợp một hai ông có bồ nhỏ nên ông khất lần kéo dài thời gian được đi bảo lãnh! Khi được bảo lãnh sang đây, ông còn lồng lên ghen ngược lại và hạch hỏi làm gì có tiền mà gửi về nhiều như thế, có phải tiền đi mèo chuột không! Thật tội nghiệp cho những kẻ suốt đời mang thân cò lặn lội bờ sông kiếm gạo nuôi chồng!

Tôi kể chuyện "cà kê dê ngỗng" trước khi đưa bạn đọc tìm tới những phương thức cấy rau trong vườn! Có nhiều vị quá sành cấy rau, họ có thể là thày của tôi không chừng. Thế nhưng, có những cụ đã lớn tuổi, suốt đời ngồi bàn giấy, "bạch diện thư sinh", khi về hưu rồi, muốn tìm hiểu để làm vườn, cấy một hai cụm rau thơm hay một vài cây rau để dùng trong nhà, vì sợ đi chợ mua rau bón bằng phân hóa học, nên có thể có hại cho sức khỏe. Có thể nhiều bạn trẻ sinh ra ở xứ sở này, không biết làm vườn như thế nào, thì đây là cơ hội để chúng tôi chia sẻ một số hiểu biết căn bản cho quí vị. Những hiểu biết có thể do kinh nghiệm chính bản thân, hay sự học hỏi của bạn bè, hoặc những tin tức tìm được trên sách vở, trên mạng lưới. Tuy nhiên, quí nhất vẫn là do kinh nghiệm bản thân đã thu thập được, hay những chỉ dẫn cho người khác mà chúng tôi được cho biết khi những chỉ dẫn được chứng minh cụ thể kết quả việc trồng cấy trong vườn.

Từ năm 2005-2011, tôi được đài Sàigòn Houston 900AM mời nói chuyện về việc trồng cây, trồng rau trong vườn. Lý do đơn giản là tôi ra cuốn sách Thú Điền Viên, để cống hiến bạn đọc. Cuốn sách này được viết từ năm 1999 khi chúng tôi và bạn hữu gồm GS Trần Quang Tuấn, bạn học của tôi từ thuở thiếu thời, GS Đặng Phùng Quân, ông Nguyễn Khắc Lai, LS Nguyễn văn Giực và một hai vị nữa. Mỗi người phụ trách một mục để tờ bán nguyệt san mỗi lần xuất bản đều có những mục cần thiết đáp ứng nhu cầu hiểu biết cho đọc giả. Khi đó tôi có một nursery nhỏ trồng và bán Bonsai. Bạn bè đề nghị tôi viết về Thú Điền Viên. Tôi viết được 27 số liên tiếp. Bài của tôi được bạn đọc ưa thích. Việc này do bạn bè và những người giao báo cho các cửa hàng có đăng quảng cáo cho tôi biết như thế.

Trong cuốn Thú Điền Viên xuất bản 2003, tôi có viết về trồng cây, chăm sóc cây cảnh, nuôi cá, trồng sen súng và rất nhiều những mục khác ít liên hệ chi tiết về một loại cây nào. Trong khi viết về cây, tôi cũng có những mục gửi tâm tình và những rung cảm khi có liên quan tới cảnh vật. Điều này những người tìm hiểu cặn kẽ về cách trồng cây không được thỏa mãn, nhiều khi thấy còn quá thiếu thốn. Nhưng cũng chính vì chuyện con cà con kê mà những người không có vườn, những người sống trong chung cư cũng muốn đọc cuốn sách của tôi để thưởng thức đôi chút những rung cảm và những mảng văn trong đó.

Trồng cây trong vườn là một thú vui giải trí trong những lúc nhàn rỗi: để chúng ta khuây khỏa tâm trí, tìm tới những nguồn vui từ thiên nhiên và có những rung động trong tâm hồn hơn là có quá nhiều rau ăn không hết, lục tục đi chỗ nọ chỗ kia biếu người khác. Cũng có những gia đình thu hoạch quá nhiều hoa trái ăn không hết, cuối cùng biếu bạn bè làm quà. Nếu biết uyển chuyển thì việc làm vườn cũng đem lại nguồn vui đáng kể cho mọi lứa tuổi ở bất cứ xứ sở nào chúng ta cư ngụ. Lại nữa chúng ta có trái cây hay rau thơm làm quà cho bạn bè, thì đó là một thú thanh tao trong việc giao tế.

1. CHUẨN BỊ VƯỜN TRỒNG RAU

Vườn rau của người Việt mình thường ở phía sau nhà. Có thể vườn nằm ngay phía sau cửa bếp đi ra để cho các bà nội trợ khi cần hái rau, chỉ mở cửa bếp là thấy những thức cần cho gia vị của các bà trong bếp. Cũng có người chọn một góc vườn cạnh hàng rào, nơi hàng rào giao nhau để tiện việc trồng tỉa, tưới cây và chiếm một khoảng vừa đủ cung cấp những thứ rau cần thiết cho gia đình. Những năm gần đây, trong các talkshows tôi đã dành khá nhiều thì giờ nói về việc trồng rau trong vườn. Sở dĩ tôi làm như thế là để trả lời cho nhiều người gọi vào đài hỏi, hơn nữa tôi thấy cần phải cổ võ việc trồng rau bằng cách bón phân hữu cơ để giúp đồng hương giữ gìn sức khỏe, tránh bị ảnh hưởng nhiều do hóa chất sinh ra.

Mục đích của tôi là giúp cho cộng đồng người Việt mình có một căn bản cần thiết trong việc trồng rau. Có thể người này nghe được mà người khác lại không có dịp, nhưng người này nói cho người kia nghe. Điều này chính là điều tôi muốn. Việc thứ hai là người mình hay than vãn vì mua rau ngoài chợ không mấy hài lòng vì nhà trồng tỉa bón quá nhiều phân hóa học, nên rau trồng xanh lè, mua về ăn mà không thấy an tâm. Một hai lần có dịp thăm người nọ người kia, tôi được bà con khoe là rau của họ cấy ở nhà rất tốt và ăn ngon lắm, muốn ăn thứ nào là có thứ đó. Rau tốt vì mỗi tuần bà con lấy một nắm phân ba mầu, ném vào gốc cây, ngày nào cũng tưới đẫm nước. Một lần đi thăm một bà quen, người em gái tôi nói: cấy làm gì cho vất vả, ra chợ mua một hai đồng tha hồ ăn. Ngày nào cũng mất mấy tiếng làm vườn mà rau thì không có gì khác hơn rau bán ở chợ.

Tôi nghĩ những lời bàn tôi vừa kể trên cũng không sai đâu. Cấy rau trong vườn là để có rau tốt, để giữ gìn sức khỏe, có đủ sinh tố. Muốn được kết quả như thế chúng ta phải để ý cấy rau bón bằng phân hữu cơ.

Ở miền quê Việt Nam khi xưa các cụ cấy cây ăn trái trong vườn, nhất là chuối, cam, chanh, na. Các cụ thường lấy phân trâu phân bò trong chuồng đổ vào gốc cây trong vườn. Cộng thêm tro hay trấu trộn vào. Khi phân ải, các cụ dùng bón cây hay bón rau. Do đó cây lên xanh tốt, sinh hoa kết trái, ăn rất ngon và rất tốt cho sức khỏe.

2. BÓN RAU BẰNG PHÂN HỮU CƠ

Thực vậy, chúng ta có thể đi mua phân hữu cơ ở những trại bán cây. Chẳng hạn phân bò tươi (cow manure) rồi phải ủ ít nhất sáu tháng, phân bò tươi trộn với cỏ cắt trong vườn, hay chúng ta mua phân bò ải (composted cow manure), có thể trộn với đất bón ngay cho rau. Những loại phân khác như phân cá (fish fertilizer), có nhiều hãng làm loại phân này, hay phân chế bằng rong biển (seaweed), hay phân gà đã để ải. Những loại phân hữu cơ khác tương đối đắt tiền chúng ta có thể mua ở những tiệm bán thực phẩm chăn nuôi gia súc.

Để chế phân hữu cơ, ta cũng có thể làm như sau: sau khi cắt cỏ nhất là loại cỏ Saint Augustin thường hay được cấy ở những vùng nắng ấm, lấy cỏ vừa cắt cho vào bịch plastic đen, buộc chặt lại, mỗi tuần chế thêm nước vào bịch. Sáu tháng sau cỏ ải giống như phân bò, ta lấy ra trộn với đất bón cho các luống rau. Có những vị chuyên môn đi câu cá, ta có thể chôn đầu hay ruột cá ở gốc những cây ăn trái. Việc này cần thận trọng, ta nên lấy gạch chận lên trên kẻo chó mèo bới ra làm nồng nực cả khu vườn, có khi làm phiền lòng cho người hàng xóm nữa. Những khi đi chơi hay đi tắm biển, thấy rong biển trôi dạt vào bờ, có khi rong đã khô rồi cũng vẫn tốt. Bình thường rong còn ướt và tươi vừa dạt vào bờ, chúng ta đem theo mấy bao rác, lấy rong đưa về nhà. Có thể ngâm vào nước rồi sau một hai tuần lấy nước tưới rau hay tưới kiểng. Có thể trộn rong biển ngay vào luống đất đã dọn sẵn để trồng rau. Có thể rải vào hai bên gốc rau, vừa giữ độ ẩm tốt, vừa tạo phân nuôi rau. Rong tươi là một loại phân bón hữu cơ rất tốt, vừa có muối khoáng, nhất là potassium, vừa có rất nhiều sinh tố. Chúng ta nếu nuôi cá, nếu cấy cây, kể cả cá, cả cây đều cần các loại sinh tố. Có một loại phân tôi thường hay nhắc ở trong các chương trình nói chuyện về việc trồng tỉa trên đài phát thanh 900AM tại Houston và 890AM tại Dallas. Bây giờ thì đài 890AM đã posted trên mạng lưới toàn cầu đến mười bài nói chuyện của tôi từ năm 2009 cho tới nay. Việc làm này cũng đóng góp vào những chia sẻ trong chương trình trồng tỉa.

  Loại phân Superthrive, có những kích thích tố và rất nhiều sinh tố. Trước đây cả hai thập niên loại phân này thường được giới thiệu cho những người chơi kiểng bonsai. Thập niên gần đây, tôi thấy loại phân này đã bày bán trên thị trường. Loại phân đó được đóng trong lọ 2 oz hay 4 oz. Một lọ này cũng đủ dùng cho cả năm.

Một hôm có người hỏi tôi cách dùng phân superthrive. Tôi đã chỉ tường tận, nhưng rồi không hiểu sao, ông thích thú quá, lấy một muỗm, pha vào một lon nước tưới. Thay vì mấy ngày chờ cây nảy lộc đâm hoa, cây cứ từ từ héo rồi chết.

Đây cũng là điều tôi khuyên quí vị: bất cứ một loại phân nào hay những thuốc dùng trong vườn, chúng ta cần phải đọc rất cẩn thận và theo những chỉ dẫn của nhà sản xuất thứ phân bón hay thuốc đó trong khi sử dụng.

Theo chỉ dẫn thì cứ năm tới mười giọt superthrive, chúng ta cho vào một gallon nước để tưới cho cây ra hoa, cho cây nảy lộc hay khi cây ngấp ngoải chết có thể chỗi dậy. Có một thời gian cách đây trên mười năm, tôi thường chữa những cây của bạn bè ngấp ngoải chết, khi họ không còn cách gì cứu chữa mà mang tới tôi. Tôi đã dùng loại superthrive này để chữa cho cây hồi lại. Một điều buồn trong cộng đồng: người mình hay giữ những mẹo vặt hay những bí quyết trồng cây, không muốn chia sẻ kinh nghiệm và kết quả với những người khác. Thậm chí tôi thường thấy những người làm vườn hay giấu nghề, kể cả những khách hàng tới mua cây của mình. Có phải họ mong cây vừa bán, nếu người mua không giữ tốt được, họ sẽ trở lại mua cây khác! Đó là chuyện buồn. Ở đất nước này không ai giấu nghề, cứ vào thư viện hay lên mạng là có đầy đủ tin tức cho quí vị tìm hiểu để trồng cây cho có kết quả.

3. SỬA SOẠN LUỐNG RAU

A. VỠ ĐẤT

Kẻ một đường ranh trên đám đất chúng ta muốn dùng làm vườn. Có thể dùng một lọ sơn xịt để vẽ làn ranh. Sau đó lấy xẻng hay dao cắt đường ranh. Rồi bóc những phần cỏ trong đường ranh cho tới khi chúng ta thấy một khung vườn gọn ghẽ.

B. ĐÁNH LUỐNG

Chúng ta bắt đầu chia khuôn vườn thành luống và bắt đầu xới đất từng luống một. Muốn cẩn thận, chúng ta đào hết đất sâu xuống khoảng 10" tới 12", thu đất lại một nơi. Khi đã đào xong rồi, ta bắt đầu trộn đất vừa đào với mùn cây hay loại đất tốt chúng ta muốn dùng để trồng rau. Trộn 50% đất vừa đào với 50% mùn cây hay soil tốt. Trộn xong rồi, ta mang đất đổ vào thành từng luống. Để đất như thế trong hai ba tuần lễ. Thế là chúng ta đã có sẵn những luống đất để cấy rau.

C. TRỒNG RAU

Chúng ta rải khoảng 2 bao phân bò ải (composted cow manure) trên luống đất, rồi dành một luống nhỏ để rắc hột, nhớ rắc thưa thôi. Sau mấy tuần lễ, khi rau lên khoảng bằng gang tay, thì tỉa rau con ra trồng trên luống đã chuẩn bị sẵn. Tùy loại rau mà cấy dầy hay thưa.

4. TRỒNG CÁC LOẠI RAU

A. TRỒNG RAU MUỐNG

Sau cà ghém, dĩ nhiên là rau muống, một món ăn đặc thù của vùng châu thổ sông Hồng. Khi nói đến rau muống, người ta nghĩ ngay tới giá sống: rau muống tượng trưng cho dân Bắc, giá sống tượng trưng cho dân Nam. Nhưng sau mấy thập niên chung sống trên quê hương miền Nam, ai còn nhắc chuyện đó làm gì, vì nó đã hòa đồng trong tâm can, trong cái thú ẩm thực, trong cái tình đồng hương sâu đậm. Qua bao năm trôi nổi với những thay đổi, cả mấy triệu con dân nước Việt đang sống tản mát trên khắp thế giới, tưởng nhớ đến nơi chôn nhau cắt rốn, lòng sao không khỏi thổn thức.

Ta về ta tắm ao ta,
Dù trong dù đục ao nhà đã quen!!..

Nếu hình dung một thuở đất của một gia đình sống tại châu thổ sông Hồng, chúng ta thấy chung quanh nhà là lũy tre xanh, đằng trước có ao cá, rồi sân ở giữa một dẫy nhà hình chữ môn: ba gian hai chái là nhà chính, hai bên là hai căn nhà một bên làm bếp thổi nấu, xay lúa giã gạo, rồi đến chuồng trâu, căn nhà bên kia là vựa thóc. Đằng sau nhà là vườn gồm có giàn trầu, hàng cau, cây ăn trái như đào, mơ, mận, cam, chanh, na, khế, v.v... Chung quanh bờ ao cấy rau muống trắng, ở giữa ao cấy rau muống đỏ thành từng bè, gọi là bè rau muống. Dưới ao thả cá. Có nhiều nhà còn đào rạch chung quanh vừa để ngăn chặn trộm cướp, vừa để khi mùa nước cạn, tôm cá kéo xuống đó. Một lúc nào thường vào cuối năm, cả nhà ra be bờ tát nước, bắt cá lên làm bữa ăn. Trong bữa ăn đó dĩ nhiên là có gỏi cá, cá kho, cá chiên, cá nấu cháo (thường gọi là cá nấu ám).

Rau muống là món ăn ta ăn hoài không thấy chán. Cũng chính vì tính cách đặc biệt uyển chuyển trong các thức ăn khác nhau của nó mà người nội trợ trổ tài làm hài lòng cả gia đình, kể cả những bữa ăn thanh đạm.

Rau muống trắng thường hay cấy chung quanh bờ ao, chỗ nước cạn khoảng hai gang tay. Rau muống trắng lá xanh cọng trắng và mỏng. người ta thường dùng loại rau này để ăn sống, hoặc luộc hay xào. Vì tính cách mềm của rau muống trắng, nếu muốn ăn sống, chỉ vặt bớt lá đi, để một nắm rau trên thớt, lấy chày đập một hai cái, cắt ngắn khoảng hai đốt ngón tay, rồi cho vào chậu ngâm độ nửa tiếng là lấy ra bỏ trên đĩa. Sau đó dội nước dấm được sửa soạn như thế này: thái mấy nhánh hành tía, bỏ vào chén nhỏ chế một muỗm cà phê dấm chua, nửa muỗm đường, một chút muối, hai muỗm lớn nước lã, nếu thích ăn cay thêm một chút ớt, một chút tiêu là đủ.

Người ta cũng cho thêm rau thơm vào đĩa rau sống. Những loại rau quen dùng như kinh giới, tía tô, rau húng chũi, có khi cả ngổ thơm nữa. Bây giờ chúng ta nhiều khi cho đủ mọi loại rau thơm để tùy sở thích của mỗi người, có khi có cả rau dấp cá nữa. Rau dấp cá cần để riêng ra một bên, vì có những người không ưa ăn.

Rau chẻ vẫn là món tự tay người nội trợ làm ra bằng cách dùng dao chẻ từng ngọn rau, giống sợi bún. Sau đó bỏ vào nước, sợi rau sẽ cuốn tròn lại thành từng miếng. Rau loại này cũng trộn như loại trên, nhưng nếu ăn với bún riêu hay canh chua thì không cần phải chế nước dấm. Ở miền nam, nhất là những tiệm ăn, người ta không có thì giờ chẻ rau, nên dùng loại dao gọt trái cây để chẻ cho mau, những sợi như thế này trông không được đẹp như rau chẻ bằng dao.

Rau muống đỏ cọng lớn hơn rau muống trắng, lá lớn hơn. Rau này nổi trên mặt nước, ngoi dài ra sau khi trời mưa. Người ta hái những cọng bò dài ra để ăn. Loại rau này không dùng ăn sống mà chỉ xào hay luộc, hoặc muối dưa chua. Rau luộc để nhiều lá, đun nước sôi, rồi cho rau đã nhặt kỹ vào nồi sau khi vứt bỏ những lá sâu. Rau muống trắng luộc khoảng mười phút là nhừ, còn rau đỏ lâu hơn vì nó cứng. Rau luộc thường được chấm với nước mắm ớt. Với người dân ở đồng bằng sông Hồng, người ta thường dùng mắm tôm hay mắm ruốc, vắt vào chén mắm nửa trái chanh, lấy đũa quấy cho bọt nổi lên, lúc đó mắm đã loãng. Ăn như thế mới có mùi vị. Xong bữa ăn, người ta thường rót nước rau luộc vào bát, tu cả bát hay lịch sự hơn thì làm một nửa bát. Tuy nhiên khi tiếp khách người ta không uống như thế, e không đủ lịch sự với khách. Nước rau khi uống mát tới tận xương tủy, chạy theo những mạch máu khiến người uống có một cảm giác như các mạch máu đương di chuyển nước rau chạy khắp cả thân mình. Rau luộc cũng chấm với tương cự đà. Thường pha thêm nước cho tương đỡ đặc và pha thêm chút đường cho tương dịu hơn. Người ta cũng cho thêm ớt vào tương. Khi ăn xong cũng uống nước rau chế tương.

Món rau muống xào cũng đem lại cho chúng ta nhiều thú vị. Những ngày bình thường người ta chỉ nhặt sạch rau, rồi thay vì lấy dao xắt rau từng hai đốt ngón tay, người dân đồng bằng sông Hồng thường lấy tay xoắn bó rau cho tới khi nó đứt làm đôi, làm ba, lấy bàn tay đập vào nắm rau nơi vừa bẻ cho nó dập ra để khi xào rau sẽ mềm không còn cứng nữa. Người ta thường thêm mắm muối cho vừa khẩu vị, một chút hành, tỏi và mỡ vào chảo hay nồi. Sau đó xào cho hành mắm sôi lên trước khi cho rau vào chảo. Khi cho rau vào rồi, người ta cũng đổ vào một chén con nước để cho rau chín nhừ, rồi lấy ra cho vào đĩa dọn cơm. Thế nhưng khi có khách hoặc khá giả hơn thì cho tôm bóc vỏ hay thịt bò, thịt gà để nồi rau xào trở nên thịnh soạn hơn. Những năm còn ở miền quê đất Bắc, nhiều khi vì sự tình cờ, các bà thấy thịt trâu hay thịt nghé bán ở chợ, thế nào các bà cũng mua cho được một ít để về xào với rau muống. Thịt trâu hay thịt nghé xào với rau muống ăn ngọt lịm, không có thứ thịt nào hợp khẩu vị với rau muống xào hơn là thịt trâu, thịt nghé. Nếu nói tới thịt trâu, người ta cũng không quên những miếng thịt được luộc kỹ, treo lên bằng một sợi dây, tới buổi chiều khi thịt đã ráo khô nước, người ta đưa ra thái mỏng chấm với nước mắm gừng tỏi. Có thể những món ăn tôi vừa kể đã đi vào quên lãng, nhưng nó là một món ăn khi nhắc tới, các cụ từ ngũ tuần trở nên cũng còn thấy những hương vị đó đang phảng phất đâu đây.

Canh rau muống cũng được người miền Bắc ưa chuộng. Người nấu bếp thường đập dập rau và xắt nhỏ trước khi nấu canh. Canh nấu với tôm hoặc cá trê, cá lóc gỡ nhỏ. Người Việt chúng ta thường thích ăn cơm với canh. Những khi không có sẵn những loại rau khác rau muống cũng được chiếu cố. Canh rau muống rất ngon ngọt và đậm đà.

Người ta cũng dùng rau muống làm dưa chua, cũng có khi cho giá sống vào vại dưa, hay cho thêm rau cần ta. Khi làm dưa với rau cần, cho thêm rau răm vào. Dưa chua rau muống ăn rất dòn. Lại nữa nhiều khi ở thôn quê tôi cũng thấy người ta hái ngọn rau ngổ trâu để làm dưa với rau muống. Khi trộn ngổ làm dưa với rau muống, người ta nhặt hết lá ngổ, chỉ dùng cọng rau ngổ thôi.

Tôi cũng nhân tiện nhắc tới rau ngổ trâu tôi mới nói trên: ngổ trâu mầu nâu, cọng ngổ trâu và lá nó to gấp ba bốn lần ngổ thơm. Rau ngổ thường được cấy trong ao hay rãnh chung quanh nhà.

Một món chót tôi muốn kể ra đây là gỏi rau muống, người quê gọi nham rau muống. Lấy độ một cân rau muống, nhặt sạch sẽ, cắt ngắn từng hai đốt ngón tay, luộc rau cho tái lên. Sau đó vớt rau ra để cho ráo nước. Lấy chậu sạch bỏ rau vào, thái hai trái khế mỏng ra, bỏ vào 1 chén con tép hay tôm băm nhỏ đã luộc sẵn, bỏ rau thơm như húng chũi, kinh giới vào ít nhiều tùy ý, rắc hai muỗm lớn mè rang. Riêng về pha mắm cho vào nham như sau: lấy một muỗn mắm tôm, vắt hai trái chanh vào bát mắm, cho vào một muỗm rưỡi đường, thêm ớt, tiêu nhiều ít tùy lượng khoái khẩu. Nếu muốn cho mắm khỏi hôi, ta thêm vào một muỗm con rượu nếp (theo kiểu của ông Tản Đà) hay rượu tây như whisky hay cognac, rồi quấy mắm cho đều. Sau cùng đổ mắm vào chậu rau trộn từ trên xuống dưới. Cuối cùng xúc ra đĩa dọn vào bàn ăn.

Ở Bắc cũng như sau này trong Nam, rau muống ở đâu mà không có. Những vùng ngoại ô, ngay bên kia cầu Trương Minh Giảng, ta thấy cả bè rau thật lớn, ngã ba Bà Quẹo, ngã tư Bảy Hiền, Thủ Thiêm, Khánh Hội, Thị Nghè. Thế mà sức sản xuất vẫn chưa đủ cung cấp cho dân Sài Gòn. Do đó rau từ các vùng Thủ Đức, Biên Hòa, Hố Nai, Gia Kiệm, Long Khánh, Bầu Cá, Phương Lâm, Hóc Môn, Bà Điểm đều nỗ lực tiếp tế cho Sài Gòn. Cái nhu cầu nói ra không hết. Cái thú ăn rau làm sao tả cho nổi với sự trổ tài của các bà nội trợ tùy cơ ứng biến để gia đình có một bữa ăn tùy theo mỗi cảnh ngộ.

Rau muống cũng được xuất ngoại, chứ không phải xuất cảng. Rau cũng di tản, cũng vượt biên, cũng đoàn tụ như mọi người. Tới hải ngoại mới thèm rau làm sao chứ! Hè 76, chúng tôi sau khi tạm định cư, muốn đi thăm thưng chỗ nọ nơi kia kiếm đường đi khỏi những nơi khỉ ho cò gáy. Chúng tôi từ Kentucky, đi

Ohio, qua West Virginia, tới Washington DC, tới mãi Norfolk. Sau những quãng đường thật cam go. Có những lúc toát mồ hôi vì đường West Virginia hiểm trở quá. Nhiều nơi chỉ đi có mười dặm một giờ. Một chiếc xe chở bảy người, ngồi chật chội, xe lại cũ kỹ. Cái sợ nhất là xe nóng máy, thứ đến là thắng không ăn khi đi trên đường đèo. Cuối cùng chúng tôi cũng tới nơi.

Dừng chân tại nhà một người bạn cũ cùng học với nhau từ lớp ba tiểu học. Vợ chồng bạn tôi rất hiểu tâm tình của kẻ tha hương, họ dọn một bữa cơm thật thịnh soạn và hợp khẩu: một bát canh chua, một đĩa rau muống chẻ, một đĩa cà muối xổi dành cho khách tự viễn phương tới. Chưa hết, thứ đến cây kinh giới có năm lá, ông chủ bứt ba lá, một cho tôi, hai lá kia cho vợ chồng ông. Hai lá sót lại dĩ nhiên phải chờ cho nó mọc thêm kẻo cây không lá sẽ chết. Đến lúc này mới hiểu được sự hiếu khách của chủ, mới hiểu được cái thâm thúy của văn hóa Việt. Những món ăn hiếm có nơi xa quê cha đất tổ, đó là một thứ văn hóa ăn sâu vào tận đáy xương tủy của mỗi người chúng ta.

Khi chúng tôi tìm đường sang sinh sống ở Cali, rau đã thấy nhiều hơn. Người ta bắt đầu nghĩ đến việc trồng rau để ăn. Mấy năm sau tôi nghe nói có ba bà độc thân rủ nhau thuê một đám đất trống để cấy rau. Ai cũng nghĩ tội nghiệp, chẳng biết làm gì nên đành phải nghĩ đến việc cấy rau sinh nhai. Sau vỡ lẽ ra, trong số đó có đến hai bà ở nhà đã buôn bán lớn.

Cấy rau bây giờ đã trở thành kỹ nghệ lớn. Bình thường nhà vườn cấy sẵn, cứ mang tiền ra chợ là có mấy bó rau, làm gì phải trồng cấy cho nó khổ cực. Nhưng trái hẳn lại, thiên hạ vẫn tiếp tục trồng cấy. Các ông các bà mới sang, chỉ cần có một miếng đất nhỏ để cấy hết mọi thứ. Nhiều người thắc mắc, nhưng thực ra họ khôn lắm đấy. Các nhà trồng rau cứ tưới bừa bãi phân hóa học, chẳng cần biết lợi hại thế nào, nhưng cái lợi trước mắt: chóng có rau bán, dĩ nhiên có nhiều tiền. Ăn rau loại này chán quá, nó không có hương vị thực chất, nó được bơm lớn lên vì phân hóa học. Do đó muốn chắc ăn, người ta trồng rau lấy, bón rau bằng phân hữu cơ.

Trồng rau bằng phân hữu cơ có cái lợi: tự mình trồng, tự mình bón phân xanh, tưới nước gạo, chôn mấy cái đầu cá, một nắm vỏ tôm, v.v... Nếu gia đình nào có phân cỏ, tôi xin đề nghị như sau: cắt cỏ, rồi ủ cỏ cho mục ra, dùng loại cỏ mục để bón cây là thượng sách. Một cách khác cũng dùng cỏ đã cắt, bỏ vào bao plastic, buộc lại. Cứ mỗi tuần chế vào chút nước, sáu tháng sau cỏ khô đã biến thành một thứ phân xanh giống hệt phân bò. Nếu mua phân bò ta có thể mang nhiều cỏ dại vào khuôn viên của mình. Cỏ ta cắt ở nhà là cỏ St

Augustin, lá lớn, thân mềm là loại phân xanh tốt nhất. Ăn loại rau này không bị ảnh hưởng hóa chất. Tôi cũng xin cống hiến quí vị công thức trừ sâu của bộ canh nông như sau để khỏi phải dùng những hóa chất có cho sức khỏe: đổ vào bình xịt thuốc cỡ bình hai gallon một muỗm lớn xà bông rửa bát loại nước, một muỗm dầu ăn, loại nào cũng được, đổ nước đầy bình rồi xịt vào luống rau nếu có sâu. Sau đó mỗi ngày tưới nước. Rau sẽ lên tốt, không bị ô nhiễm.

Nếu không có giống rau muống, ta ra chợ mua hạt về trồng. Trước khi trồng, nên ngâm hạt trong nước có khử trùng hay dùng xà bông nước rửa bát cho vào nước ngâm trong 24 tiếng. Rồi lấy ra. Gói vào miếng giấy lau tay để giữ độ ẩm. Hai ba ngày sau, hạt nứt mầm, chúng ta xẻ những rãnh nhỏ trong luống rau đã chuẩn bị sẵn, rồi lấp một lớp đất mỏng lên trên trốc.

Hoặc giả nếu vì công ăn việc làm quá bận mà quên không trồng rau sớm, quí vị có thể mua một bó rau muống, đem về nhà. Sau khi làm luống rau, chúng ta trồng cả ngọn xuống, cứ mỗi lỗ cấy xuống hai ba cọng rau, mỗi lỗ cách nhau một gang tay, rồi phủ đất tốt lên cọng rau, để ngọn trồi lên, và tưới đẫm nước. Muốn cho rau muống chóng tốt, chúng ta phải năng tưới rau mỗi ngày. Chúng ta cũng nên bón phân hữu cơ như phân cá (fish fertilizer) cho luống rau muống mỗi tuần một lần, hay lấp cỏ khô hai bên luống rau.

Khi cây rau muống lên được bằng gang tay, ta vộ thêm đất vào hai bên gốc, giữ cho cây rau có thể đứng vững được, không bị động rễ khi có gió lớn. Khoảng một tháng sau, khi rau lên khoảng hai gang tay, lúc đó chúng ta có thể hái ngọn để ăn hay đem đi biếu bạn bè.

Không phải ai cũng có thì giờ trồng rau muống, hoặc ai cũng có đất trồng rau. Cái thú vị không kém là lâu lâu được bạn bè tạt lại nhà, cho một vài bó rau tự tay họ trồng, việc làm này còn quí hơn những món quà đắt tiền mua ở chợ.

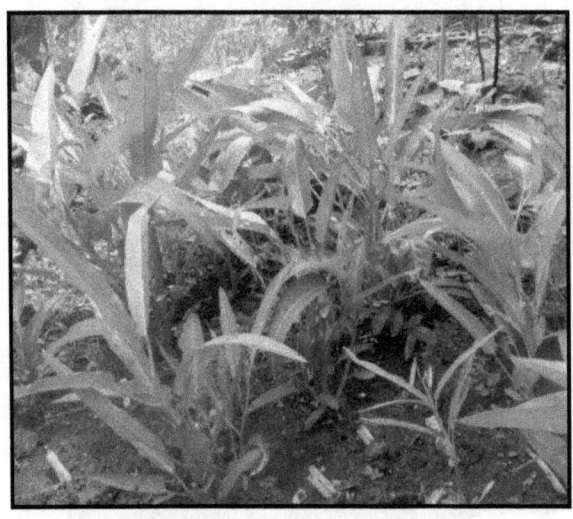

Hình 3. Rau Muống

Nói về việc ăn rau muống có ích lợi như thế nào, hẳn nhiều người trong chúng ta đã có quá nhiều kinh nghiệm. Rau muống có những chất như albumine, đường vì vị ngọt của nó, có nhiều sinh tố B1, B2 và C. Rau muống có sức giải nhiệt, lợi tiểu, thông máu, bổ máu, nhuận trường, giải độc.

B. TRỒNG RAU MỒNG TƠI

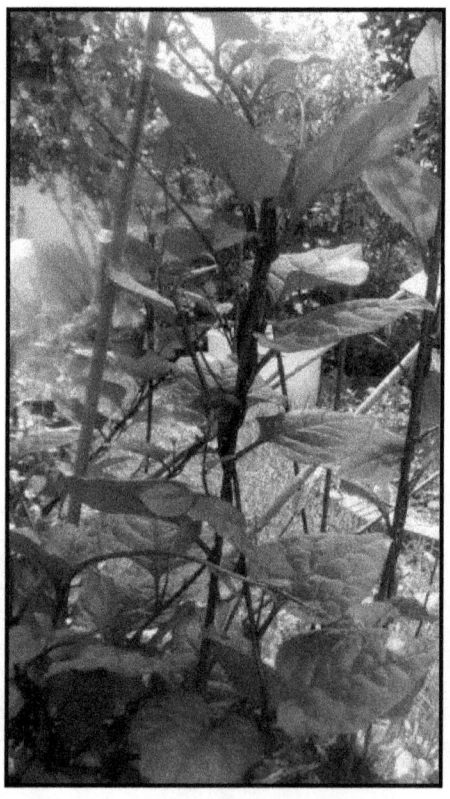

Hình 4. Rau Mồng Tơi

Rau mồng tơi thường chỉ cần cấy có một lần, năm sau chúng còn hạt dưới đất sẽ mọc lên lại. Tuy nhiên muốn bảo đảm không bị mất giống, người ta cũng lượm những trái chín, phơi khô để năm sau trồng. Chúng ta cũng theo cách tôi trình bày trên để gieo hột. Khi những cây rau mồng tơi mọc lên bốn năm phân, chúng ta có thể tỉa ra trồng trên luống rau, rồi cắm que tre hay cành cây cho rau leo lên. Người ta thường ngắt ngọn hay hái lá để luộc hay nấu canh. Canh mồng tơi có thể nấu thêm trái đậu bắp hay mướp, bí tùy theo cách nấu nướng của các bà nội trợ.

Rau mùng tơi có vị ngọt, chất nhớt và tính mát. Mùng tơi có chất sắt, sinh tố A và B. Mùng tơi có tính thông huyết, lợi tiểu, nhuận trường, rất tốt cho việc trị táo bón.

C. TRỒNG RAU CẢI, XU HÀO, VÀ RAU DIẾP

Ba loại rau này rất được các bà ưa trồng trong vườn.

i. Rau cải: Cải có rất nhiều thứ, tùy theo sở thích. Tôi muốn giới thiệu cải dưa vì nó có thể dùng trong nhiều món ăn trong nhà, lại còn dùng làm dưa nữa. Theo thể thức trồng hạt như tôi nói trên, khi cải con lên khoảng gang tay, ta nhổ đưa trồng vào luống. Số cải con còn dư ta có thể dùng làm rau ăn với bánh xèo. Khi cải đã khá lớn, chúng bắt đầu có bẹ, chờ ít tuần bẹ lớn, ta có thể hái làm dưa, những lá non dùng xào với tôm hay thịt tùy sở thích. Khi cải có ngồng, chúng ta có thể cắt ngồng trước khi hoa nở, thái ngồng xào với tôm hay thịt rất ngon.

Cải trồng khi nào cũng được, miễn là chúng ta năng tưới và bón phân cho nó. Thời gian thuận tiện để cải tốt là vào cuối hè sang thu, chúng ta gieo hạt, mấy tuần sau khi trời bắt đầu lạnh là cấy vào luống.

ii. Xu hào: Gieo hạt vào mùa thu, khi cây được bốn năm lá ta nhổ lên trồng vào luống. Xu hào có thể dùng cho nhiều món ăn, nước xu hào rất ngọt.

Thái xu hào xào với tôm hay thịt. Xu hào cũng có thể dùng làm nộm hay gỏi.

iii. Rau diếp: Riêng rau diếp, chúng ta trồng thành hàng vào luống. Nên trồng thưa để có chỗ cho cây dễ phát triển. Ta có thể trồng rau diếp vào cuối thu. Mặc dầu cây rau trông rất mềm yếu, nhưng nó có thể chịu lạnh rất hay.

Người Việt mình thường hay dùng hạt rau diếp ở Việt Nam, nhưng trên thị trường chúng ta có thể tìm mua hột nhiều loại rau diếp khác nhau. Nhà cung cấp có thể bỏ hạt vào những bao có in hình cây rau diếp bên ngoài. Cũng có những gói hạt được trộn lẫn nhiều loại rau diếp khác nhau. Tùy theo sự ưa thích mà quý vị có thể tìm được những loại rau diếp theo ý muốn.

Khi cây rau đã lớn có thể hái ăn được, chúng ta có thể hái lá, cây sẽ tiếp tục ra thêm lá và cứ như thế, một cây rau diếp có thể cung cấp rau ăn trong thời gian từ tháng giêng cho tới cuối tháng năm.

D. TRỒNG BẦU BÍ

i. Bí Ngô: Bí ngô là loại cây trong vườn cung cấp cho chúng ta nhiều món ăn.

Bí ngô có rất nhiều loại, nhất là ở Âu Mỹ. Có thứ bí dùng cho việc trưng bày trong những ngày lễ, cũng có những loại bí trồng để có trái ăn. Trái bí dùng làm bánh trong những dịp lễ như lễ Tạ Ơn, Lễ Noel, hay ngày tết. Người mình ngoài việc dùng bí làm bánh, còn làm các món ăn nữa như nấu cháo, nấu canh. Người mình cũng ăn rau bí như ngọn bí xào với tôm khô hay tôm tươi, nấu cháo bí ngô với đậu xanh, hay bắt chước người ngoại quốc, nhất là Âu châu, đặc biệt dân Âu châu: nhồi thịt hay nhồi tôm xay nhuyễn vào các loại hoa bí để chiên hay xào. Hoa bí được bán rất nhiều ở Âu châu và Mỹ châu.

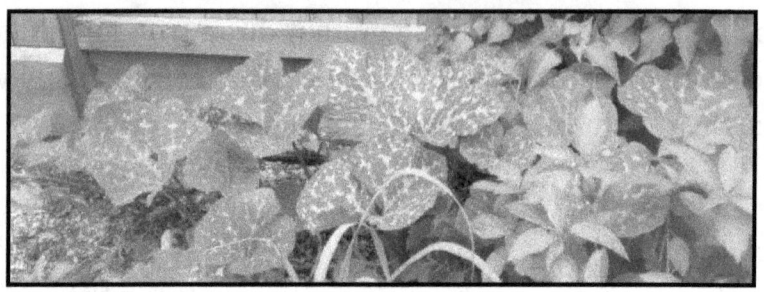

Hình 5. Cây Bí Ngô

Khi trồng hạt bí, người ta cũng khuyên nên theo thể thức trồng như trồng rau muống và các loại hạt khác. Tuy nhiên hạt bí rất mạnh, có thể sau khi làm vồng rồi, chúng ta moi lỗ, thả hạt xuống sâu khoảng hai đốt ngón tay, rồi phủ đất lên trốc, sau đó tưới nước mỗi ngày, chỉ năm sáu ngày sau bí đã lên mầm. Muốn trồng bí, nên kiếm miếng đất rộng, còn nếu ở tư gia, nên rất cẩn thận kẻo bí leo qua hàng rào sang hàng xóm sợ bất tiện. Bí mọc được ít thước nếu thân nằm dưới đất, có thể mọc thêm rễ từ những đốt cạn dưới lá. Khi trồng bí mà có nhiều ngọn rồi, hái tặng bạn bè một vài bó ngọn bí thì thực quí. Những lớp trẻ sau này lớn lên, nếu cha mẹ chỉ dẫn tường tận, tôi thấy các em cũng rất thích ăn những món rau bí xào này. Cháo bí ngô nấu với đậu xanh được các cụ ưa thích và khuyên chúng ta nên dùng để bổ óc và trị chứng nhức đầu.

Hạt bí cũng là món ăn rất thông dụng cho các cộng đồng sống ở châu Mỹ và châu Âu. Hạt bí ngô có tinh dầu rất tốt. Hạt bí cũng có công hiệu tốt cho nhiếp hộ tuyến, làm nhỏ lại và ngăn việc đi tiểu đêm. Dân Đức thường dùng dầu hạt bí trị giun trong ruột.

ii. Bí Zucchini: Loại bí này có hai thứ, một thứ xanh và một thứ mầu vàng. Cả hai được nhiều người ưa chuộng xào chung với những loại rau khác trong bữa cơm thường ngày trong gia đình. Người ta ưa trồng loại bí này để dùng hoa nhồi thịt hay nhồi tôm.

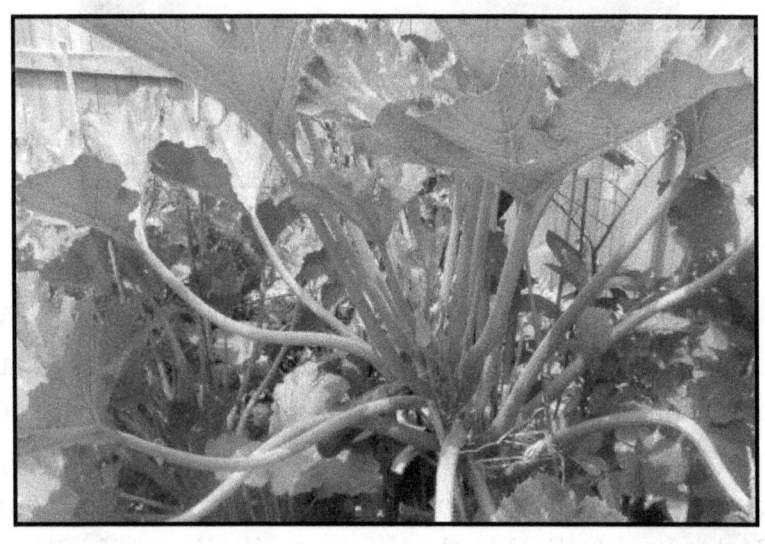

Hình 6. Bí Zucchini

iii. Bí Xanh: Trong dân gian, người Việt mình dùng loại bí xanh nhiều nhất trong các loại bầu bí trong vườn. Khi trái bí đã già thì chung quanh vỏ có phấn trắng. Trái bí sau khi cắt khỏi cây, có thể để trong nhà cả 6 tháng hay hơn nữa, khi lấy ra dùng vẫn tươi tốt nguyên. Bí xanh có loại dài loại tròn. Nếu có nhiều trái quá, ta có thể nấu nước uống rất tốt. Không nên ăn bí sống hay xay nước tươi uống.

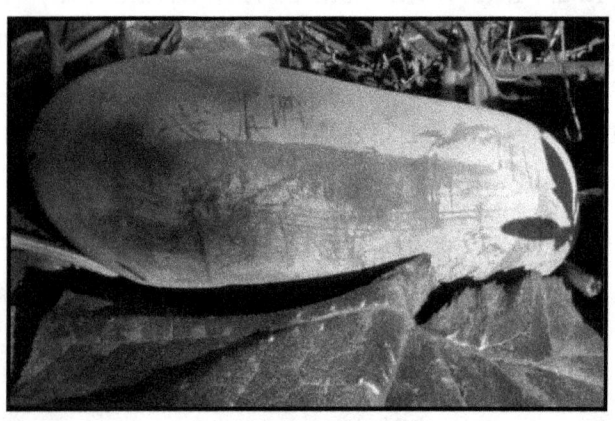

Hình 7. Bí Xanh

Để trồng bí đao, chúng ta làm một vồng, rồi trồng hạt sâu khoảng hai ba đốt ngón tay. Ít ngày sau hạt bí nảy mầm, lên cây. Nếu chúng ta để cho cây bí cứ mọc lan ra vườn thì nó cũng mọc khá xa. Với khung cảnh hạn hẹp của những căn nhà sống trong lối xóm. Cách tốt nhất là làm cho nó một cái giàn, chiều 3m x 3m, cao thước bảy thước tám, tức cao hơn đầu để chúng ta có thể đi ở dưới vào hái trái.

Tôi có người bạn ở Dallas, năm nào cũng trồng bí. Ông đã làm một cái giàn cho bí leo. Sáu cột thật vững chãi, giàn phải thật vững để có thể chịu sức nặng cả trăm trái bí.

Năm nào ông cũng thu hoạch trên trăm trái, rồi xếp vào tường bên cạnh nhà ăn cả năm.

Có người đặt câu hỏi: làm gì ăn hoài mà không chán, sao không đem chia cho bạn bè cho khỏi chật nhà.

Nghĩ như thế nhưng không phải thế. Một hôm đi bộ với ông Tàu người hàng xóm. Năm nào ông cũng cấy bí, ông cho tôi một hai trái. Tôi nói trái lớn như thế ăn bao giờ cho hết. Ông nói nếu không ăn hết thì thái ra nấu nước mà uống.

Bí đao rất tốt, lợi tiểu, tiêu thủng, có nhiều sinh tố và muối khoáng rất cần cho cơ thể. Người ta cũng thái bí thành những miếng nhỏ, phơi khô rồi khi cần nấu nướng có thể dùng xào thịt, xào với tôm hay nấu nướng.

Nói đến chuyện thái bí hay bầu phơi khô, tôi mới nhớ ra, xin nói với quí vị: đây là cách tốt nhất để trữ lâu trái bí thái nhỏ phơi khô.

Tôi biết có rất nhiều người trong chúng ta trồng bầu. Trái bầu không giống như trái bí mà để lâu nhiều tháng. Cũng vì thế người ta ăn hay nhiều quá thì cho người nọ người kia. Tôi nhớ khi xưa khi còn sống tại miền Bắc, Mẹ tôi thường thái những miếng bầu canh nhỏ lại, bỏ trên chiếc sàng phơi khô. Khi khô rồi, mẹ tôi thường bỏ vào lọ đậy kín để trong những tháng mùa đông dùng nấu nướng.

Sau những vụ gặt lúa, rồi đập lúa, phơi lúa đổ vào vựa hay đem đi bán, người nhà nông lúc đó nhàn rỗi, mới có những thú vui khác nhau. Thú vui đi câu cá, thú vui dùng nỏ bắn chim, hay thú đi thả lưới, đi dùng chim mồi, đánh bẫy chim xanh, cò vạc hay mòng két, chim ngói.

Khi đó gió mùa bắt đầu thổi, người ta bắt đầu thả những chiếc diều sáo khá lớn. Tiếng sáo diều kêu cả ngày đêm vang cả một góc trời, tiếng sáo thay đổi giọng tùy theo sức gió mạnh hay yếu.

Những bà nội trợ khi chồng mang về những con chim béo lần vì sau ngày mùa, chim lượm hạt đầy trong ruộng, ăn thỏa chí. Các bà vặt lông chim, thui cho cháy những lông tơ. Chim béo, mỡ chảy khắp thân. Các bà làm thịt, rồi xào với những nhát bầu canh đã phơi khô. Nước thịt, mỡ ngấm vào những miếng bầu khô cộng thêm hành tỏi và rau thơm. Một bữa cơm thịnh soạn được dọn ra cho chồng với một be rượu tăm. Trong không khí ấm cúng đó, các bà ngồi ăn với chồng, còn gì tình tứ và thú vị hơn!

E. TRỒNG MƯỚP

Trồng mướp cũng theo những nguyên tắc như trồng bí trồng bầu. Mướp có loại mướp thường, mướp hương, mướp khía và mướp đắng. Chúng ta nên để ý: đây là chuyện đã xảy ra cho nhiều người trồng nhiều loại mướp trong vườn. Vì sự giao thoa phấn hoa (cross pollination) giữa những cây cùng họ với nhau. Có người nói trồng gần nhau rồi giây chập vào nhau sinh trái pha giống, nói thế là sai. Thực ra thì sự truyền giống theo phấn hoa, có thể do gió hay ong bướm tạo nên. Trong vườn nên tránh trồng các loại mướp khác nhau, vì nếu trồng mướp đắng với mướp thường, chúng ta có thể thấy mướp thường có vị đắng.

Mướp có chất nhờn (lợi tiểu, lợi tiêu), có chất béo, protein, sinh tố B và C, hạt có tinh dầu.

F. TRỒNG CÁC LOẠI DƯA

Dưa cũng là món khoái khẩu trong vùng nhiệt đới. Có rất nhiều loại dưa như dưa hấu, dưa gang, dưa chuột. Ở Mỹ chúng ta thấy cantaloupe, honey dew và nhiều thứ dưa khác.

Người mình thường thích dưa bở, khi nó còn xanh, người nhà quê thường gọi dưa gang. Dưa gang còn xanh thường dùng chấm mắm ăn cơm hay bào ra làm gỏi.

Tại đa số chợ người Á Đông, chúng ta thấy dưa Hàn quốc, ăn dòn và ngọt. Hạt dưa này cũng nhỏ giống như hạt dưa hồng. Người mình thấy của lạ, lấy hạt trồng. Có nhiều người thấy kết quả trong vườn cấy lẫn dưa Hàn quốc, khi dưa bở chín, nó cứng như đá, chẳng có mùi vị gì vì dưa bở đã lai dưa Hàn quốc rồi!

G. TRỒNG CÁC LOẠI RAU THƠM

Rau thơm giữ vai trò rất quan trọng trong những món gia vị dùng nấu nướng hay ăn sống. Không những thế mà đối với người dân Á châu rau thơm có nhiều thứ còn là dược thảo quí giá.

i. Trồng Ngò và Thì Là: Vào đầu mùa xuân, nếu những năm trước chúng ta cấy thì là hay ngò, thì ngay vào dịp tết chúng ta đã thấy những loại rau thơm này mọc trong vườn. Sở dĩ có tình trạng này là vì những hạt của chúng còn sót lại mùa năm trước.

Thế nhưng nếu chúng ta không có những loại rau thơm này trong vườn và nếu muốn trồng thì chúng ta cũng phải làm vườn: xới đất đánh luống, rồi rắc hạt. Thường ra người ta gieo hạt rồi khi cây lên cao nhổ lên cấy. Cây thì là có thể làm như thế được, nhưng ngò thì rất yếu. Do đó ta nên rắc hạt thưa, khi cây lớn lên thì còn có chỗ lớn lên.

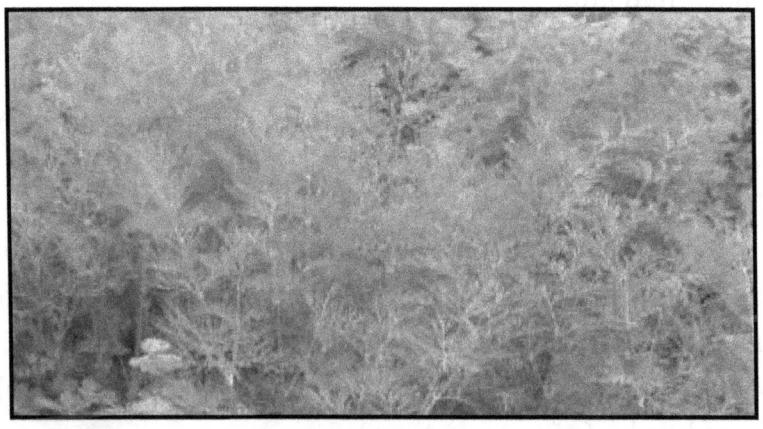

Hình 8. Cây Thì Là

    Thì là thường dùng nấu canh chua cho thơm, người ta cũng dùng nêm trong chả cá. Hà Nội có chả cá Thăng Long nổi tiếng!

    Để làm món này, các bà nội trợ thường lạng cá, rồi thái từng miếng bằng hai đốt ngón tay. Sau đó nêm muối, tiêu, ướp cá với bột nghệ, rắc lá thì là thái nhỏ, rồi nướng.

    Khi cá nướng xong, người ta bày những miếng cá trên một lớp thì là cắt dài khoảng hai đốt ngón tay. Cá được gắp vào chén đã có sẵn bún, rưới nước mắm tôm chanh vào trước khi ăn.

Việc nấu này được thay đổi gia giảm tùy theo mỗi người nội trợ, nhưng nguyên tác chung không khác nhau lắm.

Hạt ngò thường được các bà nội trợ dùng cho vào nồi nước phở cho thơm. Hạt thì là thường có người dùng làm các loại bánh.

ii. Trồng Húng: Có những loại húng như húng chũi, húng bạc hà, húng chó (basil). Húng chó cũng có hai loại, loại trắng và loại đỏ (cinamon basil). Người Việt chúng ta thường ăn húng chũi (với người Bắc), húng bạc hà (với người Nam).

Húng chó người mình ăn với thịt cầy, vì thế mới có cái tên đó, mà khi có tên đó thì người ta lại liên tưởng đến lá mơ. Loại húng chó người ta thường ăn với phở, nhưng cũng có người ăn với rau sống hay dùng trộn gỏi. Húng chó cũng dùng làm gia vị khi đánh tiết canh như tiết canh heo, tiết canh thỏ, nhưng xin đừng ăn tiết canh vịt, vì vịt có rất nhiều vi trùng trong máu.

Húng chó trồng bằng hột, có thân cao, nếu ngắt ngọn, nó lại nảy ra những ngọn khác, Nếu chỉ hái lá không thì húng mau có hoa. Hoa húng già có hột dùng để gieo cây con.

Người ta cũng có thể mua ở chợ những bó húng, vặt lá ăn rồi cọng còn lại, ngâm nước mấy ngày khi có rễ thì cấy vào chậu hay cấy xuống đất.

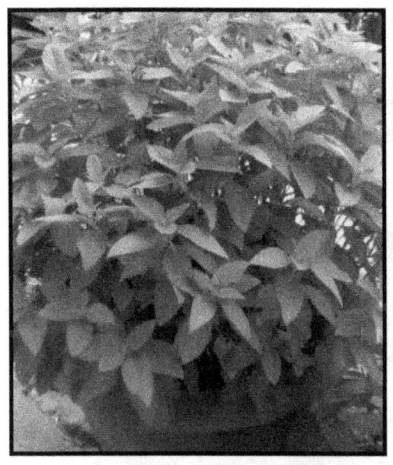 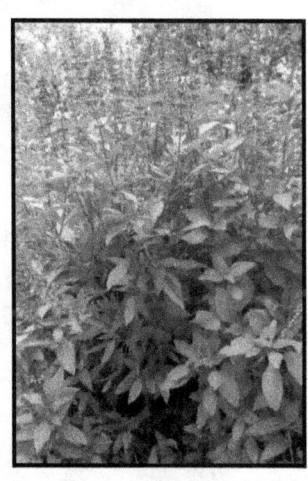

Hình 9. Cây Húng Chũi   *Hình 10. Cây Húng Quế*

iii. Trồng Kinh Giới và Tía Tô: Kinh giới và tía tô rất gần gũi với nhau. Người ta thường dùng kinh giới trộn vào những món rau trộn. Nộm hoa chuối mà không có lá kinh giới thì thiếu hẳn mùi vị. Lá tía tô cũng trộn trong đĩa rau sống. Món cà nấu mà không có tía tô là thiếu hẳn hương vị.

Trồng tía tô thật dễ: người ta có thể lượm hạt tía tô rắc xuống đất. Đặc biệt nếu chúng ta có một cây tía tô sống tới mùa lạnh mà có hoa, thì mùa xuân năm tới, hạt rụng từ mùa trước sẽ mọc dầy đặc dưới đất. Do đó nếu có nhiều cây con, chúng ta nên nhổ, chỉ để hai ba cây là đủ dùng. Những cây con có thể cho bạn bè.

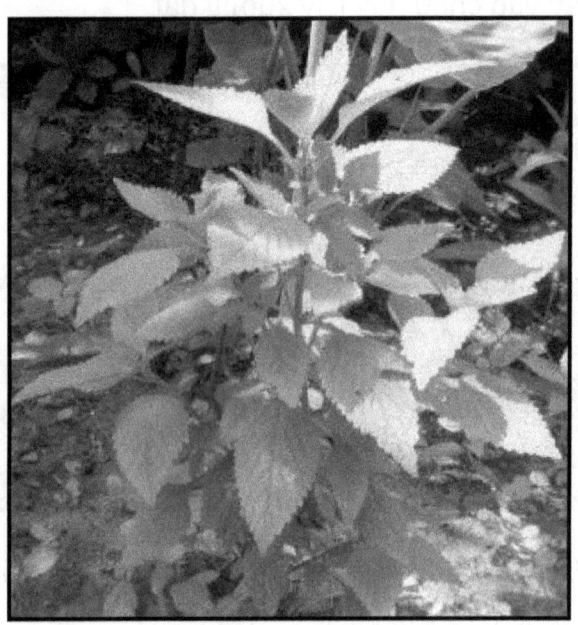

Hình 11. Cây Kinh Giới

Khi ra chợ mua rau tía tô, ngắt hết lá, còn cọng ta có thể bỏ vào ly nước ngâm mấy ngày, khi cành đâm rễ, ta trồng vào chậu hay trồng xuống đất.

Tía tô vị cay tính ấm, tác dụng tỳ, phế. Tía tô giải cảm, hạ nhiệt, giúp ra mồ hôi, trị ho trị đàm. Người ta nấu cháo nóng, cho lá tía tô vào ăn để trị cảm. Lá, cành tía tô già, lá chanh, lá bưởi, lá xả, lá khuynh diệp nấu lên làm nước xông cảm rất tốt.

Ở đất nước Âu Mỹ, một loại cây kiểng lá tím hai mặt cùng họ với tía tô. Theo sự truyền tụng của người Mỹ khi chúng tôi mới đặt chân cư trú ở đây, họ cho những con bò ăn loại lá này thì chúng bị đau đầu. Họ nói như thế khi thấy những cây tía tô của chúng tôi trong vườn. Cũng do đó mỗi khi có dịp đồng hương để nói về cây tía tô: tôi khuyên quý vị hãy tìm cây tía tô mặt trên lá xanh, mặt dưới tím, lá thật dầy, đó là loại chúng ta có thể ăn được.

Còn một điều nữa chúng ta nên lưu tâm: nếu cấy cây kinh giới gần cây tía tô, không phải vì rễ giao thoa nhau mà khi hoa của hai cây này nở, nhụy của nó giao thoa do gió hay ong bướm, khiến cây kinh giới có lá mầu tím và có thêm hương vị tía tô, không còn mùi tinh tuyền của nó nữa.

Cây kinh giới khi còn nhỏ rất mảnh mai, mặc dầu người ta có thể tìm những cây kinh giới mới mọc ở gốc cây cũ năm trước. Rất khó để có thể lấy được hạt kinh giới vì nó rất nhỏ, khi hạt già thường bị gió đánh bay ra phía bên ngoài. Cách tốt nhất khi ra chợ, mua một bó rau kinh giới, về vặt lá, lấy cọng cho vào ly nước, khi có rễ đưa đi trồng.

Kinh giới vị cay tính ấm. Tác dụng phế và can. Kinh giới giải cảm, giải độc sau khi bị sởi, thường người ta dùng kinh giới (cả cây, lá) tắm cho trẻ cho lặn sởi. Kinh giới lợi đại tiểu tiện, giúp tuần hoàn máu và da.

H. TRỒNG RIỀNG, GỪNG, NGHỆ

Đây là những loại củ được thông dụng trong việc nấu nướng của các gia đình Việt Nam.

Riềng có vị cay, tính ôn, tác dụng hai kinh tỳ vị. Có tác dụng ôn trung tán hàn, giảm đau, tiêu thực. Người ta dùng riềng làm thuốc kích thích tiêu hóa, chữa đầy hơi, đau bụng, đau dạ dày. Riềng cũng được dùng nhai khi đau răng.

Riềng rất dễ trồng. Chúng ta có thể mua một củ riềng ở chợ về trồng. Thường khi bán củ, nhà vườn cắt hết rễ để chúng ta không thể trồng lại được. Quý vị đừng lo, dù củ riềng có bị cắt rễ đi nữa, tôi đã thử trồng xuống đất, nó vẫn lên như thường. Có một điều là nếu để củ riềng già, chúng ta không thể dùng để nấu nướng. Cách tốt nhất mỗi đầu mùa đông, chúng ta đào củ lên rồi mùa xuân trồng lại. Khi các bà nội trợ cần riềng làm gia vị, chúng ta cung cấp những củ non và mềm, nó vẫn có đủ hương vị.

Riềng dùng nấu những món như thịt bò, thịt dê, trộn bột riềng vào tái dê. Trộn bột riềng với thính vào để bóp những miếng cá dùng làm gỏi. Riềng vừa thơm cay, lại cũng có thể sát trùng và đánh đi những mùi hôi tanh trong các thức ăn.

Gừng là món ăn rất thông dụng hầu như hàng ngày những người nội trợ trong nhiều món ăn đều dùng gừng. Như cho vào những món thịt gà, thịt bò, kho hay nấu cá. Gừng dùng chế nước chấm ốc, gừng cần thiết cho món bún ốc.

Gừng vị cay, tính nóng. Tác dụng vào phế, vị, tỳ. Dùng tiêu tan bệnh cảm hàn, chữa trị tiêu chảy, làm ấm bao tử, tiêu đờm, ngừng ho, lợi tiểu. Người ta cũng dùng gừng giống như ngải cứu đốt trên những kim châm cứu làm ấm huyệt đạo.

Cách đơn giản để cấy gừng: khi đi chợ mua gừng, chọn ít củ đã có mộng sẵn, đem về vùi xuống đất. Thường gừng sẵn đến độ không cần phải trồng. Nếu khi ăn gỏi mà có lá gừng thì thật thú vị, hay khi kho cá kho tộ, bỏ lá gừng xuống dưới đáy nồi cá. Lá gừng làm cho nồi cá thơm dậy.

Trồng nghệ cũng không khác gì trồng gừng hay trồng riềng. Ở chợ người ta thường bán một gói củ nghệ. Nghệ củ nhỏ hơn gừng và riềng. Nghệ có mầu vàng, mùi hắc hơi thơm. Nghệ có tinh dầu và tinh bột. Nghệ kích thích sự bài tiết mật của tế bào gan, co bóp túi mật. Người ta dùng nghệ chế thuốc trị đau gan, đau bao tử. Khi có bầu không nên dùng nghệ.

Nói về gia vị thì người ta dùng nghệ nấu các thức ăn như thịt bò, thịt dê, các món cà ri. Người Á châu, Ấn Độ và Trung Đông dùng nghệ rất nhiều trong việc nấu ăn. Bột nghệ dùng nấu chả cá. Ăn gỏi mà có lá nghệ thì tuyệt, lá nghệ ăn rất bùi. Người ta cũng dùng lá nghệ để kho cá hay cho vào món cá nấu canh chua, hay kho cá cho thơm.

Củ nghệ rất yếu chịu lạnh khác hẳn với gừng và riềng. Cuối thu ta nên đào nghệ, cắt rễ, phơi khô rồi cất đi để dùng. Tới mùa xuân đem củ cấy xuống đất.

I. TRỒNG CÀ

Chiều chủ nhật qua, tôi có dịp tới chơi làng Thanh Tâm. Làng Thanh Tâm là một làng condo của Việt Nam có khoảng chín chục gia đình cư ngụ được sáu bảy năm nay. Làng Thanh Tâm nằm phía 45 South của thành phố Houston, tiểu bang Texas, ngay sau vòng đai 610. Nếu đi từ phố xuống theo I-45 South qua 610 chúng ta lấy exit Monroe, quẹo trái qua gầm cầu, đi qua đèn đỏ thứ nhất, rồi gặp ngã ba quẹo trái là tới. Hầu hết những gia đình ở đây là H.O. Họ sống quây quần bên nhau có rất nhiều đặc điểm và mùi vị của quê hương khiến tôi hồi tưởng lại được nhiều hình ảnh thân yêu xưa kia đã mất.

Theo người bạn tôi bước trên vỉa hè chật hẹp. Trước nhà nào tôi cũng thấy rau đủ loại: rau mồng tơi, rau muống, cà ghém, rau thơm. Tôi đứng dừng lại trước một căn nhà phía đầu dẫy bên tay trái: nào rọc mùng (còn gọi bạc hà), nào cà pháo, cà đại pháo, rau muống, cần ta, cần tây, rau đay. Chậu rau nào trông cũng tươi tốt, đủ nói lên tài chăm sóc của chủ nó.

Vườn được rào cẩn thận bằng thép lưới không ai có thể vào. Chỉ có chủ nhà dùng cửa bên cạnh đi ra để làm vườn. Cây cà pháo thật sai chẳng chịt quả. Trái lại cây đại pháo (còn gọi cà bát) lá to gấp mấy lần cà pháo, chỉ lác đác có một hai trái. Rọc mùng có vẻ nhiều nhất tới ba chục chậu. Tôi biết cây cấy nhiều như thế này, hẳn người chủ nhà không thể nào ăn hết số lượng sản xuất. Dĩ nhiên nó phải được mang tới các siêu thị Á châu, để người đồng hương cũng có dịp thưởng thức mùi vị. Lạ thay, trái cà thường gọi là cà trái găng vì nó y hệt như trái găng, tròn, trắng, lại có sọc xanh. Loại cà này tôi thấy có bán ở các chợ, nhưng không bao giờ tôi rớ tới.

Hôm nay tôi lại thấy trái cà này to bằng trái cà bát đó, nhưng nó có sọc, tôi gọi cà đại găng! Trên lối đi tôi cũng thấy một hai cây cà đại găng. Thế mới biết tình hàng xóm đậm đà như thế nào: chia sẻ nhau từng trái cà, từng trái chanh, trái ớt hay nắm muối, đĩa dưa chua, cây rau thơm, cây cà.

Trái cà bát tôi nghĩ nó phổ quát được nhiều người biết hơn, nó ngon hơn cà đại găng. Cà bát chỉ ăn sống. Trái cà bát thường được rửa sạch, cắt nuốm, thái ra từng miếng vừa miệng, chấm mắm tôm, nếu muốn hương vị hơn một chút thì ăn thêm lá kinh giới. Lá kinh giới là vị thuốc trị cảm đấy. Tôi nghĩ có một ngày đẹp trời nào tiện dịp tôi phải trở lại nơi đây đem tặng cho người chủ vườn một cây cà bát để chủ nhà có thêm được giống cà nữa, dĩ nhiên hàng xóm của họ cũng sẽ có. Tôi cũng sẽ rất sung sướng có một lúc nào sẽ nhìn thấy có những cây cà bát này mọc tại trước cửa mỗi nhà. Tôi thích không phải là nhìn trái cà, nhưng nhìn thấy sự liên hệ, quí mến nhau để tạo liên hệ tình người.

Ngoài Bắc thịnh hành nhất là cà trái thị. Cà trái thị mầu xanh, to bằng trái cà chua nhỡ, thường có hai hay ba đường viền chia trái cà ra như thành múi. Bổ cà ra, thấy cùi dầy và ở trong trắng hạt nhỏ hơn hạt cà pháo. Sở dĩ người ta gọi cà trái thị vì nó giống hệt như trái thị lúc còn xanh, cây cà trái thị nhỏ hơn cây cà pháo, thường được nhà vườn cấy thành hàng kế cận với những hàng đậu xanh hay đậu đen. Cà sống ăn với mắm tôm hay mắm ruốc.

Cà trái thị cũng có khi được muối sổi. Nếu muối sổi, chỉ cần cắt đôi trái cà, bỏ vào hũ, pha thêm mấy nhánh tỏi giã dập, cho thêm muối đường, dấm và một chút nước, sau ba bốn ngày lấy ra ăn được. Loại muối khác gọi là cà nén. Cà được gọt sạch nuốm, bỏ vào hũ sành, pha muối, cho một chút nước, lấy vỉ tre để lên trên, rồi chận một cục đá nặng để cà được nén kỹ lưỡng. Cà này thường để từ ba tháng đến sáu tháng mới lấy ra ăn. Khi lấy ra, cà dẹp lép. Đó là cái thú vị được ăn trái cà nén.

Ngày mùa, vào buổi chiều sau khi cày sâu cuốc bẫm, người nông phu trở về nhà tay lấm chân bùn, nhìn thấy vợ dọn ra cho một mâm cơm. Mâm cơm đạm bạc của vợ chồng nghèo: một tô canh rau đay, một đĩa cà ghém nén trái thị, một chén mắm tôm, một nồi cơm ré hoa đỏ. Chồng ăn, vợ ngồi hầu quạt cho chàng, chiếc quạt mo phe phẩy: tình tự thôn quê là như thế, mà nó mặn mà đáo để.

Lại nữa, nếu vì không nén cà cẩn thận, một vài trái cà không được nêm kín bị ủng. Những trái cà này bình thường người ta ném đi. Nhưng người nông dân Bắc Việt không làm thế. Cà được bổ đôi, người ta vứt hết hột đi rửa sạch cho đỡ mùi hôi, mùi ủng, đem xào với mỡ, thêm mấy cọng rau thơm, mấy lá tía tô cho dậy mùi. Món ăn này thường được sửa soạn vào những tháng khi gió heo may bắt đầu thổi, hoặc những ngày mưa dầm gió bấc không thể đi chợ, mới bới dở ra nấu nướng. Thế mới biết người nội trợ có tài chế biến thật khéo léo như thế nào.

Bây giờ nói đến cà pháo thì hết chỗ chê. Người ta gọi cà pháo, vì khi cắn miếng cà, một tiếng nổ phát ra như tiếng pháo nghe ròn rã. Nói như thế để chơi thôi chứ nếu nó thực sự nổ như tiếng pháo thì ông già bà trẻ chẳng thèm ăn thứ đó đâu! Trái hẳn lại, các cụ lại thích. Nhiều khi vì tuổi già, hàm răng cái còn, cái mất mà vẫn mê cà. Nhờ có bát canh, miệng tróm trém nhai cà, rồi tất cả cũng trôi xuôi. Nhiều khi cà chua quá vì để lâu, nhai chẳng được, cũng nhờ có mấy muỗm canh là xong mọi chuyện.

Cà pháo muối sổi dễ lắm. Công thức được truyền từ ba bốn đời người như sau: Gọt cà sạch, cho vào hũ, giã mấy nhánh tỏi, nêm muối cho vừa vặn, cho vào một muỗm dấm, một chút đường và ½ muỗm hóa chất giữ cho trái cây khỏi bị ủng (fresh fruit). Tỏi làm cho trái cà trở nên trắng. Cà tím cà xanh cho vào lọ lẫn lộn, khi cho tỏi vào, mấy ngày sau trở thành trắng hết. Nếu muốn giấu mẹ chồng, tốt nhất muối cà mấy ngày rồi hãy cho bà xem, bà sẽ không còn chê cà mầu nọ mầu kia nữa. Rồi cho xắp nước vào, đậy nắp cho chắc. Khoảng một hai tuần sau lấy ra ăn. Khi lấy ra ăn, cà đã chua, nên để cà vào tủ lạnh. Khi cà muối chua không cần ăn với mắm tôm, có thể chấm với nước mắm ớt cũng rất ngon miệng.

Một loại cà lớn nữa mầu tím, thường được gọi là cà trái dê. Chả hiểu ai trong các cụ xưa cắc cớ quá lại cho cái tên nớ! Cà trái dê được nướng tái, rồi lột vỏ rửa sạch, xắt nhỏ, xào với thịt hay tôm, thêm vào ít lá tía tô. Món ăn cũng khoái khẩu cho mọi lứa tuổi.

Mùa xuân vừa qua tôi có gặp một ông họ hàng với một vị rất có tên tuổi, người nói cái câu để đời không quên được: "read my lips". Ông này thấy tôi thuộc dân ta nên gạ chuyện. Tôi lấy làm lạ, một người như ông mà lễ phép quá độ với dân ta. Ông làm quen và nói cho tôi hay. Khi trước ông bị nhức đầu, ở cạnh một gia đình Việt Nam. Ông được họ giới thiệu ăn rau diếp với các loại rau thơm trong đó có tía tô. Ông ăn một thời gian tự nhiên thấy hết nhức đầu, chứng nhức đầu kinh niên (migraine headache). Ông muốn tôi kiếm cho ông mấy cây để trồng. Dĩ nhiên tía tô nhà nào mà không có. Tôi đã tặng ông ba cây. Ông mừng lắm.

Người ta nói dân ta có rất nhiều loại rau thơm cỏ lạ hữu ích cho sức khỏe. Để tiện và cũng là lợi ích vui thú điền viên, chúng tôi xin giới thiệu cùng quí độc giả cuốn sách: "*100 Cây Thuốc Vạn Linh Bá Chứng*" của L.M. Vũ Đình Trác do Hội Nghiên cứu Y Học V.N. xuất bản.

Với những kinh nghiệm học hỏi về Đông Y Dược Thảo, vừa là một học giả uyên thâm cả Đông lẫn Tây, lại có nhiều năm lăn xả thân để truyền bá những hiểu biết cho bao nhiêu người và đã từng chữa trị cho nhiều bệnh nhân bệnh tình ngặt nghèo trong những năm tối tăm nhất của quê hương. Sách có nhiều hình vẽ từng loại lá cây, trình bày gọn ghẽ.

Tất cả những loại lá cây, khi dùng nên cẩn thận, nếu muốn chắc chắn, nên tìm sách vở, tin tức trên mạng lưới điện toán, hay tham khảo với các đông y hoặc những chuyên viên có nhiều kinh nghiệm về các dược thảo.

i. Cách Trồng Cà: Ở quê ta xưa, các cụ thường lấy trái cà già, buộc giây vào cuống, treo lên cột cạnh nơi nấu bếp. Tới mùa xuân, các cụ lấy xuống, bổ cà ra, lượm hột, giầm đất, rắc hạt cà xuống, ủ ở trên một lớp rác thật mỏng. Được khoảng một tuần cà bắt đầu mọc, khi mọc được mấy lá thì đào lên và cấy cách nhau khoảng ba hay bốn gang tay. Khoảng bốn tuần sau cà bắt đầu ra hoa mầu tím rất đẹp. Mầu hoa cà đẹp và đầy vẻ thơ mộng, vì thế người ta hay nhắc tới mầu tím hoa cà khi đi tìm các loại vải vóc cho bà xã hay con gái lớn.

Tôi xin góp ý về cách chúng ta cấy cà ở đây như sau: Cuối mùa hè ta chọn trái cà nào lớn và đẹp nhất, chọn trái già thường khi đã trở nên vàng. Bổ cà ra, lấy hạt, rồi rửa thât sạch. Cho vào đĩa, phơi khô, rồi cho vào lọ, đợi tới mùa xuân sẽ trồng. Nếu muốn cẩn thận giữ hạt cà khỏi mốc, nên cho vào lọ một ít trà khô. Trà có công hiệu giữ cho lọ khô.

Đầu mùa xuân, khoảng cuối tháng hai đầu tháng ba, ta đưa hạt cà ra trồng. Lấy 1 lbs cát, rửa cát cho sạch, khi cát khô, cho cát vào chiếc ly giấy, loại ly có bán tại các trại cây dùng ươm hạt. Loại ly giấy này ngấm nước. Lấy chiếc tăm hay đầu chiếc đanh, chọc sâu xuống ly đựng cát độ một đốt ngón tay, lấy nhíp gắp hạt cà bỏ xuống lỗ, rồi lấp cát lên, tưới nước cho ẩm, lấy giấy bóng kiếng trong hay plastic bọc miệng ly. Ba bốn ngày sau, cà mọc lên, mấy ngày sau khi cà có lá, ta bỏ giấy bóng đi, giữ cà ở độ ấm khoảng 85 tới 92 độ F. Khi cà đủ mạnh có độ ba bốn lá thì cấy vào chậu lớn hoặc cấy xuống đất. Sau đó một tuần, tưới phân xanh bón cỏ, khi cà ra hoa tưới loại phân cho hoa trái, cứ hai tuần một lần. Nếu muốn cấy cà không bón phân hóa học mà bón bằng phân xanh, cách tốt nhất là khi cắt cỏ, ta ủ cỏ vào gần gốc cây, lúc cỏ đã khô ta có thể vun cỏ vào ngay gốc cây. Hằng ngày tưới nước thường, hay thỉnh thoảng tưới nước gạo.

Tới mùa đông, có thể cắt bớt cành cho cây gọn lại, rồi để vào chỗ kín gió và đủ độ ấm. Tới mùa xuân năm sau, khi trời nắng ấm, ta đưa cây cà ra sân. Cà sẽ lên, mọc thêm cành. Ta lại theo thể thức bón phân như trên. Làm như thế ta có hai cái lợi: cái lợi thứ nhất là có cà ăn sớm, lợi thứ hai là trái cà có vỏ rất dầy so với cà mới cấy.

    Một điều nữa cần nhắc quí vị: chỉ có cà pháo là nhiều quả. Nếu sản xuất để bán thì có năng xuất cao hơn, còn cà bát cà đại pháo rất thưa quả. Cà vẫn là món quà trời ban cho chúng ta, ăn vừa dòn vừa ngon. Cà cũng còn giúp cho gây tình thân thiện trao đổi làm quà cho nhau. Với chén canh, cà còn đưa xuôi miếng cơm của bữa ăn thanh đạm.

PHẦN II
TRỒNG CÂY ĂN TRÁI

Người Á Châu chúng ta sau khi tậu mãi một căn nhà cũ hoặc mới, việc trước hết chúng ta nghĩ đến trồng những cây ăn trái để khi nó có hoa quả, chúng ta tự tay hái những trái chín mọng. Hái được trái chín rồi, lắm lúc chẳng để ý đến việc rửa sạch những bụi bặm, chỉ lau qua, rồi ngấu nghiến ăn tại chỗ. Những cử chỉ đó thường hay thấy trong các vườn cây xanh tươi của miền quê Việt Nam phì nhiêu đầy nhựa sống khi xưa. Người ta ăn như vậy không phải vì thèm thuồng hay thiếu thốn gì, mà chỉ là một thói quen, diễn lại cái thú vị sống ở miền quê.

Ở đây cũng không thiếu những dân từ các quốc gia khác tới, họ cũng tìm cách trồng những loại cây mang từ quê hương để cố tạo những trái cây, những rau cỏ cần thiết mà họ khó lòng tìm thấy trong các tiệm bán thực phẩm.

Trồng cây ăn trái cũng như trồng những loại cây khác tạo bóng mát giúp cho cảnh trí trở nên hấp dẫn, giúp cho chúng ta cảm thấy dễ chịu và thoải mái sau khi làm việc mỏi mệt, hay để thưởng ngoạn trong những lúc rảnh rang vào cuối tuần.

Đa số những cây ăn trái đều được tháp cành vào những gốc cây khác, thường là gốc cây dại cùng loại với nhau. Việc tháp này giúp cho cây mạnh, hấp thụ được nhiều dinh dưỡng, cây chóng lớn và mau có trái. Trái hẳn lại nếu chúng ta gieo hạt phải đòi hỏi một thời gian lâu tới ba bốn năm sau mới có trái. Tôi nói như thế nhưng cũng có những cây không cần đợi lâu như thế, nhưng cũng có những cây lâu hơn nữa.

Việc trồng cây cũng cần một số kỹ thuật tối thiểu để khi đặt cây xuống đất, chúng ta hy vọng cây trở nên tươi tốt. Nếu vì một rủi ro, chẳng may cây tàn lụi và cuối cùng chết ngoẻo đi. Tới lúc đó chúng ta đã mất khá nhiều thời gian để cấy lại cây khác, hay chẳng bao giờ trồng lại loại cây đó nữa.

Trong loạt bài sau đây, tôi xin cống hiến quí độc giả cách thức trồng cây ăn trái, đặc biệt những cây ăn trái của người Á Châu chúng ta ưa chuộng chẳng hạn như: hồng, lê, ổi, chanh, cam, quít, quất, đào, mơ, mận. Ngoại trừ những nhà thật rộng tọa lạc trên nhiều mẫu đất, phần lớn nhà nằm trong khuôn khổ chung cư, hay trong các dự án xây cất trung bình mà đa số chúng ta có khả năng tạo mãi. Những căn nhà này vườn trước, vườn sau cũng chỉ đủ cấy được một vài loại cây là nhiều.

Có những cây phải cấy một cặp mới hy vọng có nhiều trái. Nhưng trong thực tế cây nhiều trái quá cũng không ăn hết, nhiều khi phải đưa tặng bè bạn.

1. TRỒNG HỒNG

Hồng có nhiều loại khác nhau. Ngay ở Hoa Kỳ cũng có nhiều loại hồng. Dân Á Châu không ưa loại hồng này, vì chúng ta có những loại hồng trứ danh hơn giống từ Á Châu hay nói đúng hơn là từ Nhật Bản đã được những trại ươm cây từ California cung cấp cho thị trường. Loại hồng này vừa thơm lại vừa sai trái đáp ứng cái khoái khẩu của người mình.

Loại hồng này không trồng bằng hột mà được tháp cành vào một cây hồng dại có tên Lotus persimmon root. Những gốc này cũng do chính những trại ươm cây gây ra để có đủ cung ứng cho việc tháp cây.

Hồng có sức chịu đựng thật dẻo dai với những thời tiết hạn hán không có mưa, nhưng hồng cũng ưa những chỗ cao ráo và không chịu những vườn thấp hay đọng nước.

Có hai loại hồng người mình thích đó là hồng mềm (Hachiya persimmon) và hồng dai (Fuyu hay giant Fuyu persimon).

A. HỒNG MỀM

Hồng mềm trái lớn. Hồng chín vào mùa thu, lúc hái trái hồng vẫn còn cứng, phải đợi mấy tuần sau nó mới mềm. Trái hồng phải thật mọng ăn mới khỏi chát. Cũng có những người lấy bao nylon bỏ vào khoảng chục trái hồng, rồi thêm vào đó mấy trái táo đỏ. Làm như thế hồng mau chín, chóng được ăn.

Khi cấy hồng mềm nhiều trái ăn không hết, chúng ta có thể bóc sạch vỏ, cho vào hũ hay bao nylon bỏ vào freezer ăn dần.

B. HỒNG DAI

Có hai loại hồng dai phổ thông đối với người Á Đông, đó là hồng fuyu loại quả trung bình và hồng giant fuyu trái lớn. Cả hai loại trái tròn. Hồng fuyu có nhiều quả hơn loại giant fuyu. Khi vào trại bán cây, chúng ta hỏi nhà vườn hay đọc trên những thẻ có gắn vào cây hồng để dễ bề chọn cây theo ý muốn.

Một loại hồng nữa trái nhỏ hơn, mầu hơi xạm nâu trông không đẹp, nhưng khi ăn vào thấy ngọt lịm, ngon hơn các loại hồng khác, đó là hồng chocolate persimmon. Loại hồng này cũng ít thấy ở các vựa cây, vì ít người biết nó mà mua. Tuy nhiên một đôi khi may mắn, chúng ta cũng có thể tìm được.

Khi ăn không hết, người ta thường gọt sạch trái hồng dòn, thái mỏng rồi sấy khô để ăn dần. Mấy năm gần đây thấy ăn hồng khô trị được một số bệnh, do đó người ta thấy quí hồng hơn.

C. CÁCH TRỒNG HỒNG

Hồng không ưa nước, chúng ta tránh trồng nơi ứ đọng nước. Người ta thường chọn nơi khô ráo hay đắp đất cao để trồng nó.

Để đạt kết quả tốt đẹp, chúng ta phải đi mua hồng ngay khi trại mới chở cây tới trao cho nhà vườn. Nếu đúng lúc nhà vườn chưa kịp cấy vào chậu, ta mua cây chỉ có rễ, đưa về trồng là nhất. Thường các trại cây trao cây vào khoảng đầu tháng giêng, ngay sau Giáng Sinh. Chúng ta cũng có thể dặn trước nhà vườn để họ báo cho ta khi cây tới. Nếu đi mua cây, khi ta thấy cây đã trồng vào chậu rồi, ta nên để ý chọn những chậu có đất mới, tức cây mới về. Chọn cây như thế nó khỏe mạnh và sẵn sàng bực nhánh khi chúng ta đặt cây xuống đất. Ta không nên mua cây còn sót lại năm trước. Nếu quí vị nghĩ cây đã sống qua một năm, sẽ có sức chịu đựng hơn. Nghĩ như vậy bình thường cũng có lý, nhưng trong thực tế, cây đó rất yếu. Khi chọn cây, nên chọn cây có hai ba nhánh, nhánh càng gần gốc càng tốt. Thường ta thấy nhánh mọc cách gốc khoảng 2 ft. Chọn như thế vì khi cấy hồng, chúng ta phải cắt bỏ thân cao, chỉ để thân còn lại khoảng 2 ft tính từ gốc lên. Đừng bao giờ mua hồng về, cấy xuống để cả ngọn cao tới 4 ft hay 5 ft. Nếu để như thế, cây hồng không đủ sức, nó đâm những nhánh thật yếu ớt không thể phát triển được. Chọn hồng có hai ba nhánh là để khi cây tăng trưởng nó có thể thăng bằng. Nếu cây hồng có tới năm hay sáu nhánh, ta nên cắt chỉ để ba nhánh ở ba hướng khác nhau cho cân đối.

Cây hồng đưa về phải cấy ngay xuống đất. Thường cây ăn trái nhà vườn cấy trong chậu 5 gallons. Đường kính thường 10 inches và chiều sâu cũng thế. Chúng ta ước tính đào vồng cấy cây như sau: vẽ một vòng tròn đường kính 30 inches, đào sâu 18 inches. Đất đào lên thường là đất sét (clay), hay đất thịt. Chúng ta trộn ⅓ vỏ cây nhuyễn (mulch), ⅓ cát hay top soil và ⅓/3 đất chúng ta vừa đào lên. Vì cây trong chậu, nên lúc lấy cây ra phải rất cẩn thận kẻo vồng cây vỡ có hại đến rễ cây. Muốn thế để cây nằm xuống, lấy chân đạp nhẹ chung quanh chậu cho vồng cây lỏng ra, rồi từ từ lôi cây ra khỏi chậu, đặt cây xuống lỗ.

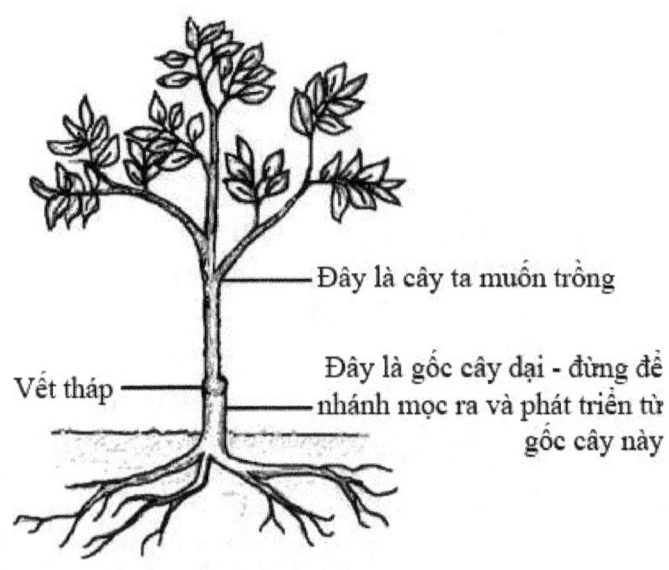

Hình 12. Cách Tháp Cây

Trước khi đặt cây phải đổ đất đã trộn sẵn xuống lỗ, căn đặt cây sao cho vết tháp nằm cách trên mặt đất 5 inches. Khi đặt cây xuống rồi, bắt đầu đổ đất đã trộn chung quanh gốc cây, lấy tay hay chân nhận xuống tránh những chỗ hở chứa khí không tốt cho gốc cây. Ta cũng nên trộn thêm loại phân tan chậm 120 ngày hay 180 ngày, loại Osmocote 13-13-13 hay 14-14-14. Khi đã đổ đất tới ngang mặt đất, ta đổ mùn cây chung quanh gốc cây, lựa sao vết tháp phải lộ trên lớp mùn cây 3 inches. Làm như thế để dễ kiểm soát những nhánh từ gốc cây dại mọc lên. Nếu để cành dại phát triển, chẳng mấy lúc cành chính sẽ yếu dần và chết đi.

Phương pháp trồng cây như vừa nói trên cũng có thể áp dụng chung cho các loại cây ăn trái khác.

Để cho cây đứng vững không bị gió lay, chúng ta nên lấy cọc cắm song song với thân cây, dùng dây mềm, hoặc vải buộc để da cây không bị trầy trụa.

Cũng có khi ta dùng ba cọc cắm ba chiều, rồi dùng giây cột cho cây đứng vững. Rất nhiều người trồng cây thất bại vì không để ý tới việc cột cây. Sức gió mạnh làm cây nghiêng ngả và làm đứt rễ cây. Chẳng mấy lúc cây long gốc chết dần chết mòn mà ta không hiểu lý do tại sao.

Khoảng cuối tháng ba hay đầu tháng tư, ta tưới phân cho hồng. Loại phân dễ hòa tan trong nước bảo đảm không làm chết cây. Trước khi vào mùa thu, ta mua phân cọc cho loại cây ăn trái, đóng chung quanh gốc cây sáu cọc cách gốc khoảng 12 inches đối với cây mới cấy. Năm sau bón số lượng gấp đôi, có thể chiếu theo tàn cây để ước lượng khoảng cách đóng phân. Vào mùa thu, khi lá bắt đầu vàng úa là lúc nhựa cây rút xuống gốc, cây không cần bón phân lúc này cho tới đầu mùa xuân khi cây bắt đầu nẩy lộc.

Nhiều khi vừa cấy hồng mấy tháng đã thấy có hoa. Chúng ta nên vặt hết hoa đi, nếu giữ hoa cây sẽ mất sức không phát triển được. Sang năm thứ hai cũng không nên để cho cây đậu quả. Tới năm thứ ba nếu cây thực sự phát triển mạnh, chúng ta mới nên để cây có trái, nhưng không nên để sai trái quá. Lúc hái bỏ bớt trái đi, nên chọn trái ở những chùm sai trái hoặc những trái hình thù không đẹp.

2. TRỒNG LÊ

Lê có nhiều loại khác nhau. Những loại lê chúng ta thấy ở đây như barlett, beure d'anjou, bosc. Thế nhưng người Á Châu lại không thích. Người ta cứ ùn ùn tới chợ của mình để mua cho bằng được những loại lê Á Châu, mặc dầu những loại lê này đắt gấp hai gấp ba. Tiền nào của đó. Loại lê Á Châu ăn thú vị hơn, nhiều nước hơn. Nếu có phải đi thăm người này người kia, nhất là thăm các bệnh nhân, người ta cũng mua cho được ít trái để người ốm ăn cho mát ruột, cho lại sức.

Những loại lê Á Châu người ta ưa dùng như Hosui, Kikusui, Shinko. Loại lê này thường nhập cảng từ vùng Á Châu. Tuy vậy những nơi như Cali cũng sản xuất khá nhiều loại lê này để phân phối đi các nơi.

Trong những trận đại thế chiến, người Nhật đã được dồn vào những trại tập trung. Cũng nhân cơ hội đó mà nay họ giữ vai trò quan trọng trong ngành trồng tỉa tại Cali.

Tại Cali hiện nay một số nhà trồng tỉa đã sản xuất và cung cấp khá nhiều cây giống ăn trái gốc Á châu như lê, hồng, đào.

Cũng giống như các cây ăn trái khác, lê được tháp vào gốc các cây giống như gốc calleryana, betulaefolia, v.v... Chính vì vết tháp đó, khi trồng lê trong những năm đầu chúng ta phải chú tâm quan sát xem nếu có những nhánh mọc dưới vết tháp, ta phải cắt ngay đi. Chỉ ba bốn năm sau, nếu không cẩn thận, chúng ta khó có thể phân biệt vết tháp, vì cây lê lớn rất lẹ. Ta cũng theo thể thức trồng hồng, phải để vết tháp chìa lên khỏi mặt đất khoảng bốn hay năm inches. Có rất nhiều người trồng lê, rồi vì không để ý, ba bốn năm sau không thấy có quả, rồi sau đó cây cứ tăng trưởng, nhưng không bao giờ có trái. Sở dĩ có tình trạng đó là vì cành từ gốc tháp đã ăn lấn và làm chết cành cây chính. Lúc đó tốt nhất chúng ta nên chặt cây đi và thế vào cây khác.

Về cách trồng lê, bón phân cho lê, chúng ta áp dụng giống như cách trồng cây hồng.

Có một điều chúng ta phải lưu tâm: hồng bao giờ cũng phải cấy ở chỗ đất cao, trái lại với cây lê, ta có thể cấy xuống cả những chỗ trũng, chỗ đọng nước mà không bị úng thủy, có khi lại còn có kết quả tốt nữa.

Một cây lê trồng trên năm sáu năm sợ nhiều quả đến độ gia đình không thể ăn hết được. Nếu có nhiều quá, ta đem cho bạn bè hay ướp lê cho vào lọ ăn dần.

3. TRỒNG ỔI

Ổi cũng là loại trái cây được người mình ưa chuộng. Vùng Đông Nam Á chúng ta có loại ổi xá ly thật tuyệt vời. Trong những khu vườn miền Nam Việt Nam, người ta trồng ổi xen lẫn với những thứ cây ăn trái khác hai bên rạch nước. Nhờ có sẵn nước mà cây ổi phát triển rất khả quan.

Lúc đầu khi chúng ta mới đặt chân đến những nơi định cư như ở Hoa Kỳ, chúng ta thấy những trái ổi héo nhỏ bằng trái trứng gà, trong ruột hồng hay vàng. Những loại ổi này được mang từ Mễ Tây Cơ. Chúng ta cũng thấy những loại ổi này ở bên quê nhà.

Thế nhưng lúc tìm để mua hoặc xin bạn bè một cây ổi con, chúng ta cũng phải lựa chọn để cấy cho được một cây ổi xá ly. Việc trồng cấy cũng công phu, cộng thêm thời gian trông chờ cho cây nảy nở, phát triển và sinh hoa trái, thiết nghĩ cũng mất một thời gian mấy năm, nên chúng ta cũng cần lựa đúng cây giống để cho bõ công vun xới.

Trồng ổi cũng phải đào lỗ và sửa soạn giống như các cây ăn trái khác. Chúng ta cũng phải cắm cọc để cây ổi lúc mới trồng có thể nương tựa và lớn lên. Những nơi khí hậu tốt như vùng Nam Cali, cây ổi rất thích nghi với môi sinh. Đặt cây ổi xuống là chúng ta có hy vọng cây phát triển mau lẹ và chóng sinh hoa trái. Trái lại những vùng khí hậu gay gắt như ở Texas, hay những vùng Bắc Mỹ Châu, rất khó để trồng một cây ổi cho có trái. Chúng ta cũng phải tìm những nơi ấm cúng và khuất gió trong vườn vào mùa đông để cây có thể sống sót qua những lúc lạnh lẽo giá rét. Cũng chính vì thế mà nhiều người trồng ổi trong những chậu kiểng lớn, mùa lạnh phải chạy vào trong nhà xe hay trưng trong nhà như trưng cảnh. Điều quan trọng là chúng ta tránh không để gần máy sưởi hay những chỗ có máy sưởi thổi vào.

Đầu mùa xuân khi ấm cúng, chúng ta đưa cây ra ngoài. Một điều chúng ta cần chú trọng là vào tháng tư vẫn còn những cơn lạnh có thể làm hại cây. Những trường hợp này, tốt nhất chúng ta che cây bằng những miếng vải hay plastic trong. Khi đưa cây ra hay vào phải cẩn thận lắm kẻo sụm lưng thì khổ. Vấn đề phòng ngừa sụm lưng được các cơ sở rất chú trọng huấn luyện nhân viên kỹ lưỡng lắm. Nhiều khi chỉ cúi xuống lượm một cái đinh cũng có thể bị sụm lưng. Khi đau lưng rồi, chẳng còn thú vị gì nữa. Do đó những cây lớn cần có hai người khiêng hay tốt nhất dùng miếng gỗ có gắn bánh xe để di chuyển cây.

Cây ổi vừa trồng xuống phải năng tưới. Ổi rất ưa nước, hay nói cách khác, càng tưới nước nhiều bao nhiêu thì cây càng mau lớn và mang lại nhiều hoa trái. Ổi thương có hoa trái quanh năm chứ không phải một năm chỉ ra trái có một lần. Nếu giữ ổi trong nhà kiếng, ổi ra hoa trái suốt năm. Thường đầu mùa xuân, người ta tưới phân cho cây ổi phục hồi sau mùa đông giá lạnh. Khi cây ổi đã mọc lại đủ lá, người ta bón phân cho ổi trổ bông và đậu quả. Có hai cách bón phân: hoặc dùng phân xanh tức bón cỏ chung quanh gốc cây, một hai khi có đầu tôm, vỏ tôm hay mấy cái đầu cá bón vào gốc cây thì rất tốt, hoặc chúng ta dùng phân hóa học. Phân thường có ba số chẳng hạn 12-55-06 hay những công thức tương tựa, miễn sao chúng ta chọn số giữa lớn, tức là loại phân dùng bón cho cây ra hoa trái. Số đầu dùng cho lá xanh tươi, số giữa cho hoa trái và số chót cho rễ cây. Thường phân bón cỏ lúc nào số đầu cũng rất lớn, vì khi bón người ta muốn cho cỏ xanh. Thế nhưng chúng ta cũng có khi thấy cả ba số bằng nhau như 13-13-13 hay 14-14-14.

Chúng ta cũng nên chú trọng, nếu dùng loại phân trộn lẫn những viên với nhau như 13-13-13, ta nên hòa một vài muỗm vào chậu cỡ 5 gallon nước để khoảng 10 ngày cho phân tan, trên trốc có rêu xanh là lúc có thể tưới thẳng vào gốc cây. Nếu bón phân 13-13-13 thẳng vào gốc cây, vì phân rất nóng có thể làm cây chết luôn, ngoại trừ phân Osmocote có thể bón thẳng vào gốc cây. loại phân này thường mỗi khi tưới nó từ từ tan mỗi ngày một chút. Người ta thường ghi phân bón 120 hay 180 ngày. Riêng phân superbloom có thể hòa tan ngay vào nước vì là phân bột, chúng ta có thể tưới cho ổi cứ hai tuần một lần, bảo đảm ổi lúc nào cũng ra hoa trái quanh năm.

4. TRỒNG ĐÀO, MẬN

Cũng theo những cách thức chỉ dẫn trên về thể thức đào lỗ, trộn đất, buộc cây khi trồng đào, mận, mơ.

Điều quan trọng vẫn là sau khi cấy cây xuống, ta phải cắt bớt cành và cắt ít nhất hai phần ba thân cây. Sở dĩ phải làm thế vì khi cây mới cấy xuống, nếu để cả thân cây và cành cây, cây không đủ sức sống rồi bị tàn lụi không phát triển được. Việc cắt tỉa bớt cây khiến cho cây mau bén rễ, khi cây bén rễ rồi sẽ bật lên nhánh rất mạnh và sau hai ba năm cây sẽ trổ hoa sinh trái nhiều. Ta có thể bón các loại cây này bằng cách đóng phân cọc. Lúc đầu độ sáu cọc, rồi gấp đôi hay gấp ba cho những năm sau tùy cây lớn nhỏ. Phân phải đóng cách gốc 12 inches cho tới 3 ft hay 4 ft cho những năm sau, rồi chiếu theo tàn cây mà đóng phân khi cây đã lớn.

Riêng đào có rất nhiều loại, chúng ta có thể chọn lựa cấy những loại cho hợp sở thích của gia đình. Lúc tới các vựa cây, thường mỗi cây ăn trái đều có nhãn hiệu và hình thù trái cây để khách hàng dễ bề lựa chọn. Loại đào tôi muốn giới thiệu cùng quí vị ở đây là loại đào Sam Houston. Đào này trái không được lớn, nhưng có rất nhiều trái. Có điều đặc biệt loại đào này bao giờ cũng nở vào dịp tết nguyên đán, do đó chúng ta có thể dùng một cành đào chưng đón xuân thiết nghĩ không gì đẹp hơn.

Một loại nữa tôi muốn giới thiệu cùng quí vị, loại four-star peach. Trái đào này tương đối lớn hơn trái đào Sam Houston. Khi cắn trái đào chín, ta thấy ngọt, lòng đỏ hồng giống như trái đào Đà Lạt. Trái đào này vừa ngon miệng lại nhắc ta nhớ lại những mùi vị khi còn sống nơi quê nhà. Đào này bao giờ cũng nở sau tết, có tám cánh kép trông rất đẹp. Nếu biết lựa chiều chọn một số loại đào cấy trong khuôn viên, ta sẽ có đào nở suốt mùa xuân trông thật ngoạn mục.

Còn mận cũng có nhiều loại. Tôi cũng muốn giới thiệu loại Santa Rosa. Người ngoại quốc cũng thích cấy loại này vì mùi vị của nó và nó cũng rất sai quả. Còn chúng ta, nếu những ai đã từng sống ở Đà Lạt, có khi nào xuống Trại Hầm thăm chùa sư nữ, xẹt mua ít mận đưa về nhà nhấm nháp còn gì thú vị hơn. Bây giờ đa số chúng ta sống ở phía bên kia Thái Bình Dương, lại có dịp thưởng thức trái mận cùng loại với mận ở quê nhà, rồi cùng nhìn lại một thời xa xưa với những kỷ niệm không bao giờ quên được. Cái thú điền viên nó đem lại những thi vị như thế, mấy ai nhìn thấy cái cảnh sinh tình để người và cây có có dịp hòa điệu trong cái đẹp của vũ trụ.

Tôi cũng nhân tiện nhắc đến trồng mơ. Vào mùa xuân nếu trong vườn có mấy cây mơ đang nở trắng xóa. Có những buổi sáng, những lớp sương còn bay rải trên sườn đồi, hay nghĩ đến những cơn mưa phùn thấp thoáng ẩn ẩn hiện hiện trong những hàng hoa trắng toát khiến khách mơ tiên cảnh khỏi sao lòng không trạnh nhớ.

Khi trồng mơ có nhiều trái chúng ta có thể ướp làm ô mai, nhưng đừng để chín quá.

Nếu nhìn kỹ vào tranh tầu, chúng ta thường thấy một cặp chim đậu trên cành có hoa. Nhiều người tưởng đó là hoa đào, nhưng không phải. Nhìn kỹ chúng ta thấy cánh hoa ngắn, nhụy hoa để lộ ra tương đối dài. Hoa đó chính là hoa mơ.

Để trang điểm khuôn viên trong mùa xuân, chúng ta cũng nên tìm cho được một số mơ hoa để trồng. Mơ hoa có ba loại: trắng, hồng và đỏ. Loại nào trông cũng đẹp và có hoa nở kép. Hoa mơ cũng đem lại mùi hương ngào ngạt chung quanh vườn. Cây mơ hoa mới đưa về thường cao trên đầu người. Chúng ta cũng theo thể thức trồng đào, cắt bớt cho cây phát triển mạnh hơn. Hai ba năm sau khi cây đã phát triển khả quan, nếu muốn chơi kiểng, chúng ta có thể cắt gọn cây mơ, để cao khoảng năm gang tay, cắt bớt cành cho gọn lại. Việc cắt tỉa này tốt nhất thực hiện vào tháng mười khi trời bắt đầu lạnh. Sau đó chúng ta đào cây lên, cho vào chậu kiểng khoảng 15 gallon bằng sành hay bằng sứ tùy ý thích. Vào mùa xuân, cây bắt đầu nảy nụ và nở hoa. thế là chúng ta có được một hai chậu mơ trưng để đón xuân. Sau khi hoa tàn, cây mới mọc lá. Chơi xuân xong, chúng ta giữ cây nguyên trong chậu, bón phân, tưới nước để năm sau lại có những chậu kiểng trổ đầy hoa.

Cũng như mơ, chúng ta có thể tìm được đào hoa. Đào hoa có bông khá lớn, nở kép rất đẹp. Loại đào này cũng có trái sau khi ra hoa, nhiều khi còn có trái đôi. Loại này quả không được lớn và không sai. Cũng như cây mơ hoa, chúng ta có thể trồng cho cây đào khỏe mạnh trong mấy năm, sau đó nếu muốn cho vào chậu chúng ta cũng theo thể thức như nói trên. Cứ từng cặp một, chúng ta cắt tỉa giống nhau, chẳng mấy chốc có những cây kiểng rất đẹp mắt. Nếu không tìm được đào hoa hay mơ hoa, ta chọn một cặp đào ăn trái để cắt tỉa, ngày xuân cũng có được một cặp kiểng để đón xuân.

Những loại cây ăn trái khác không được đề cập tới cũng áp dụng những thể thức như nói trên.

5. THANH LONG

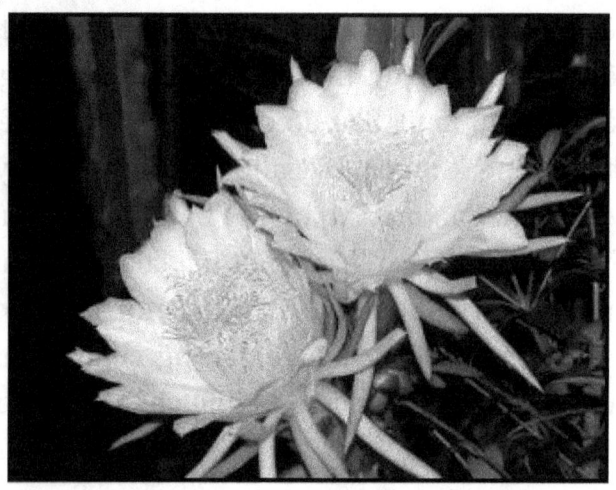

Hình 13. Hoa Thanh Long

Sau cơn bão Ike, bạn tôi tới thăm, mang theo bao giấy trong đựng hai trái mầu hồng tươi. Mở ra mới hay đó là hai trái thanh long. Bạn tôi nói: nhà có bốn trái, tặng anh chị hai trái! Thật quí hoá! Bạn lại nói tiếp: nếu thích quỳnh hương, thì chắc bạn sẽ ưa hoa của thanh long hơn nhiều vì nó lớn, đẹp lại có hương thơm. Tôi nghĩ: cả mấy năm trồng cây, có bốn trái, cho một cũng là hậu hỹ lắm rồi, thế mà cho những hai!

Ở Houston khí hậu nghiệt ngã với những cơn gió bắc thật lạnh hay khi giá tuyết, cũng chính thế trồng và giữ được cây vùng nhiệt đới là cả một công trình.

Trông thấy thanh long, tôi nghĩ ngay về Nha Trang. Tôi biết cây và trái thanh long từ giữa thập niên năm mươi khi tôi về nghỉ ba tháng hè tại nhà ông anh, số 42 đường số bốn, ngay trước cửa trường thánh Giu-Se của các sư huynh. Căn nhà quay phía đông, bên cạnh nhà hàng xóm có bụi thanh long mọc vươn cành sang phía bên thềm: xanh tươi, la đà. Nhà hàng xóm đó, có vợ chồng người đàn anh cùng trường với tôi khi chúng tôi còn ở khu Tư. Bao nhiêu kỷ niệm trân quí. Người em gái của chị khi đó mới có mười lăm tuổi, thường hay kéo nước từ giếng phía sau nhà. Nhà không có hàng rào phía sau nên ít có ngăn cách. Cô bé có má lúm đồng tiền, trong trắng không thua gì mầu đẹp của thanh long nở vào ban đêm tỏa mùi thơm mát dưới ánh trăng vằng vặc.

Bấy giờ, vào những thập niên Việt Nam tìm đường xuất cảng mọi thứ. Thế giới cũng nhân tiện biết đến một thứ hoa quả quí từ Việt Nam xuất cảng. Từ khi được giới thiệu thứ hoa trái này, người ta mới để ý tới thứ trái cây vùng nhiệt đới. Không phải chỉ Việt Nam mà cả Hồng Kông, Đài Loan, Do Thái đã sản xuất và xuất cảng thứ trái cây này. Thực ra thì người ta cũng thấy ở những vùng nhiệt đới như miền Đông Nam Á, vùng trung Mỹ châu như Mễ hay những nước láng giềng.

Buổi sáng ngày thứ bảy, khi cơn bão Ike đang tàn phá những khu nhà chúng tôi ở Galveston/Houston, tôi thấy ưu tư lo lắng, không biết nhà cửa mình ra sao. Con tôi nói, có sao đâu nếu bố ở nhà hay ở đây thì cũng như nhau!

Thế là chúng tôi đi xuống Homestead thăm trang trại cấy nhãn, vải, và những loại cây nhiệt đới. Tìm được số điện thoại một trang trại của người Việt mình, chúng tôi gọi nhưng bị từ chối, có thể vì người Việt mình ít quí mến nhau. Tiếp đến chúng tôi tìm đến số điện thoại thứ hai của nông gia người Mỹ. Sau khi thăm hỏi, chúng tôi đã được chủ nhà mời tới. Trong khung cảnh một trang trại chỉ có bốn mẫu tây, một căn nhà ngói xây kiểu Tây Ban Nha xinh xắn, hai vợ chồng người chủ đón tiếp chúng tôi niềm nở. Chủ nhà đã dẫn chúng tôi đi xem những hàng nhãn đầy trái, những hàng vải chưa có trái, những cây bơ trái sai rũ xuống, những cây xoài, cây mít. Trồng theo hàng rào là những cây thanh long. Cây mọc từ đất, leo vào một chiếc cột cao sáu feet. Khi cây leo tới đỉnh cột rồi thì bắt đầu vươn cành dài ra. Từ đó nhiều cành mọc thêm. Sức nặng vin những cành rủ xuống và từ những vị thế đó, những kẽ lá trổ ra bông hai bên. Khi bông kết trái, quả xanh cứ từ từ rủ xuống, rồi trái chín thành mầu hồng trông thật quyến rũ.

Sau hơn tiếng đồng hồ, vợ chồng người chủ nhà mời chúng tôi vào nhà, nước non, trái cây bày biện vừa mời ăn vừa tặng mang về: Một trái đu đủ chín mọng, mấy trái bơ loại thật lớn, nhãn tươi, thanh long mầu đỏ. Ông chủ là một sĩ quan cứu hỏa, vợ người Cuba, đứa con gái tốt nghiệp canh nông. Như thế là gia đình sum họp, việc trồng tỉa có căn bản lắm. Bên cạnh có một thuở vườn cũng bốn mẫu được thiết kế y hệt khu vườn của vợ chồng ngươì chủ bên này. Hỏi ra được biết của một vợ chồng người Việt vừa bán cho người khác. Chẳng may vì làm việc tối ngày, quên ăn quên ngủ. Cây tươi tốt vì được chăm bón cẩn thận, nhưng người làm việc không biết mòn mỏi sức lực, thức khuya dậy sớm, cuối cùng mắc bệnh nan y, phải sang lại căn vườn với bao kỷ niệm và mơ ước cho người khác.

Tôi xin người chủ cho biết một số tin tức để khi trở về, có thêm tin tức trồng cây thực thụ từ miệt vườn, góp phần cho những buổi hội thoại cho đài Sàigòn 900AM và đài Dallas 890AM. Nghiên cứu bằng sách vở đã đành, nhưng thực dụng hơn vẫn là kinh nghiệm do chính mình hay những người đã dầy kinh nghiệm trồng tỉa. Người làm vườn ở đây được huấn luyện rất kỹ lưỡng do trường đại học Florida, có thể nơi đây còn kỹ lưỡng hơn cả trường canh nông Texas A&M. Điều đó cũng dễ hiểu thôi vì trồng cây ăn trái, sản xuất trái cây và nước trái cây là nguồn huyết mạch của họ. Với Texas chú trọng nhiều vào kỹ nghệ dầu hỏa. Texas A&M đào tạo kỹ sư dầu hỏa, đại học Florida đào tạo kỹ sư canh nông, giúp nông dân đạt kết quả tốt đẹp.

Người làm vườn ở đây cũng có những loại phân bón phải được các quận hạt địa phương chấp thuận thì các hãng phân bón mới được bán và nhà vườn mới được phép sử dụng. Có những loại phân bón có thể thay đổi mùa cho cây ăn trái vào thời điểm nhà vườn dự tính. Chẳng hạn cây ra trái chín vào cuối tháng tám hay tháng chín như vải, nhãn, người ta có thể bón phân cho nó ra trái vào tháng giêng hay tháng hai để bán vào dịp tết cho người Á châu.

Ngoài việc trồng và bán trái cây, nhà vườn cũng chiết những cây như vải, nhãn để bán cho khách hàng. Họ cũng gửi cây tới những người ở xa muốn mua cây. Cây chiết do cành của những cây đã có trái rồi. Phương pháp này giúp cho khách hàng không phải đợi lâu, chỉ mất hơn một năm hay hai năm sau là cây có trái, trong khi đó, nếu trồng hạt, phải mất cả bảy tám năm hay nhiều hơn không chừng. Số lợi tức bán cây chiết rất cao, không kém gì lợi tức bán trái cây. Phía dưới những cây lớn, nhà vườn cũng ươm những cây kiểng nhỏ để có thể thu lợi nhuận tối đa trên thuở đất của mình.

A. TRỒNG CÂY THANH LONG NHƯ THẾ NÀO?

Cây thanh long ưa khí hậu nhiệt đới, rất yếu chịu khí hậu lạnh giá. Nó là loại thuộc họ xương rồng, có thể chịu khí hậu khá khô ráo ở những vùng sa mạc.

Cách làm cột để cây thăng long leo lên là một phương cách khá thông dụng ở trong nước cũng như tại Florida.

Người ta có thể cấy cây bằng hạt. Khi chúng ta bổ trái thanh long ra, sau phía vỏ bên ngoài là rất nhiều hạt trông như những hạt vừng (mè). Người ta có thể cắt trái lấy một nhát, phơi khô rồi lấy hạt. Cũng có thể nghiền nát một nhát trái thanh long, rồi rửa, sau đó gạn hạt ra phơi rồi trồng vào chậu.

Cách tốt nhất vẫn là dùng loại đất có mùn cây nhuyễn, hoặc dùng loại đất cấy những loại xương rồng (cactus soil). Khi cây nhỏ lên rồi, ta đợi cho tới khi nó lớn, mới sang chậu hay cấy xuống đất. Theo lối gieo hạt như thế này, phải chờ cả bảy tám năm cây mới có trái.

    Người ta cũng trồng bằng cành. Cách tốt nhất là cắt cành khoảng một hai feet, phải chọn cành ít nhất đã hai tuổi, cách tốt nhất vẫn là những cành đã ra trái. Người ta khử trùng bằng thuốc sát trùng (fungicide), để vào bóng mát khoảng một tuần lễ hay mười ngày. Khi vừa cắt nên nhúng vào nước có pha chất kích thích tố mọc rễ (root hormone) hay trong ly nước rỏ vào một hai giọt superthrive. Khi nó bắt đầu có rễ, thì đưa trồng vào chậu. Trong thời gian từ hai tới bốn tháng, ngành cắt bắt đầu trổ lộc. Khi đã trổ lộc rồi, với thời tiết nóng vào mùa hè, lộc có thể mọc lá rất nhanh, mỗi ngày có thể lên từ 1 inch tới 1.5 inch. Cây được chăm sóc tốt, có thể một năm sau bắt đầu trổ bông và đậu trái. Một gốc thanh long, nếu cấy theo những điều kiện đúng tiêu chuẩn, có thể sau 4 năm, số thâu hoạch khoảng 200lbs.

    Muốn cấy xuống đất người ta phải sửa soạn đất cho sạch cỏ. Việc đầu tiên là chôn cọc đứng. Ở Mỹ cách tốt nhất là dùng cây cross-timber thường dùng để ngăn những ô làm vườn, tránh cho cỏ mọc vào chung quanh gốc. Cây này thường dài 8 ft có đường kính 6 hoặc 4 inches. Chúng ta chôn sâu 2 ft, chiều cao từ đất lên 6 ft. Ở trên trốc đóng khung hình chữ thập, rồi đóng gỗ chung quanh hình chữ thập thành ô vuông. Mục đính là để khi cành thanh long leo lên tới đỉnh cột, sẽ vươn rủ xuống. Đó là vị thế tốt nhất để hoa có thể đậu quả và cành có thể giữ được trái cho tới lúc chín. Cột chôn phải rất vững để có thể chịu được nhiều chục trái có trọng lượng khá nặng. Cũng có nơi người ta dùng cột xi măng cột sắt, như thế cột không bị mục, thường nên bọc một hai lớp vải bố, loại dùng làm bao gạo để khi trời nóng, cây không bị hư hại. Sau một tháng khi chôn cọc rồi, chúng ta xới đất sâu khoảng 6 inches, đường bán kính 3 hoặc 4 inches tính từ chân cột ra, trải khoảng một bịch 20lbs phân bò ải trộn với đất cấy cactus hay đất trộn cát, mùn cây và đất mỗi thứ ⅓. Mỗi gốc cột thanh long, người ta thường cấy từ ba tới bốn giò và cấy sâu khoảng 4 inches. Chúng ta phải lấy giây cột cành thanh long vào thân cây cột. Một thời gian khi cây phát triển, sẽ mọc rễ bám vào cột để giữ thân cây. Khi cây bắt đầu leo bám vào cột, thân nó thường có ba múi, cũng có khi bốn năm múi không chừng. Đa số vẫn là ba múi. Cành thanh long một đốt có ba bốn cái gai nhỏ trông như lông tơ so với cành xương rồng thì xương rồng có nhiều gai hơn và gai lớn cạnh, gai thường có mầu đen thậm. Những cành cây cứ từ từ mọc cao lên, thường có hai ba rễ ở những khúc thắt để bám vào cột. Khi cây đã mọc tới tận đỉnh cột rồi, lúc đó người ta mới cắt bớt những cành mọc chìa ra từ gốc lên tới ngọn cột để cây có đủ sức nuôi những cành đã vươn lên đỉnh cột đang mọc rủ xuống tạo hình như cái dù che nắng.

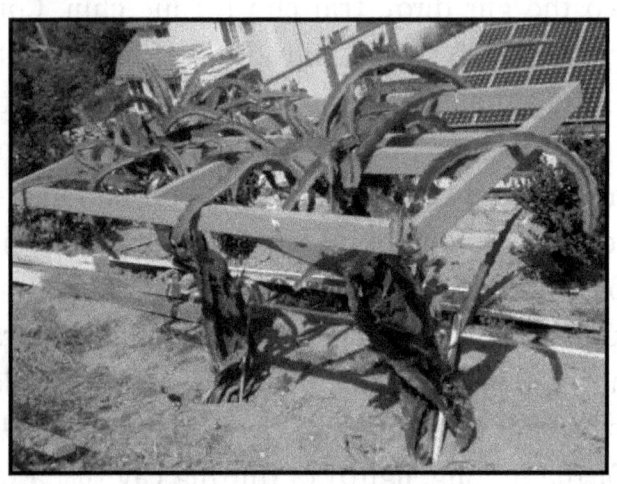

Hình 14. Dàn Thanh Long

Lại một lần nữa chúng ta phải tỉa cành khi thân đã leo tới đỉnh cột, và tỏe ra nhiều cành, để tránh nhiều cành chen chúc nhau, người ta cắt bỏ những cành khô héo hay những cành xiên vào nhau quá rậm rạp. Cây cành mọc quá rậm có thể ít gió thổi vào được gây ra tình trạng có nhiều sâu bọ, nhất là những con rệp thường ưa ở những chỗ khuất gió và ẩm thấp. Để cây sinh nhiều hoa trái, khi cành quá dài chấm xuống gần đất, người ta cũng cắt ngắn cành lại cho gọn ghẽ và có thể sinh thêm hoa trái. Việc cắt cành này được thực hiện vào đầu mùa xuân để trổ bông vào đầu tháng tư hay tháng năm. Cũng nhờ việc cắt tỉa này mà bông trổ nhiều hơn những cây bình thường.

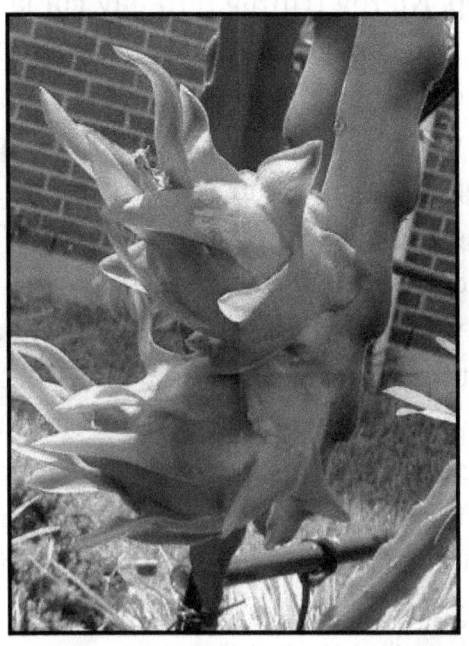

Hình 15. Trái Thanh Long

Cây cấy tới năm thứ hai thì bắt đầu ra hoa và đậu trái, nhưng mỗi năm trái ra nhiều hơn và tới năm thứ sáu thì quả nhỏ lại và ít hơn những năm trước.

B. TRỒNG THANH LONG TRONG CHẬU

Để tiện việc di chuyển cây vào những nơi ấm cúng, tránh những ngày lạnh giá của từng miền khí hậu khác nhau, người ta trồng thanh long trong chậu 7 hay

15 gallons. Cây thanh long trồng như thế này thì sức phát triển của nó bị hạn hẹp cả việc thu lợi cũng không mấy tốt đẹp. Những trường hợp này chỉ làm thỏa mãn cho những nhu cầu của những người yêu quý trồng cây kiểng. Người trồng thanh long thường dùng loại phân bò ải trộn với cỏ khô trong chậu, rồi trồng hai ba giò thanh long, có cọc giữ cho cây lên thẳng, hay để gần những hàng rào sát cho cành leo tựa vào. Tôi nói như thế nhưng còn phải tùy thuộc rất nhiều vào thời tiết, sự chăm sóc và bón phân. Mùa hè vừa qua tôi có đi California thăm bà chị. Phía sau nhà tôi thấy 4 chậu thanh long mọc uốn vào những song sắt hàng rào. Cây cấy trong chậu 7 gallons, nhưng cành rườm rà, những cành có bông trắng trổ ra mượt mà, cũng có những bông hoa đã vàng úa, tôi lấy tay bứt bỏ những hoa đó. Theo tôi nghĩ, vì các cháu quá bận và bà chị của tôi cũng đã lớn tuổi. Một hai lần trong tuần chị ra ngắm cây cảnh chứ đâu còn sức lực gì chăm sóc cây nữa. Thế mà cây vẫn tốt, vẫn đậu quả nhiều đó là do khí hậu ở California.

C. PHÂN BÓN VÀ TƯỚI NƯỚC

Khi cây có hoa, thường nở vào ban đêm. Những người cẩn thận thường giúp cho cây đậu trái (artificial pollination) bằng cách dùng những que phía đầu có cuốn một chút bông (Q tips) để lấy những nhụy đực chấm vào đài hoa cái. Người ta cũng có thể dùng chiếc quạt nhỏ chạy bằng pin, quạt vào khi chiếc hoa nở, thì những phấn hoa đực sẽ bay dính vào đài hoa cái. Đợi ít hôm khi cánh hoa trở nên vàng úa, người làm vườn lấy tay rút phần cánh hoa đã úa ra khỏi trái vừa được thành hình để trái có thể trưởng thành và không bị đui.

Trồng cây thanh long khoảng cách giữa hai cây khoảng 5 tới 6 thước tây. Nếu muốn trồng cây làm kiểng thì phía trước hai bên nhà là thuận tình và đẹp mắt nhất. Cây thanh long có cành la đà, có bông và hương thơm, có trái đỏ trái xanh trông thật đẹp mắt. Nếu kiếm được cây có trái vàng thì cũng đẹp nữa.

Cũng nên nhắc lại, thanh long Việt Nam chỉ có trái đỏ, ruột trắng. Ở nam Mỹ hay Florida hay nam California còn có trái vàng ruột trắng, cũng có thứ trái đỏ ruột đỏ thẫm ăn rất ngọt hay cũng có loại ruột mầu hồng nữa. Ít năm gần đây, người ta cũng tìm được giống từ nước ngoài về gây giống nên tại nước ta tới nay cũng có đủ loại thanh long.

Tuy thuộc loại xương rồng, thanh long cũng cần được tưới nước vừa phải để giúp mau tăng trưởng. Tránh tưới nước nhiều để cây khỏi bị úng thủy và sinh ra nhiều con rầy. Khi mưa nhiều cả tuần hay trong mùa mưa, không cần phải tưới.

Để cây có đủ độ ẩm, nên trải mụn cây chung quanh, nhưng đừng sát vào gốc. Mụn cây trải dầy 3 inches, đường bán kính rộng từ 8 đến 12 inches là đủ.

Phân bón thường là phân bò trộn với cỏ khô hay mụn cây. Chúng ta cũng có thể dùng phân gà ải. Vào đầu mùa xuân, sau khi cắt bỏ cành để có thể có nhiều hoa hơn, chúng ta có thể bón superbloom hay loại Osmocote tan chậm 3-6 tháng.

6. TRỒNG BƯỞI, CAM, CHANH, QUẤT (HỌ CITRUS)

Trong tiếng Anh, người ta thường dùng citrus để chỉ chung các loại: cam, chanh, bưởi, quít, v.v...

Ở những vùng tương đối có nhiệt độ nóng như những tiểu bang nam California, Arizona, Texas, Louisiana, Florida là những vùng tương đối có nhiều người Á châu. Cũng theo cùng khuôn mẫu đó, người Việt mình, từ nhiều năm nay đã chọn nơi đây sinh sống làm ăn cũng vì khí hậu thích hợp. Những vùng này khí hậu tương đối cũng thích hợp với những loại chanh, cam, quít, bưởi.

Cam quít tương đối khá nhiều trên thị trường, những trái bưởi sản xuất ở những tiểu bang có nhiều khí hậu ấm cúng này, khi trước ít thấy loại bưởi như ở

Biên Hòa hay loại bưởi từ những tỉnh miền nam Việt Nam. Người ta thường mua những trái bưởi nhập cảng, ăn trái giữ hạt, rồi trồng để có được những trái bưởi theo ý muốn của họ. Nhờ đó hiện nay nhiều người trong chúng ta bắt đầu trồng được những loại bưởi giống từ Việt Nam.

Mỗi thứ cây trái từ nhiều quốc gia khác nhau cũng có những đặc tính riêng nhờ khí hậu thủy thổ của mỗi nơi và chủng loại của nó nữa.

Nói tới những trái bưởi tại quê nhà mà nhiều người trong chúng ta đã từng có dịp thưởng thức, tôi liên tưởng ngay đến bài thơ của một người bà con tức nhà thơ kiêm nhà giáo Trần Quang Nhiếp mới tặng tôi. Ông ngẫu hứng khi nhìn bóng trăng chiếu xuống giàn mướp thật tình tứ. Thơ như sau:

Nguyệt Ca

Trăng thu như trái bưởi vàng
Bâng khuâng bưởi rụng trên giàn mướp xinh.
Có người thả tóc lung linh
Trèo lên ngọn bưởi tự tình với trăng.

Tôi muốn viết kỹ một chút về bưởi. Tại sao? Chỉ vì đồng hương chúng ta chú trọng khá nhiều tới cây bưởi: cây bưởi Việt Nam.

Tôi tới cư ngụ ở khu xóm này tính tới nay cũng được 14 năm. Khi đầu chúng tôi được giới thiệu phía bên kia góc đường, nếu quyết định, chúng tôi đã ở gần kề ngay nhà bà cụ hàng xóm. Thế nhưng vườn sau hơi hẹp, nên chúng tôi đã nhận một căn nhà nằm ngay phía góc bên kia.

Một hôm, người bà con cho tôi tới ba cây bưởi ngon. Tôi ít chăm sóc cho tới hai ba năm nay mới để ý tới chúng. Tôi đã cắt tỉa hai cây thật thấp, tỉa bớt cành, nên cây thật thoáng để hy vọng nó đây hoa kết trái. Còn một cây tôi để nó lên cao tự nhiên. Từ phía nhà tôi nhìn sang bà cụ Việt Nam phía sau, cụ cũng có tới hai cây bưởi cao chót vót: hai cây bưởi Việt Nam. Chúng tôi quen nhau qua lại được mấy lần thì bà cụ dọn đi. Người chủ mới tới, thấy bưởi ta, anh chị không biết ăn nên đưa cả cần xé vứt ra lúc đổ rác. Tôi đâu biết chuyện. Sau cơn bão Ike, gió thổi đổ hết hàng rào nên lối xóm thông thương với nhau. Một hôm anh chàng hàng xóm chất đầy hai cần xé bưởi hãy còn xanh. Chúng tôi ngỏ ý muốn lấy, anh vui vẻ cho ngay vì khỏi phải đổ rác. Tôi lượm một ít, xách mấy trái đưa lên đài Sàigòn Houston trong giờ phát thanh chương trình trồng cây, tặng cho các cô các cậu. Bưởi lúc đó hãy còn rắn chắc và chua. Nhưng chấm muối ớt cũng đưa lại hương vị thật thích thú.

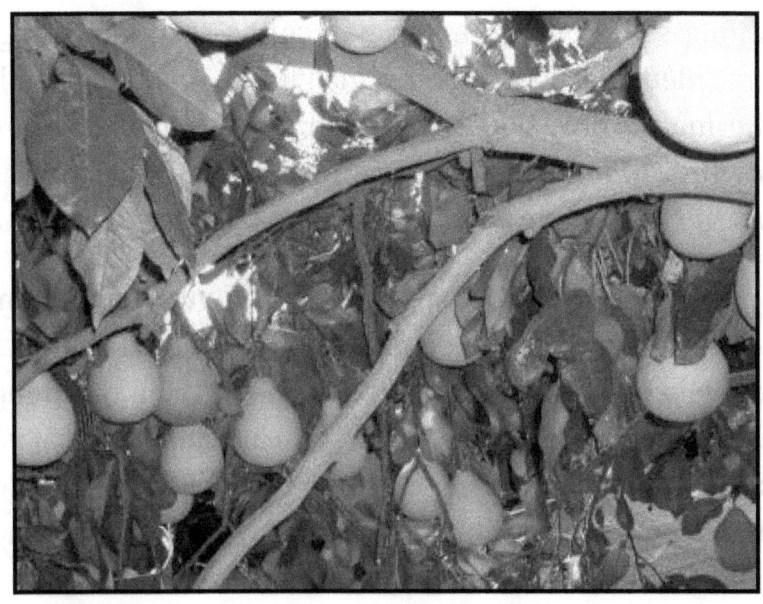

Hình 16. Cây và Trái Bưởi

Sau cơn bão, cây chỉ còn lác đác trái, lúc chín người chủ nhà đưa tặng chúng tôi. Bưởi chín ăn ngon đáo để.

Nhân việc này, có một dịp chúng tôi tới thăm một khu xóm Việt Nam ở Lafayette. Họ cấy rất nhiều bưởi. Khi bưởi chín họ đi lượm từng trái chín rớt xuống đất, ăn ngọt lịm. Tại sao không trèo lên hái? Xin thưa vì cây bưởi cấy bằng hạt nên có quá nhiều gai. Gai bưởi chằng chịt dài hơn ngón tay. Khi gai đâm vào sẽ đau kinh khủng. Bưởi có thể để lâu mà không thối, do đó nếu chín mà rớt xuống đất, để đó mấy tuần vẫn không sao! Còn nếu muốn hái, chỉ có cách làm tròng, lựa chiều quặc vào trái bưởi mà giựt xuống. Cũng chính thế mà tôi phải tỉa cây bưởi, chỉ để cao tới hai thước tây thôi. Mỗi phía để mấy cành, nếu cành có gai, tôi cắt hết gai để cây bưởi có sức mạnh mà trổ bông kết trái.

Tại sao những cây trồng trong vườn như cam, bưởi quít lại có gai nhiều như thế? Xin thưa vì chúng ta trồng bằng hạt nên nó ra nông nỗi như thế này. Thông thường những cây mua ở các trại cây, chóng có trái và không có nhiều gai như khi chúng ta trồng hạt. Có người nói: theo tự nhiên, cây cam cây bưởi trồng bằng hột có nhiều là để chúng tự vệ cho súc vật khỏi tới phá hại cây! Điều đó cũng có lý. Một hôm, cây bưởi bên hàng xóm chĩa sang nhà bên cạnh bên nhà chúng tôi. Sau cơn bão anh chủ nhà, người hàng xóm phía nhà bên cạnh thuê người cắt những cành cây này cho gọn ghẽ. Cả hơn một tiếng đồng hồ, hai người cắt cây mới lôi những cành cây ra phía trước nhà để cuối tuần người ta đến hốt rác. Hai anh ngồi nhễ nhãi mồ hôi, máu đầy cả hai bàn tay. Họ phàn nàn gai bưởi sắc quá, báo hại được mấy chục bạc không bõ công. Thế nhưng cây mua ở vựa cây, nhà vườn tháp cây thay vì trồng bằng hạt.

Nhà vườn thường dùng gốc cây dại (rootstock) hay những gốc cùng giòng họ citrus để từ đó tháp những cành cây đã có trái, nên cây chóng phát triển và mau sinh hoa trái. Để có được những cành giống tốt, người ta phải trồng cây bằng hột, khi tìm được cây nào có trái tốt thì từ đó người ta dùng cành của cây này tháp vào gốc dại. Với cam người ta dùng gốc loại cam chua (sour orange) cho vùng nam Texas hay loại trifoliate dùng để cấy ở vùng vịnh, vì gốc trifoliate không sống khỏe ở những vùng có nhiều đất sét, nhưng lại chịu lạnh rất khỏe.

Đây cũng là một vấn nạn có nhiều người thường hay gọi vào đài trong chương trình trồng tỉa để hỏi tôi. Thường thì cây cấy bằng hạt phải mất cả sáu bảy năm mới có hoa trái. Đó là trường hợp cây được chăm sóc thật kỹ lưỡng. Cũng có nhiều người phải mất cả mười hai năm hay có người mất cả ba chục năm cây mới có hoa trái.

Có một người chia sẻ trong những trường hợp đợi mãi mà cây không có trái. Đó là trường hợp một bà ở Chicago, cấy cây bưởi ba mươi năm không có trái. Nghe người khác nói, vả lại đợi lâu quá mà không có trái thì có tiếc gì mà không cắt bớt cành đi cho rồi, đâu có lỗ lã gì! Bà liền cắt ngắn cây lại, cắt hết cành chỉ để lại có một cành. Cái cành này chìa ra bên cửa sổ có ánh sáng, lúc đó nó mới trổ bông.

Trổ bông là chuyện vui cho các bà! Tại sao thế? Vì các bà thích cái gì thanh lịch. Số là các bà nấu chè, ướp hoa bưởi để có mùi thơm. Như thế không phải thanh lịch là gì! Còn những người khác mong có trái để nhâm nhi: lúc ăn xanh thì chua phải có muối ớt, khi chín vừa thơm cả nhà, lúc bẻ ra cả nhà ngồi thưởng thức dĩ nhiên cũng thú vị thôi.

Làm sao để chữa một cây bưởi đã lớn mà chưa sinh hoa trái. Có một người khi tôi đọc ý kiến của họ đóng góp trên mạng. Họ nói việc đầu tiên phải làm cỏ thật sạch chung quanh gốc, đường bán kính ít nhất phải 3 ft hay một thước tây cũng thế. Làm sạch cỏ rồi, xới đất xuống độ một gang tay. Sau đó trộn đất có phân bò ải (cow manure compost) với đất vừa xới theo tỷ lệ 50/50. Trên trốc phủ một lớp mủn cây độ 3 inches. Sau khi làm như thế bắt đầu tưới nước, mỗi tuần một lần như sau tưới đẫm nước, để 15 phút cho ráo tưới lại lần thứ hai, sau 15 phút tưới lại một lần ướt đẫm nữa. Bưởi cũng như cam chanh phải bón phân thì mới có trái. Cách hai ba tháng bón phân một lần. Họ cam, chanh cần loại phân có chất đạm cao (nitrogen). Bón từ tháng hai và chấm dứt vào tháng 9 hay tháng 10 trong năm tùy vùng. Giữa khoảng bón phân thường, mỗi năm cũng nên tưới cây hai ba lần bằng loại muối Epson Salt.

Nếu muốn cho cây thấp xuống cho dễ hái trái, tốt nhất nên cắt cây thấp xuống khoảng hai thước tây, tỉa thật nhiều cho cây thoáng, nhất là những cành mọc đậm vào phía thân cây, nhờ thế cây không bị mạt rệp hay các bệnh khác do vi khuẩn sinh ra.

Bưởi thường có sức chịu đựng khá dẻo dai với thời tiết. Nếu chúng ta thích ăn cam giấy, loại cam Nhật Satsuma rất sai quả chịu khí hậu Texas và Cali.

A. TRỒNG BƯỞI, CAM, CHANH

Bưởi cũng như cam, chanh chúng ta đều cấy giống nhau. Thường chúng ta mua một cây ở những trại bán cây là tốt nhất. Tốt vì người ta đã lựa chọn giống tốt cho chúng ta hơn là chúng ta cấy bằng hột rồi phải đợi thật lâu nhiều năm mà chưa chắc đã có kết quả tốt. Tiếc mấy chục bạc mà ít khi chúng ta nghĩ thời gian chờ đợi biết đến bao giờ.

Những vị cao niên lại cần phải đốt giai đoạn hơn vì không có nhiều năm tháng để chờ đợi. Các cụ muốn ăn chắc, vào một trại cây, chọn một chậu 25 gallons, có trái đúng loại mình muốn.

Cách thứ hai là cấy một cành cam hay bưởi vào gốc cây giống (rootstock). Cách này rất tốt để cây mạnh và phát triển khả quan. Thời gian phải đợi ít năm sau.

Cây tháp vào gốc rootstock có khả năng chịu đựng được lạnh và có sức mạnh chống lại những loại vi khuẩn. Tuy nhiên cây mua ở các trại cây người ta đã làm như thế, tội gì mà phải làm để mất công chờ đợi may rủi.

Cách thứ ba là chiết cành. Chọn một cây có quả theo ý mình thích, rồi chiết một cành tương đối khỏe mạnh. Đợi ít tháng sau khi rễ trổ ra thì cắt cấy vào chậu hay xuống đất.

Cách thứ tư là cấy bằng hột như tôi đã nói ở trên. Nhưng chỉ áp dụng trong những trường hợp không còn cách nào khác hơn cho những loại cây mình cần.

i. *Cấy Cây Từ Chậu Mới Mua Về.* Khi tới trại cây, chúng ta nên chọn một cây khoảng 5 gallons, có hoa hay có trái, thường có thêm nhãn hiệu đề tên cây, cách trồng, chăm sóc ngắn gọn, nhưng tương đối đầy đủ những chỉ dẫn cho người khách hàng.

Tôi lấy ví dụ một cây cam 5 gallons, chẳng hạn cam Satsuma. Tôi nói tới tên cam này để giới thiệu với bạn đọc vì những lý do rất đơn giản. Loại cam này thật sai trái. Tôi đã trồng tới 4 cây trong vườn, nên có kinh nghiệm rút từ khi đặt nó xuống vườn cho tới khi ra quả và thưởng thức mùi vị của chúng. Không những sai trái, nhưng rất thơm, vỏ dễ bóc, không cần dao bổ như những loại cam sành. Cây cam của tôi năm nào cũng phải bảy tám cây gậy chống đỡ cành vì nhiều cành không chịu được sức nặng của trái cây. Quí bạn có thể nhìn thấy một cành cây cam của tôi dưới đây.

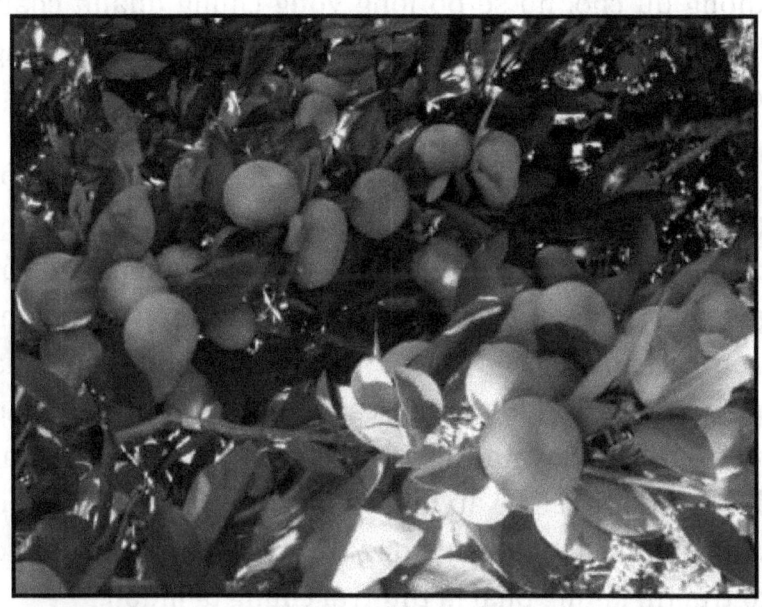

Hình 17. Cam Giấy (Satsuma Orange)

Khi đưa cây về nhà vào đầu mùa xuân, chúng ta đào vồng để đặt cây xuống. Phải đào như thế nào? Tùy theo cây lớn hay nhỏ. Cây 5 gallons thì đào vồng rộng gấp 3 hay 4 lần kích thước của chậu. Đào sâu xuống gấp đôi khổ chậu. Khi đào xong, chúng ta trộn đất từ lỗ vừa đào lên với ½ đất có mùn cây nhuyễn, mua từ trại cây về, hay dùng đất có phân bò ải (cow manure compost).

Lấy cây hay búa đập chung quanh chậu, thường chậu làm bằng mủ. Khi thấy lỏng rồi thì để chậu nằm xuống rồi từ từ rút cây ra khỏi chậu. Sau đó quan sát xem có những rễ mọc dài ra thành chậu, nếu nó rễ mọc dài không đủ chỗ, nó sẽ bò lòng vòng chung quanh chậu. Ta kéo những rễ đó thẳng ra trước khi đặt cây xuống lỗ.

Thường cây mua về là những cây tháp từ một gốc cây dại (rootstocks). Từ gốc đó cho tới cành tháp có một vết nối. Chúng ta làm sao đặt cây xuống, dưới gốc phải độn đất đã trộn, để lúc nào vết tháp cũng nằm trên cách mặt đất 4 hay 5 inches. Nhờ thế chúng ta quan sát được khi những cành dại từ dưới vết tháp mọc lên. Khi thấy những cành dưới vết tháp, ta phải cắt đi kẻo nó lớn lên sẽ ăn hiếp cành chính, có thể làm cho cành chính chết và nếu trong tương lai cành gốc dại nó có trái thì không phải là thứ trái chúng ta muốn.

Đặt cây xuống rồi, phải lấy đất chúng ta trộn sẵn lấp vào gốc cây, lấy chân chèn chung quanh để cây có thể đứng vững được. Sau đó lấp đất, làm một vồng chung quanh gốc cây có đường bán kính khoảng hai hay ba feet, bên ngoài be bờ để khi tưới, nước không tràn ra. Ngay sau đó tưới đẫm nước và chèn gốc cây để ở dưới được nén chặt, không có những chỗ hở dưới đất còn chứa không khí.

Đặt cây và lấp đất, be bờ xong, cần cắm cọc giữ cây cho vững mỗi khi có gió lay. Gió lay sẽ làm cho cây đứt rễ, chết. Nếu cây lớn, chúng ta nên chôn 3 chiếc cọc, rồi dùng những khúc ống cao su tưới nước cũ, cắt vừa khổ cây, luồn dây thép vào ống nước cũ rồi cột từ thân cây tới những cọc đã chôn ở chung quanh để cây khỏi bị gió lay. Sở dĩ phải dùng ống dẫn nước cũ chúng ta tưới cây để tránh cho thân cây không bị trầy trụa.

Phương pháp trồng cây này cũng được áp dụng cho cho các loại chanh, cam, quít, hay quất. Tùy trường hợp, tùy cây lớn bé mà chúng ta áp dụng cho thích nghi.

ii. Tưới Cây Như Thế Nào? Cây mới cấy mỗi tuần phải tưới hai ba lần trong tuần lễ đầu, rồi hai lần trong những tuần lễ kế tiếp tùy thời tiết có mưa nhiều hay ít hay khí trời nóng nực hay mát mẻ. Chúng ta phải quan sát, nếu gốc cây khô quá thì tưới đẫm nước, đợi mười lăm hay hai chục phút tưới lại một lần nữa nếu cần (áp dụng trong những ngày nóng nực và không có mưa). Tưới nước từ mùa xuân, cho hết hè thì cây đã vững chãi có thể sống mạnh được, nhưng phải nhớ rằng mùa thu là mùa cây dễ chết vì gió thổi nhiều làm cho gốc cây chóng khô, nên ta cần quan sát để tùy nghi tưới cho cây được tươi tốt.

Đối với những cây lớn chúng ta cũng áp dụng như thế, nhưng vì vồng cây lớn nên phải tưới nước nhiều hơn cây nhỏ.

Một số quý vị đã hỏi tôi: tại sao trái cam, quít, bưởi hay bị nứt nẻ làm đôi từ dưới đáy lên? Xin thưa là vì trời hạn hán mà chúng ta không tưới cây đầy đủ nên có tình trạng này xảy ra. Cũng có khi tưới đều mà vẫn thấy có những trái nứt nẻ. Theo sự nghiên cứu của một số chuyên gia tại miền Nam California cho biết vì nước đưa từ gốc lên cành không đều nên có tình trạng này. Những khi trời nóng nực, hạn hán, hay vì bất cứ một lý do nào mà một hay nhiều cành không được cung cấp nước đầy đủ theo nhu cầu của cây trái.

iii. Phân Bón. Có nhiều loại phân khác nhau có thể dùng để bón cho họ chanh cam.

Phân Hữu Cơ: như phân cá (fish liquid hay fish fertilizer) thường có công thức 5-1-1. Số đầu là chất đạm, số thứ hai là chất phosphat và số cuối là potassium. Số đầu cho cây lá xanh tươi, số thứ hai cho có hoa trái và số chót phát triển rễ. Thường nó có sáu số cứ hai số thành một cụm: chia làm ba như 20-50-10 (số ấn định của N-P-K) cho ba chất tôi vừa kể trên. Chúng ta cũng có thể bón bằng phân bò ải (cow manure compost) nếu không thì mua phân bò, trộn với cỏ cắt ngoài vườn ủ trong 6 tháng cho mục rồi mới bón được. Khi nào đi biển, lấy một vài bịch rong biển ủ vào gốc cây thì không gì bằng. Như thế chúng ta đã có một cây được bón bằng phân hữu cơ.

Những năm gần đây, Home Depot có bán loại phân có tên Organic Fertilizer for Citrus and Avocado. Tôi có dùng bón cho hai cây bưởi không có trái. Năm ngoái một cây bói được 10 trái, còn cây kia không kết quả. Năm vừa qua tôi bón lại một lần nữa: cả hai cây ra quả rất nhiều, có chùm năm, chùm ba trái rũ xuống gần đất, vì trái bưởi khá nặng.

Để cho cây phát triển tốt, nhất là những nơi có nhiều đất sét (clay), tôi khuyên quý vị nên mua một vài bao nutrasoft (Pelletizer Gypsum) mỗi bao khoảng bảy tám đô, nặng 40lbs có bán tại các nursery vào đầu mùa xuân. Loại nutrasoft gypsum này dùng bón vào chung quanh gốc cây ăn trái. Nutrasoft gypsum được xay nhỏ, khi tưới nước hay mưa, nó sẽ chìm xuống, làm dẽ đất dưới gốc cây, giúp cho rễ cây có thể phát triển. Loại này cũng có nhiều muối khoáng. Nếu ở Việt Nam người ta dùng vôi bón cho cam hay bưởi ngọt, thì loại này cũng giúp cho trái cây ngọt hơn.

Khi thấy cỏ bị trôi đất nhiều, chúng ta cũng có thể rắc nutrasoft gypsum trên cỏ, giúp cho đất dẽ và nhờ đó cỏ có thể phát triển trở lại.

Phân Hóa Học: thường dùng bón cho các loại chanh, cam, bưởi cũng là loại phân dùng bón cho cỏ hay cho những loại thuộc họ cây Tùng (pines). Quí vị sẽ gặp nhiều danh từ này trong những trang sách kế tiếp để có thể xếp loại những cây cùng họ với nhau, có những đặc tính giống nhau, sự vun trồng, chăm sóc cũng giống nhau, người ta thường gọi là họ như họ chanh cam, họ tùng, họ tường vi, v.v...

Phân hóa học nào có chất đạm cao (nitrogen) thích hợp cho loại cây chanh, cam, bưởi. Những phân lượng chính là chất đạm, phosphat, potassium (với tỷ lệ 2-1-1, ví dụ loại phân 12-5-5). Ngoài ra cũng cần những khoáng chất khác như chất sắt, magnesium, đồng, kẽm, manganese, molybdenum và chlorine. Khi đi mua phân, trừ những chất có công thức phân chính ra, chúng ta nên chọn bằng cách nhìn vào bảng hiệu xem trong phân chính nếu có thêm khoáng chất là điều tốt nhất. Ta phải để ý chọn những loại phân cho thích hợp. Rồi từ đó rút ra cách bón loại phân nào tốt nhất nhờ quan sát và rút kinh nghiệm giúp cho ta thành công. Việc chia sẻ kinh nghiệm với những người khác rất hữu ích.

Có nhiều vị trong chúng ta mua phân ba mầu, hay phân 13-13-13 hay 14-14-14 để bón cây. Để bảo đảm cho cây khỏi bị hư hại, ta nên lấy hai ba muỗm canh phân hóa học bỏ vào một chậu 5 gallons nước, ngâm khoảng từ 10 ngày tới hai tuần, Khi thấy mặt nước trong chậu có mầu xanh như rêu. Lấy nước này tưới cây, nhưng đừng tưới những cặn có những hạt phân chưa tan. Phân hóa học, ngoại trừ loại phân tan chậm, nếu rắc vào gốc cây hay bón vào rau trong vườn, có thể vì phân nóng làm chết cây.

iv. Trừ Sâu Bọ. Phải cẩn thận đừng để kiến làm tổ chung quanh gốc cây. Cây rậm lá cành thường hay có mạt rệp, do đó phải tỉa cây cho thoáng gió. Mạt rệp thường xuất hiện ở những nơi kín gió, không thoáng trong vườn. Con sâu nhỏ aphids mầu xanh thường nằm ở búp khi cây đang đâm chồi nảy lộc hay cũng có những con nhện nhỏ trong các kẽ cành cây hay kẽ lá.

Cách tốt nhất pha một muỗm càfé xà bông, loại dùng rửa bát, một muỗn càfé dầu nấu ăn trong một bình xịt khoảng 1 gallon nước để diệt trừ sâu bọ. Khi xịt để diệt sâu bọ phải xịt từ gốc tới ngọn, từ thân cây ra tận đầu cành, xịt trên mặt lá và mặt dưới của lá (bài học này do Bộ Canh Nông Texas chỉ dẫn).

Phải rất cẩn thận đừng giết những sâu bọ có lợi ích cho cây như con bọ ngựa, thạch sùng, bọ rùa (ladybug), lady beetle. Trong mùa xuân, chúng ta cũng có thể thấy những chú chim nhỏ mầu xanh giống y hệt chim vành khuyên thường tới để ăn những con sâu aphids. Nếu cần nên hỏi những trại bán cây mua những loại sâu có ích lợi trong vườn. Một trăm con bọ rùa có thể sinh sản và hoạt động trong một dặm vuông. Như thế ta cũng giúp cho xóm vườn có những loại sâu bọ hữu ích. Chúng ta cũng nên để một máng đựng hạt cho chim tới ăn và sinh hoạt trong vườn, chim cũng giúp trừ sâu bọ. Cũng nên để ý, khi cho chim ăn, những hạt rơi rụng xuống mặt đất có thể dụ chuột bọ vào vườn. Trong vườn nhất là bên luống rau nên cấy những cây tỏi dại (Society garlic) và hoa vạn thọ cũng giúp loại trừ sâu bọ.

Người ta thường hỏi làm sao trị được những cây cam cây chanh hay bị lá quăn? Thưa bệnh lá quăn, trên mặt lá có những đường ngoằn ngoèo chạy quanh co trắng đục. Bệnh này các chuyên viên người Mỹ gọi là leafmining decease do một số những côn trùng khác nhau đục khoét trên mặt cũng như dưới lá cây, tạo cho lá quăn và giết chết những lá non không thể phát triển được.

Có rất nhiều cách để trị. Vấn đề quan trọng vẫn là chúng ta luôn phải quan sát tình trạng cây có gì tiến triển khi chúng ta trị lá quăn. Việc trước nhất là nếu có ít lá quăn tốt nhất lấy kéo cắt bỏ những lá đó đi. Cắt rồi bỏ vào bao rác, đừng bao giờ để rơi xuống gốc cây, vì lá cây vẫn còn sâu. Vào mùa lạnh, tương đối lá ít bị sâu. Lá non mới bị sâu vào mùa xuân, do đó nếu cắt những lá non thì chúng ta vẫn còn lá già nuôi cây. Nếu cây có nhiều lá quăn, ta dùng thuốc xịt trị lá quăn có bán sẵn trên thị trường: loại leafmining insecticides dưới nhiều nhãn hiệu bào chế khác nhau. Trước khi trị sâu, nếu có thể nên cắt những lá quăn, rồi xịt thuốc trị lá quăn hai, ba lần, mỗi tuần một lần thì mới trị hết được. Nếu trị rồi mà cây vẫn còn lá quăn thì pha thêm loại dầu như all season oil hòa với thuốc trị lá quăn và tiếp tục làm hai ba lần nữa. Mấy tháng sau nếu thấy lá quăn thì chúng ta lại lặp lại như trên. Bệnh này rất khó trị, không thua gì trị cây có mạt rệp.

B. QUẤT

Quất là một loại cây người mình thường cấy để trưng làm cảnh. Cũng là một món thuốc dùng chữa bệnh ho mà dân gian luôn để ý. Trái quất chua khi chín cắt ra pha đường, cho thêm chút đá vào uống thật ngon: ngọt chua lẫn lộn. Có khi cho thêm mật ong vừa thơm vừa tiêu đờm, chữa ho.

Quất thường cấy trong chậu. Nếu biết cách chăm sóc, quất ra hoa trái quanh năm. Khi trồng trong vườn, cây quất có thể cao tới hai thước tây, quả thật nhiều. Lúc nào cây cũng có trái chín đỏ tươi, có hoa thơm cả một góc vườn, trái chín, xanh, hòa lẫn lộn ai cũng thấy thú vị.

Quất có loại chua, loại ngọt. Quất cũng cò hình tròn nhưng cũng có trái hình quả trám, hay hình trái olive. Khi mua từ vườn cây, chúng ta phải đọc nhãn hiệu để chọn đúng theo ý chúng ta muốn.

Ngày xuân để đón tết, người ta thường trưng một cặp quất trước nhà hay ngay phía lối vào trong nhà. Cũng có người trưng ở phòng khách hay phía cửa sổ vườn đàng sau. Cây quất làm tươi hẳn nhà trong buổi đón xuân.

Thường sau tết, người ta từ từ cắt bớt trái quất để cây có thể ra hoa và lại tiếp tục kết trái. Đó là trường hợp cây cấy trong chậu. Cây có thể chịu trong chậu sành hay chậu plastic. Thường cây quất trong chậu người ta để ở ngoài vườn. Ngày tết đưa vào ít hôm, sau tết lại đưa ra vườn.

7. TRỒNG ĐU ĐỦ

Cây đu đủ chúng ta thấy thật nhiều ở Việt Nam từ Bắc xuống Nam, từ cao nguyên tới đồng bằng. Chỗ nào, nhà nào hầu như cũng có đu đủ.

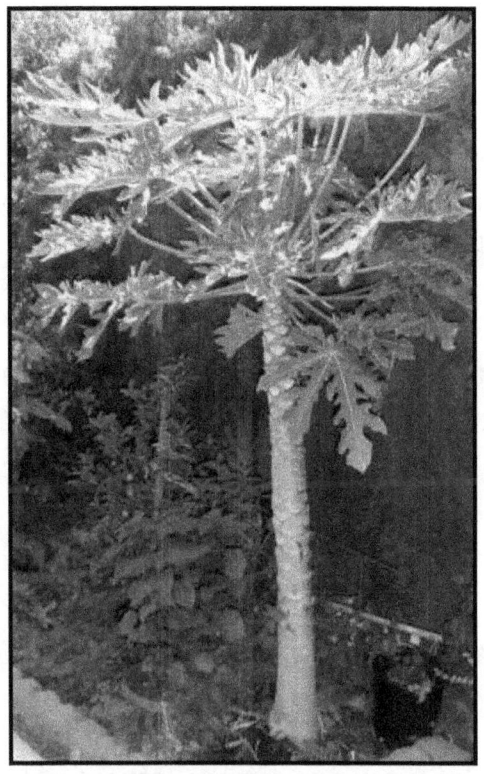

Hình 18. Cây Đu-đủ

Thế nhưng nếu nhìn tới việc sản xuất nhất là xuất cảng thì có lẽ đồng bằng sông Cửu Long, những vùng cao nguyên tại Long Khánh, Bảo Lộc là những nơi có nhiều đu đủ nhất.

Đu đủ có rất nhiều loại, nhưng tựu trung có hai loại: loại trái thật lớn và loại trái thật nhỏ. Ở Việt Nam loại đu đủ nào trái cũng ngọt lịm. Loại trái lớn cũng có những hình thù khác nhau. Loại trái tròn, trái bầu dục hay trái dài thon.

Hiện nay Việt Nam có loại đu đủ nhập cảng từ Đài Loan rất sai trái mà cây lại lùn, mức thâu hoạch rất khả quan, khi hái trái cũng dễ dàng.

Cây đu đủ cũng được trồng ở lục địa Mỹ châu tại những vùng có khí hậu ấm nóng, thường ở những vùng 7, 8, 9, 10. Ở Mễ Tây Cơ có rất nhiều đu đủ xuất cảng lên những vùng bắc Mỹ. Đu đủ từ Mễ có trái khá lớn, nhưng ít thấy ngọt như giống từ Việt Nam. Tại California, Texas, Arizona, Louisiana, Florida đều có cấy đu đủ. Sự trồng cấy này có tính cách tư gia hơn là đem bán ra thị trường, nếu có thì cũng chỉ với tính cách địa phương thôi.

Đu đủ cũng được nhập cảng tới từ các nước Đông Nam Á châu như Việt Nam, Thái Lan, Tàu, Nam Dương cho những người gốc Á châu hay từ Nam Mỹ, Mễ Tây Cơ cho dân Mỹ và Gia Nã Đại.

Việc nhập cảng tới Mỹ tương đối khó khăn hơn ở Gia Nã Đại. Cũng chính thế, nhiều người nhất là ở những vùng gần biên giới đã tới đây có dịp ăn xả giàn trái cây từ vùng Đông Nam Á châu tới.

A. CÁCH TRỒNG CÂY ĐU ĐỦ

Đu đủ thường trồng bằng hạt. Người ta thường chọn những hạt từ trái đu đủ theo ý thích. Sau khi ăn trái, thường hạt được rửa sạch rồi phơi khô trong một hai nắng, nếu muốn kỹ hơn thì tẩy trùng bằng cách dùng thuốc sát trùng hay bằng nước xà bông. Người ta thường ương hột vào một chậu nhỏ, dùng đất xốp hay topsoil hay peat moss để vừa giữ độ ẩm, vừa dễ cho mầm và rễ phát triển trong lúc hạt mới nảy mầm sinh ra cây con.

Khi cây đã lớn hơn gang tay, người ta có thể thay chậu lớn hơn và cấy mỗi cây vào một chậu, hay trong vào những nơi đất tốt.

Muốn trồng cây xuống vườn, chỉ cần đào một lỗ từ 12 tới 16 inches và sâu 10 inches là đủ. Nếu vườn là đất ải (loam) để sẵn sàng trồng cây thì tốt nhất. Nếu không, chúng ta trộn ½ đất thịt vừa đào lên với ½ đất soil hay composted cow manure, rồi hạ cây xuống, ấn đất chặt chung quanh gốc cây, nếu cần thì cắm cọc, rồi buộc giây giữ cây cho thẳng. Sở dĩ phải làm như thế là để giữ cho cây đứng thẳng khi bị gió thổi hay khi vừa cấy cây nhiều khi cây héo rũ xuống, cần phải mấy ngày sau mới tươi lại và mới có sức đứng thẳng.

Bốn năm tuần lễ sau khi cây đã đứng vững, chúng ta bón phân. Có nhiều loại như bonemeal, miracle grow, fish fertilizer, rong biển tùy có thể tìm thấy trong bất cứ trường hợp nào. Khi thấy cây đủ lớn và có sức sắp có hoa thì tưới thêm phân superbloom 20-50-10 hay những loại phân bón có số giữa cao hay những loại tương tự tan chậm trong 3, 6 hay 9 tháng như osmocote.

Cây đu đủ không cần phải lấy phấn hoa giúp cho đậu quả. Ong bướm có thể làm việc này thay cho chúng ta. Khi trái đu đủ đã lớn chúng ta có thể hái ăn lúc còn xanh hay để lúc chín hái xuống ăn rất ngọt.

B. CÔNG DỤNG TRÁI VÀ CÂY ĐU ĐỦ

Trái đu đủ thường là một trong những món dùng tráng miệng sau bữa ăn, hay ăn bất cứ lúc nào cần.

Trái đu đủ cũng có thể dùng làm chewing gum, kem, bánh ngọt hay những thức ăn phụ thuộc. Trái đu đủ xanh dùng bào ra để làm nộm hay dùng ăn với thịt bò khô, trộn dấm ớt.

Trái đu đủ xanh cũng được dùng nấu món ăn. Người ta cũng xào với thịt heo hay thịt bò, trộn mẻ làm món giả cầy. Sở dĩ làm giả cầy vì không có thịt cầy.

Người Hà Nội trước chiến tranh thường có món sườn bung nấu bằng thịt heo với đu đủ xanh ăn cũng rất thú vị. Bây giờ chỉ còn ít người từ thuở đó còn sống sót, ba thì mười họa vì nhớ quê hương cũng nấu những món sườn bung này tiếp bạn.

Người Việt mình cũng dùng trái đu đủ ăn để trị bệnh táo bón, nhất là cho con nít. Nước trái đu đủ cũng công hiệu làm cho mất những vết tàn nhang hay mụn cơm. Lá đu đủ dùng chữa trị bệnh đi tiểu vặt, chữa trị giun sán. Cũng có những quốc gia người ta dùng lá khô, vo thành thuốc lá hút để chữa những chứng bệnh hen suyễn.

Nước trái đu đủ xanh trộn với muối trị bệnh lở loét (ulcer) hay da bị ô nhiễm lở loét. Người Tàu theo toa thuốc dân gian, lấy nửa trái đu đủ với chân heo hầm cho người mẹ nuôi con dùng để tăng thêm sữa cho con bú.

Tôi thường nghe nói, người ta dùng lá đu đủ chữa bệnh ung thư. Tôi có dịp nói chuyện với một tu sĩ và được biết ông đã chỉ cho nhiều người uống lá và cuống lá đu đủ uống để chữa bệnh ung thư. Có nhiều bệnh nhân bác sĩ đã chê mà dùng lá đu đủ uống hết bệnh ung thư.

Tôi cũng đọc được tài liệu về ông Stan Sheldon ở Úc bị bệnh ung thư phổi trầm trọng, bác sỹ đã chê không thể nào chữa bệnh được. Ông đã được một thổ dân Úc chỉ cho phương thức cổ truyền lấy lá đu đủ phơi khô rồi nấu nước uống. Ông đã uống trong hai tháng, sức khỏe ông được hồi phục như thường.

Chú Ý: có nhiều người theo những phương thức cổ truyền để chữa bệnh. Theo sự dè dặt thường lệ, tác giả không chịu trách nhiệm về những nguồn tin viết trong bài có dược tính trị bệnh. Mỗi đọc giả khi theo những phương thức chỉ dẫn hoặc do sách hoặc do bạn hữu phải rất cẩn thận và dè dặt, tự quyết định và tự chịu trách nhiệm, không nên đổ thừa cho người khác. Nếu lá đu đủ là thần dược và rẻ tiền thì là điều rất mừng cho mọi người. Khi theo chữa trị cũng không nên bỏ thuốc bỏ thày hay bỏ chemo, chạy điện. Hãy giữ những gì mình đang theo dõi. Trong khi chữa trị hay nhất là không còn phương thuốc nào thì biết đâu lá đu đủ sẽ cứu được mạng ta. Bất cứ loại dược thảo nào chúng ta dùng, nên từ từ nghe ngóng theo sức chịu đựng của cơ thể mình ra sao. Dùng không đúng có thể mang tai họa hay sinh bệnh không chừng như chúng ta thấy tin tức rất nguy do những người dùng dược thảo thái quá.

8. TRỒNG ỔI

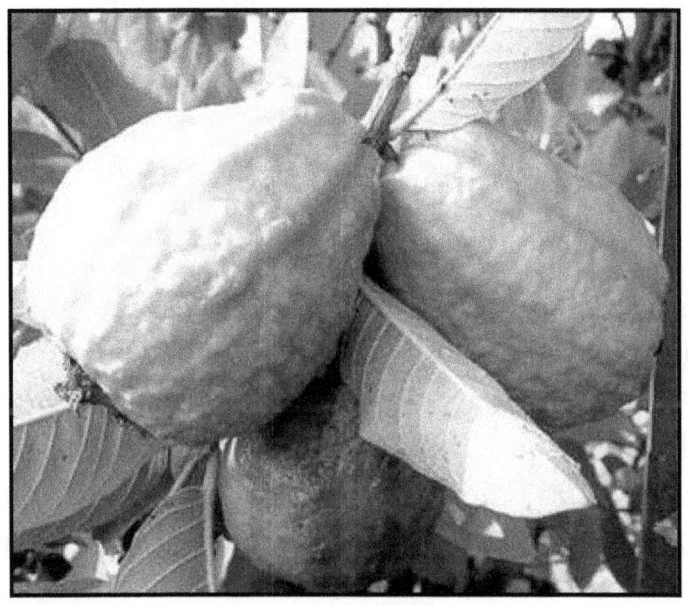

Hình 19. Trái Ổi

Ổi là một trong những thứ trái cây được nhiều người trong chúng ta ưa chuộng. Bây giờ không phải chỉ ăn ngay trái ổi, mà người ta còn làm bánh kẹo và những sản phẩm giải khát vừa ngon lại vừa có nhiều hương vị với nhiều kỹ thuật thật tân tiến.

Có ai trong chúng ta nghĩ được là mình có thể thấy ở đâu trên đất nước những rừng ổi không? Chúng tôi sinh sống ở Cửa Thần Phù khi đi ngược giòng phía tả ngạn sông Càn, tới Chính Đại, quẹo phải đi lên Hảo

Nho. Trước khi đến Hảo Nho có một rừng ổi hoa trái trổ quanh năm. Nơi đó có tên là Yên Phẩm. Những người sống trong vùng khi qua Yên Phẩm dừng chân hái những trái chín thơm phức thưởng thức. Ổi ở đây chỉ bằng trái trứng gà, có thứ ruột đỏ hay mầu hồng, có thứ ruột trắng hay mầu vàng, người ta gọi ổi mỡ gà.

Khi chúng tôi còn học ở tỉnh ly Thanh Hóa, khi thành phố chưa bị tiêu thổ kháng chiến, chúng tôi được biết loại ổi xá ly thật lớn, ăn vào thích thú vô cùng. Tìm tới khu nhà chung của giáo phận Thanh Hóa, phía trước, phía sau có những cây ổi thật cao tới ba bốn thước tây, trái la đà từ gốc lên tới ngọn. Lũ trẻ chúng tôi lúc đó chỉ cầu cứu ông gù canh cổng nhà chung để được điếu đóm một hai trái mỗi cuối tuần thì cũng đã cảm thấy thú vị lắm rồi. Thứ ổi ở đây chính là ổi xá ly trái lớn bằng nắm tay.

Còn một nơi nữa chúng tôi có thể mua được là tới cửa tu viện nữ tu 'kín' dòng Carmêlô, các chị thường bán ổi. Các nữ tu tại đây sống rất khổ hạnh, chỉ làm vườn lấy rau ăn. Lợi tức của tu viện chỉ có một ít trái ổi bán ra ngoài để lấy tiền đi chợ, mua ít tôm cá về làm bữa thôi.

Tới khi chúng tôi di cư vào Nam, sau hiệp định Genève năm 1954, chúng tôi mới biết được miền Nam trù phú, không thiếu một thứ trái cây nào! Ở Bắc người ta đếm chục mười, còn miền Nam tùy theo mỗi thứ, nhưng chục thường mười hai, rồi mười bốn hay mười sáu. Nếu chúng ta đi về miệt vườn, thường vì hiếu khách, nhà vườn miền quê thường mời chúng ta ăn đủ thứ. Nếu có đem về thì mới phải tính tiền, nhưng thường là chục mười tám.

Ổi miền Nam cũng giống như ổi miền Bắc hay miền Trung. Thường ổi đỏ ruột hay ổi ruột vàng, hình thù và kính thước chỉ bằng trái trứng gà. Trái lại, ổi xá ly lớn hơn hai loại ổi vừa kể trên. Miệt vườn thường cấy cây hai bên bờ rãnh nước, nên trái cây lớn hơn, mọng hơn, nhìn thấy rất hấp dẫn. Cũng vì có rãnh, người ta không cần phải tưới nước, chỉ cần dẫn nước vào rãnh, hoặc làm sao giữ nước trong rãnh sau những cơn mưa.

Ngoài loại ổi tôi vừa kể trên, còn một loại ổi trái chỉ bằng ngón tay. Khi chín trái rất thơm. Lá của nó cũng giống lá ổi thường nhưng nhỏ hơn nhiều. Người ta gọi ổi kiểng mà những nghệ nhân thường cấy vào chậu, uốn nắn cắt tỉa rất đẹp.

Đặt chân đi nửa trái đất, chúng ta thấy rất nhiều các loại ổi. Ổi từ Mễ Tây Cơ, ổi từ Nam Mỹ châu, ổi Bắc Mỹ như những vùng nam Cali, Texas, Florida, nơi có nhiều di dân từ vùng Đông Nam Á đã được trồng tại những vùng có nhiều di dân, những vùng có khí hậu thích hợp cho những loại cây ăn trái. Mấy thập niên qua, một số người mình đã mua đất tại Mễ Tây Cơ. Mua đất rồi, cưu mang một số gia đình người Mễ, vừa thuê làm vừa giúp đỡ để chờ ngày cây ra trái. Ít lâu nay, những người này đã đạt thành quả tốt đẹp là chở nhiều loại trái cây về bán tại Mỹ, nhất là ổi và mít. Chẳng bao lâu nữa, những người dân Mễ sẽ từ những vườn cây của người Việt này, sẽ học cách trồng cây để sản xuất, lúc đó trái cây không còn đắt như hiện nay.

Người ta dùng cái tên guava để gọi những trái cây có gốc từ ổi.

Ở những tiểu bang ấm cúng miền nam nước Mỹ, ngoài loại ổi kể trên còn những loại ổi như ổi dâu (strawberry guava), trái lớn hơn trái ổi kiểng Việt Nam, trái tròn. Loại ổi này trái rất thơm, người ta thường xay ra làm nước uống hay làm kẹo. Còn một loại ổi kêu là ổi dứa (pineapple guava) hay ổi sim. Thân hình, lá và hoa y hệt như cây sim ở Việt Nam. Chỉ khác là khi ra hoa thì mầu của nó đỏ chứ không tím như hoa sim. Trái của nó y hệt trái sim, hình thù lớn gấp ba, khi bổ ra ăn lại có mùi ổi.

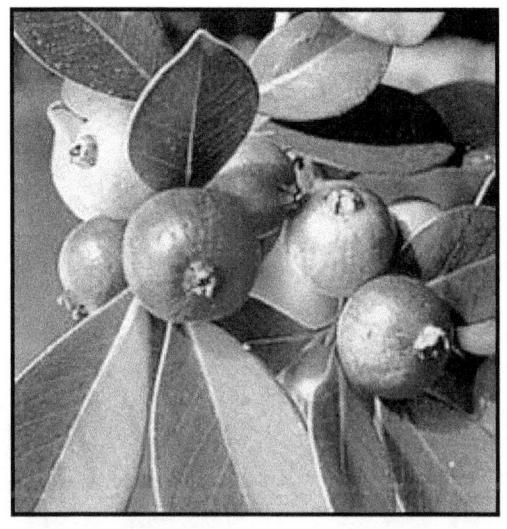

Hình 20. Ổi Dâu (Strawberry Guava)

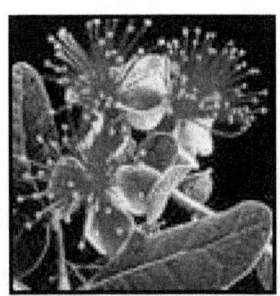 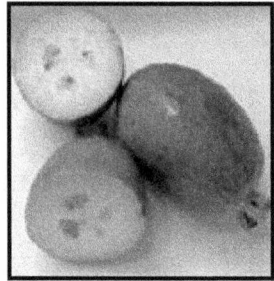

Hình 21. Ổi Dứa (a) hay Ổi Sim (Pineapple Guava) (b)

Loại ổi này có thân tuyệt đẹp. Nếu cấy một cây trong vườn mà biết uốn tỉa thì trông rất kiểu cách. Tôi tình cờ trồng hai cây trong vườn, trên mười năm sau thấy hình dáng quá đẹp nên đã tỉa cành, tỉa lá trông thú vị.

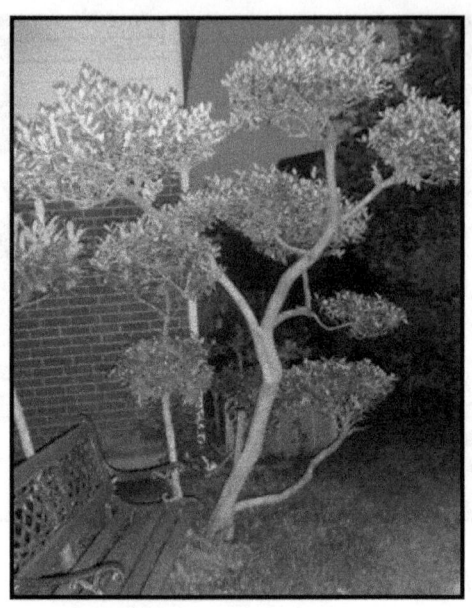

Hình 22. Cây Ổi Sim

A. CÁCH TRỒNG ỔI

Có nhiều cách trồng ổi.

i. Trồng Ổi Bằng Hạt. Khi ăn ổi rồi lựa lấy hạt rửa sạch, phơi khô hạt. Ngày hôm sau đem hột trồng. Có thể trồng hạt vào một cái chậu. Khi ổi lên cây, chúng ta có chăm sóc cho lớn rồi thay chậu khi cây lớn hay cấy xuống đất. Sau ba bốn năm nếu chăm sóc cẩn thận cây có thể sinh hoa kết quả. Cũng có một loại ổi người ta gọi ổi chín tháng, tức trồng trong 9 tháng sẽ có trái.

Tuy nhiên để cây có hoa trái còn tùy thuộc rất nhiều yếu tố: khí hậu, chăm sóc, phân bón và tưới nước.

ii. Trồng Cây Ổi Bằng Chiết Cành.

Chỉ cần chiết một cành từ một cây ổi đã có trái. Phương pháp này tương đối đơn giản. Ổi rất dễ chiết. Chỉ cần một thời gian ngắn khoảng một hai năm là có trái.

B. PHÂN BÓN VÀ TƯỚI NƯỚC

Vào đầu mùa xuân, sau những cơn lạnh, mặc dù chúng ta cho cây vào nơi khuất gió, đỡ lạnh hơn ngoài trời, cây ổi vẫn bị ảnh hưởng nhiều do thời tiết. Có thể một số lá đã rụng, nhưng cũng có thể rụng hết tùy trường hợp.

Để giúp cho cây hồi lại, người ta thường phải tưới loại phân bột miracle grow. Nhớ theo lời chỉ dẫn bên ngoài hộp phân để pha thuốc tưới cây cho đúng cách. Nếu cây ở dưới đất, chúng ta có thể tưới root stimulator cho cây hồi lại.

Khi cây đã hồi lại và ra đầy đủ lá rồi, chúng ta tưới loại phân ra hoa trái. Loại phân hóa học thường có số giữa cao như superbloom 20-55-10 hay bloom buster. Cứ ba tuần tưới một lần.

Chúng ta cũng có thể bón những loại phân bón cho cây ăn trái có những chỉ dẫn tượng tự như loại phân tôi vừa kể trên. Thường người ta hay thay đổi những loại phân bón thì tốt hơn, do đó cách tốt nhất chúng ta luân phiên những loại phân khác nhau.

Để thay thế và luân chuyển, chúng ta có thể tưới thêm phân cá hay phân chế bằng rong biển.

Những nơi nắng nhiều và ít có mưa như miền nam California, miền nam Texas hầu như phải tưới nước mỗi ngày cây ổi mới xanh tươi và trổ bông ra trái. Ổi có thể sinh hoa trái quanh năm. Nếu cây ổi của bạn chỉ ra trái một lần trong năm, chúng ta phải tự hỏi: có thể thiếu nước, thiếu phân hay vì ảnh hưởng thời tiết. Tình trạng này ta có thể điều chỉnh. Miền nam California hay nam Florida, nếu chịu khó chăm, cây có trái quanh năm. Ở Texas, khí hậu cay nghiệt hơn, nhưng khi cây ổi cấy trong chậu mà được đưa vào những nơi ấm thì ổi vẫn phát triển và ta có thể có ổi ăn vào mùa đông, tuy chỉ dăm ba trái một cây thôi.

Ổi cần được tưới nước ít nhất ngày một lần và phải tưới thật đẫm nước. Khi trời mưa nhiều, có thể để ba, bốn ngày mới tưới. Khi trời lạnh, nhất là ở dưới nhiệt độ đông đá, thân ổi có thể bọc bằng những ống dùng bọc ống nước ngoài trời, hoặc dùng vải bao bố cuốn thân và gốc ổi. Trên trốc chúng ta có thể bọc plastic, thế nhưng những ngày nắng ấm trở lại, ta phải gỡ bao plastic ra, nhưng phần thân cây ổi vẫn bọc bao bố hay bao ống nước cho tới khi mùa xuân trở lại.

Để tiện việc giữ cho cây ổi được an toàn trong mùa lạnh, nhất là chúng ta bao che bằng chăn, vải hay bao plastic, ta nên cắt ổi thấp xuống. Việc cắt này không nguy hại tới việc ra hoa trái của cây ổi.

Ta phải cắt ổi như thế nào? Có thể cắt thấp xuống để cây ổi cao từ 18 tới 24 inches. Cũng có thể cắt cây ổi ngang vai chúng ta. Khi cây ổi quá rậm rạp, chúng ta cắt những cành chĩa vào thân cây ổi, để cây không bị rậm quá. Cây râm cành và lá có thể sinh ra rệp, mạt.

Người ta đang thí nghiệm ở Việt Nam là cấy ổi lẫn lộn vào cam để tránh việc sinh ra rầy, mạt ở cây cam. Theo kết quả báo cáo cho biết đã thành công. Thế nhưng nếu cây gần nhau quá mà gió không thổi vào được, vẫn có những con rầy. Điều này cho ta thấy việc tỉa cây rất quan trọng cho thoáng gió. Người ta nói cấy ổi lẫn với cam tránh được rầy, mạt, nhưng tôi thấy cây ổi lá mọc dầy đặc, cành đan chíu chit với nhau, lá ổi vẫn có rầy như thường. Do đó ta phải rất thận trọng giữ cho cây thoáng gió là điều rất quan trọng trong việc trồng cây ăn trái.

9. TRỒNG LỰU

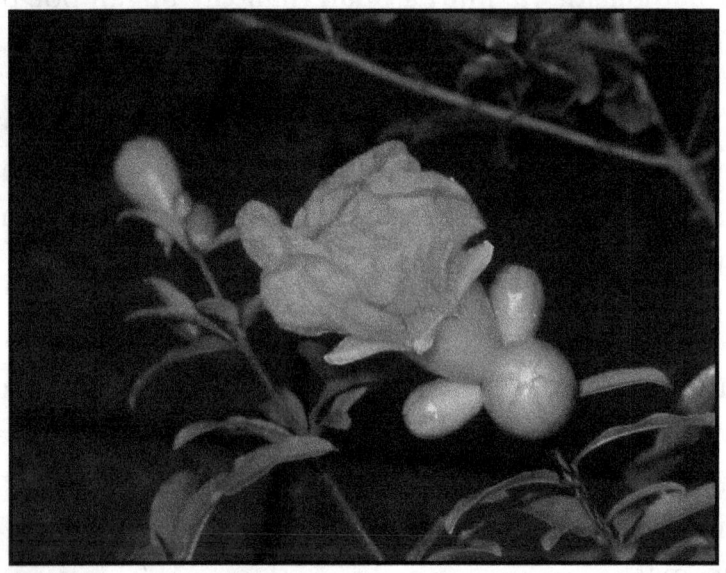

Hình 23. Hoa Lựu

Lựu có danh từ Punica hay Punica Granatum cùng nghĩa với Punica Malus. Tự điển tiếng Anh gọi Pomegranate. Pomegranate lấy từ tiếng latin pomum (apple), và granatus (seed).

Cây lựu được trồng cả ngàn năm trước Công Nguyên, người ta thấy rất nhiều ở Trung Đông, từ vùng Ba Tư, Iran, Afghanistan, Pakistan, Thổ Nhĩ Kỳ, bắc Ấn, vùng Đông Nam Á, Mã Lai, nam Âu Châu, vùng nhiệt đới Phi Châu. Sau này tới châu Mỹ Latin, rồi miền nam

Bắc Mỹ như California khi người Tây Ban Nha bắt đầu lập nghiệp từ năm 1769.

Tới nay tại bắc Mỹ người ta trồng lựu tại California, Arizona, Texas và Florida.

Lựu có có tới 700 thứ khác nhau, nhưng người ta phân ra hai loại: Lựu kiểng cây nhỏ cao nhất chỉ trên nửa thước tây, có hoa đỏ, trái nhỏ trông rất đẹp; lựu ăn trái có cây lớn từ hai ba tới tám thước tây. Cây lựu có trái đỏ có hoa nở quanh năm. Cây lựu ăn trái vừa dùng trồng làm cây cảnh trong vườn, vừa dùng sản xuất trái ăn vừa ngon vừa bổ ích. Ngày nay có nhiều trang trại trồng lựu, không những chỉ bán để ăn trái mà người ta còn chế nhiều thức uống bổ dưỡng cho sức khỏe.

A. TRỒNG LỰU NHƯ THẾ NÀO?

Lựu có thể trồng hột vào mùa xuân hay chiết cành từ những cây đã có trái vào đầu mùa hạ. Cách tốt nhất chúng ta ra ngoài trại bán cây mua cây lựu về trồng.

Lựu kiểng (dwarf pomegranate) thường dùng cấy trong chậu để làm kiểng. Có nhiều loại chậu tùy theo lối bày biện của các nghệ nhân: chậu tròn, chậu vuông hay chậu bonsai.

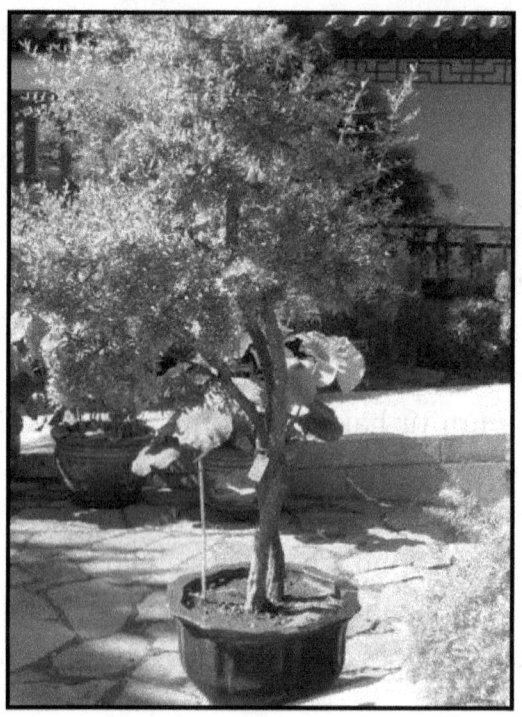

Hình 24. Cây Lựu Kiểng

Trái lựu kiểng chỉ nhỏ bằng trái chanh nhỏ hay bằng trái trứng gà con so. Trái lựu ăn bằng trái banh tennis hoặc lớn hơn.

Khi bổ trái lựu ra, ở trong chia thành ba, bốn ngăn bằng cái màng mỏng trong mờ, mỗi ngăn có khoảng ba tới bốn chục hạt, mỗi hạt lớn bằng hạt bắp. Phía ngoài hột có một lớp dày mềm trắng mọng nước. Bên trong là hạt nhỏ. Cũng có những người nhai ăn luôn cả hạt.

Lựu là cây tương đối chịu khí hậu miền ôn đới và miền nhiệt đới. Lựu có sức chịu lạnh khá hơn những loại cây vùng nhiệt đới.

Hôm nay thứ bảy, 9 tháng giêng dương lịch 2010. Trời Houston quá lạnh. Ba ngày nay nhiệt độ ban đêm xuống dưới 20 độ F, buổi sáng thức dậy, tôi ra vườn đọc hàn thử biểu 18 độ F. Hai bờ chuối rũ úng, bụi tre vàng rụng hết lá, mấy luống rau cải cứng đờ. Hồ cá nước đông đá, mấy cành mãng cầu da xám xịt chẳng còn chút da xanh nào cả. Cây nhiệt đới là như thế! Lúc lại gần cây lựu, mùa này nó rụng hết lá nhưng thân vẫn xanh. Có nghĩa nó chịu lạnh rất khá. Ngày thứ hai này ấm lại, chắc những cây lựu không hề hấn gì.

Buổi trưa hai vợ chồng người bạn đến thăm mặt buồn hiu: vườn của bà bị hơi lạnh cháy hết. Bà nhìn mấy cây bưởi, cây cam của tôi, bà thì thầm: thôi phen này ta cấy cam, bưởi, chanh có vẻ hợp lý hơn.

Có lần tôi được hỏi nhiều về những cách cấy cây và bón phân cho cây trong vườn. Tháng mười vừa qua, một bà kêu vào, có phiền trách ông chồng trong việc chơi cây. Bà nói: ông nhà tôi cấy mấy chục cây, nhiều loại khác nhau. Mỗi cây đều được ông dán một cái tên, phân loại cẩn thận. Ông có vẻ rất thích thú nhìn ngắm cây trong nhiều giờ mà không chán nản. Tôi trả lời: trong 5 năm nói chuyện về việc trồng cây trong vườn, lần đầu tiên tôi được nghe một trường hợp của chồng bà. Đây mới đúng ý tôi muốn đưa quí vị vào một tâm trạng vui tươi, bình thản trong việc trồng cây như một phương tiện chữa trị cho tâm trí yên ổn, tìm những nguồn vui được Tạo Hóa ban cho (gardening therapy!).

Trong dịp này cả vùng Houston biết bao nhiêu người không vui vì thời tiết cay nghiệt đã giết khá nhiều cây ăn trái vùng nhiệt đới của họ. Trông ra vườn, cây cối ủ rũ như dưa khú! Chúng ta chẳng nên buồn bã và thất vọng. Nhiều người trồng cây mong ăn trái, thế nhưng khi cây bắt đầu đổ lộc vào mùa xuân, ta không quên đã nhận được những giây phút say sưa nhìn ngắm cây. Khi mùa xuân trở lại: hoa cam, hoa chanh, bưởi nở ra thơm ngào ngát. Lúc đó chúng ta cảm thấy sung sướng, đưa hồn lên mây. Khi bà xã bứt những bông bưởi, ướp cho bạn chén chè thơm phức. Bạn ăn và cảm thấy tươi mát!

Đó là lúc chúng ta tận hưởng những hương thơm của Trời ban cho, chứ đâu có phải đợi hết năm mới có trái cam hay trái bưởi để ăn. Việc trồng cây trong vườn bất cứ lúc nào đều đem lại cho ta nguồn vui lớn, khiến tâm tư ta trở nên thoải mái, trút được hết những ưu tư lo lắng, những mệt mỏi do công việc gây ra.

B. LỰU CÓ ĐÓNG GÓP GÌ VÀO CÁC LOẠI THỨC ĂN KHÔNG? HAY ÍCH LỢI GÌ VỀ DƯỢC TÍNH CỦA NÓ?

Những vùng từ Trung Đông tới vùng Ấn Độ hay Đông Nam Á châu, đã nhiều thế kỷ người ta ăn hạt lựu, dùng nước vắt từ hạt lựu để chế biến thức ăn. Hạt lựu ăn thấy ngọt, nhưng cũng có khi chua dôn dốt vì có chứa acid.

Người ta cũng dùng nước hạt lựu làm nước pha cocktail. Ở Trung Đông người ta làm món ăn. Hạt lựu người Ấn Độ cũng phơi khô, xay và trộn vào thức ăn như gia vị. Người Thổ Nhĩ Kỳ chế sauce làm bằng hạt lựu trộn rau ăn, hay dùng ướp thịt (marinate) hay dùng nước của nó làm thức uống. Syrup lựu cũng là một thứ thông dụng được dùng ở Trung Đông. Dân Do Thái cũng dùng hạt lựu làm rượu uống. Người Trung Đông cũng dùng lựu làm rượu mạnh.

Những năm gần đây, người ta dùng nước lựu pha trộn với những nước trái cây khác làm thức uống có ích lợi cho sức khỏe. Thực ra từ nhiều thế kỷ, người ta dùng lựu như một thần dược chữa nhiều chứng bệnh. Vỏ lựu chữa bệnh kiết lỵ, hạt lựu và nước lựu chữa bệnh tim, bệnh sưng cuống họng. Hoa lựu hay vỏ lựu dùng chữa cầm chảy máu cam hay lợi chảy máu, chữa cho nhũ hoa khỏi xệ và dùng chữa bệnh trĩ.

Trong nước uống chế bằng nước lựu hiện nay được coi là một trong những thứ nước giúp loại trừ những chất độc, oxit hóa trong cơ thể (anti-oxidant). Loại nước này hiện nay bán khắp các tiệm với giá rất đắt. Người ta cũng pha với những nước trái cây khác như các loại dâu, trái hồng tiên (passion fruit), v.v...

Khi đi chợ, quí vị nên chú tâm tìm những lại nước uống này để giúp cho cơ thể khỏe mạnh. Riêng nước cây passion fruit có tác dụng giúp chúng ta ngủ thay vì phải uống những loại thuốc ngủ. Uống nước passion fruit hai ba hôm, khi chúng ta ngủ trở lại tốt thì ngưng. Người mình thường dùng tim sen để chữa bệnh mất ngủ.

Nước trái lựu có sinh tố C và sinh tố B5. Nó giúp cho tim khỏe, giảm áp huyết, chữa trị những vi khuẩn trong nướu răng. Lựu có chất fiber rất nhiều. Nước lựu cũng giúp ích cho những người bị bệnh như ung thư nhiếp hộ tuyến, bị tiểu đường, hay bị cảm cúm, giúp tiêu hóa và nhiều bệnh khác độc giả cần tìm hiểu nhiều trong những tài liệu về dược tính của các trái cây.

10. TRỒNG NHÃN

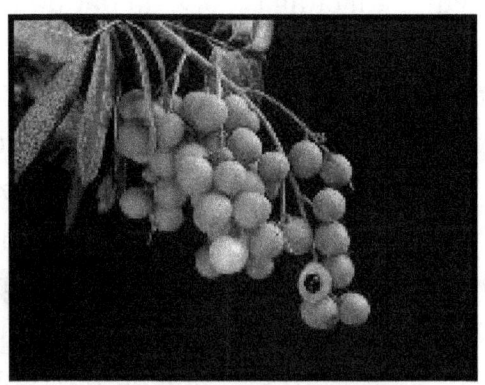

Hình 25. Chùm Nhãn

Nhãn là loại trái cây quí không những ở Việt Nam mà cả Trung Quốc và vùng Đông Nam Á châu nữa. Trái nhãn có vị ngọt, thơm. Sau khi bóc vỏ, nhãn có cùi trắng mọng nước và trong cùng là hạt. Có nhiều hạt lớn bé tùy loại, nhãn Hưng Yên có trái mọng, hạt rất nhỏ và có cùi dày.

Những thập niên gần đây, người Việt chú trọng tới những phẩm chất tốt giúp cho việc sản xuất trong nước cung cấp những món ăn khoái khẩu mà còn giúp cho việc xuất cảng có đủ phẩm chất cạnh tranh được với sản phẩm của các quốc gia khác. Cũng chính vì thế mà người mình chú trọng đến việc chọn những cây giống tốt, do đó nhãn Việt Nam hiện nay đã đạt tiêu chuẩn rất khả quan.

Người Việt hiện nay sống ở nhiều quốc gia, nhất là ở những vùng ấm cúng tại Mỹ, đã bắt đầu trồng nhãn để có cây ăn trái trong vườn của mình. Nơi trồng nhãn lý tưởng nhất vẫn là ở vùng nắng ấm tại tiểu bang Florida, rồi đến nam California, Texas. Sự thu hoạch rất khả quan. Tuy nhiên có những năm tiết trời quá lạnh, cây nhãn bị chết, để rồi tới tháng hè, cây lại nảy mầm từ gốc mọc lại. Trường hợp này phải đợi một ít năm sau mới sinh hoa kết trái lại. Nếu muốn chắc, người ta mua một cây chiết cành giá khoảng bảy tám chục bạc thì năm sau lại có trái trở lại.

A. TRỒNG NHÃN NHƯ THẾ NÀO?

Nhãn có thể trồng hột, nếu chăm sóc cẩn thận, nhãn trồng hột có thể có trái sau bảy năm. Nhưng tốt nhất là mua một cây nhãn chiết cành, chỉ năm sau là có trái. Ở miền nam Florida, nhà vườn trồng nhãn khá nhiều để có thể gửi nhãn đi nhiều nơi bán cho cộng đồng người Á châu.

Nhãn thường ra hoa mầu vàng nhợt vào mùa xuân, trái nhãn chín vào tháng tám. Nhãn có từng chùm một rất sai. Nhà vườn thường để cây nhãn cao khoảng ba thước tây. Lùm nhãn cũng chỉ để rộng khoảng ba thước tây. Muốn cho cây nhãn đúng khuôn khổ như vừa nói trên, người ta phải cắt tỉa cho cành gọn lại. Thay vì vứt những cành đã tỉa, nhà vườn thường chiết cành, gửi đi các nơi bán. Nếu một cây nhãn chiết khoảng 10 cành, thì mỗi năm có thể thu hoạch từ bảy trăm cho tới ngàn đồng.

Khi chúng ta chuẩn bị cấy một cây nhãn, chúng ta phải đào vồng khoảng nửa thước tây, sâu khoảng 50 phân. Nếu khi cắt cỏ, chúng ta đổ cỏ vào lỗ vừa đào, rồi đổ thêm phân bò vào trộn với cỏ. Tới mùa xuân, chúng ta đào lên, rồi cấy cây nhãn vào lỗ đã chuẩn bị năm trước. Trên trốc trải mùn cây chung quanh, cao hơn trên mặt đất khoảng ba bốn phân. Muốn cho cây nhãn không bị gió lay, người ta cột dây, kéo ra ba chiều có cọc đóng sẵn để cây không bị hư hại hay chết vì cây bị gió lay làm đứt rễ.

Khi mới trồng cây, chỉ nên bón bằng phân bò ải, tới năm sau khi cây đã sống vững rồi mới bón thên phân hóa học. Loại phân thường bón cho nhãn có công thức 19-12-6 hay những công thức tương tự. Ta cũng có thể bón phân hữu cơ. Tùy theo tuổi cây mà bón ít nhiều cho thích hợp. Bón phân nhiều quá có thể làm cho lá quăn hay rụng lá. Có nhiều người đi câu cá, sau khi làm cá, lấy đầu, xương, vảy cá hay cá con không ăn tới chôn vào gốc cây là tốt nhất. Chúng ta cũng có thể dùng phân cá bán sẵn nơi những vựa cây, loại phân làm từ Alaska rất tốt. Đây là loại phân hữu cơ chúng ta thường dùng để tránh những hợp chất từ phân hóa học làm hại cho sức khỏe.

B. CÔNG DỤNG CỦA TRÁI NHÃN

Trái nhãn có lượng đường cao, do đó những người bị tiểu đường khi ăn nhãn nên ăn ít thôi để lượng đường không cao quá trong máu. Người bình thường ăn nhãn rất tốt. Ngoài lượng đường, nhãn còn có sinh tố C, protein, khoáng chất, chất sợi giúp cho việc tiêu hóa dễ dàng.

Người ta cũng dùng nhãn phơi khô hay đóng hộp, hoặc làm những món nộm trong bữa ăn. Mùa hè, người mình thường nhặt nhãn, rồi cho vào đĩa, bỏ thêm đá vào lúc ăn cho mát.

Theo người Tầu, nhãn có lợi ích cho tim, bổ máu huyết, làm êm hệ thống thần kinh. Tất cả những lợi ích này, quí độc giả nên tham khảo với những bác sĩ hay những đông y sỹ để được hướng dẫn cho đúng cách.

11. TRỒNG VẢI

Vải cùng họ với nhãn, hình thù cũng giống nhau, trái vải hình bầu dục, lớn hơn trái nhãn và có mầu đỏ. Cũng như nhãn, người Việt mình cũng trồng vải ở những vùng người ta trồng nhãn. Nhãn ưa vùng nhiệt đới. Nhãn cũng như vải có nhiều loại khác nhau. Mùi vị của vải chua hơn nhãn: từ chua, tới dôn dốt, nhưng không ngọt như nhãn. Trái vải thường mọng nước hơn trái nhãn.

Có thuyết cho rằng vải là loại trái cây quí, dùng cung tiến nhà vua. Người ta nói bốn ngàn năm về trước, vải được trồng ở trung Việt Nam, từ vườn thượng uyển đi ra ngoài. Rồi từ đó tới những miền khác. Tới thế kỷ 17 vải mới được tràn lan tới vùng Đông Nam Á châu. Rồi tới thế kỷ sau đó mới thấy xuất hiện ở Ấn Độ. Bây giờ vải là sản phẩm khá thông dụng được đóng hộp để sản xuất tới nhiều quốc gia khác. Gần đây vải được trồng cả tới Úc châu nữa. Vải hộp xuất hiện trên thị trường từ 1945. Trước đó thì vải chỉ được bán tươi, rồi phơi khô có cả vỏ.

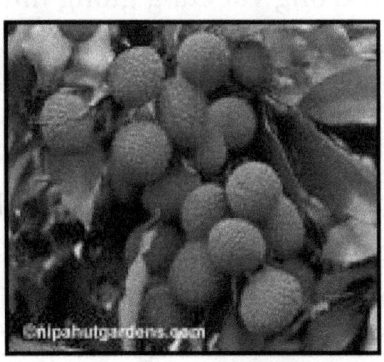

Hình 26. Chùm Vải

Vải cũng như nhãn, người ta thường coi là trái cây có tính cách xa xỉ, có nghĩa là đắt, nhưng bây giờ không còn coi trọng như trước mà ai có tiền đều có thể mua dùng. Ở Hawaii, người ta chế biến thêm như một dĩa vải đã bóc sẵn, trộn thêm chocolate nấu chảy rồi bỏ cream lên trên trốc để hòa lẫn vào nhau với mùi vị thật thơm ngon. Vải khi bứt từ cây rồi không để lâu được, chỉ ít ngày là phải ăn. Vải dùng làm rượu, loại rượu quí này thường dùng trong những buổi tiệc đãi khách quí hay trong những dịp đầu năm. Cũng chính thế trong chợ tết, người ta thường bán rượu vải.

Vải người Tầu coi là thứ bổ huyết rất tốt. Vải cũng là một thứ trái cây có thể đem lại hương vị lãng mạng tình tứ.

Người ta trồng vải cũng giống như phương thức nói trên về cách trồng nhãn.

12. TRỒNG MẬN MỸ THO

Một người hàng xóm đi về Việt Nam thăm gia đình, khi trở về, tặng tôi hai hột trái mận Mỹ Tho để làm quà. Tôi ương hột, ít lâu sau cả hai nảy mầm lên cây. Tôi dự trù sẽ hồi lại cho người bạn khi cây lớn một chút. Chẳng may có người bạn của con tôi đến chơi đã xin mất cây mận đó, sau này đòi mà anh ta không trả lại, vì thế tôi cảm thấy như thất hứa với bạn. Khi chơi cây, chúng tôi thường phải giữ lễ hoàn lại cho người bạn một cây!

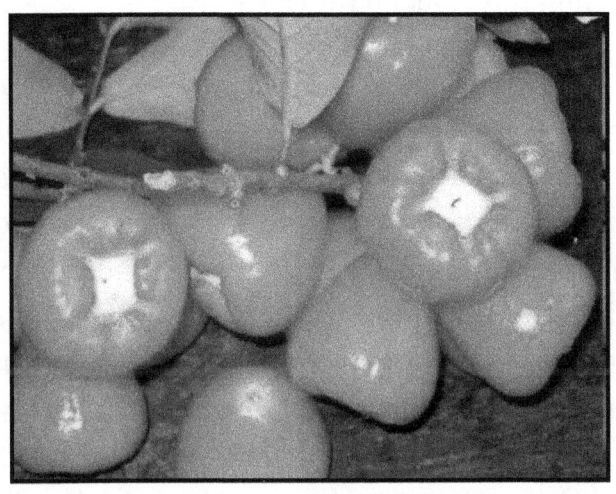

Hình 27. Trái Mận

Người miền Bắc gọi cây mận loại này là quả bồng bồng, cũng cùng loại nữa người ta gọi trái roi, khi chín vẫn xanh, ăn hơi chát. Thường trái mận Mỹ Tho gọi là mận đỏ và trái lại cũng có loại mận giống y nguyên thế có mầu trắng gọi là mận trắng. Sở dĩ gọi như thế để tránh lẫn lộn với trái mận, mơ. Tiếng anh gọi là Malay apple (Syzylium malaccensis), người ta tìm thấy nhiều loại trái cây này ở vùng Mã Lai, Indonesia, Sumatra.

Ở miệt vườn nam Việt Nam, người ta thường cấy loại mận này trong vườn có những rãnh dẫn nước. Cũng chính thế mận lên tốt và sai trái.

Riêng những người không phải là nhà vườn như chúng ta, tôi xin nói cách tôi đã trồng cây mận loại này. Lấy một cái chậu một gallon, bỏ mùn cây trộn đất tốt trong vườn để ương hạt. Mấy tháng sau hạt mọc cây. Thường chúng ta phải để cây trong chậu cả năm. Khi mùa đông trở lại, chúng ta đưa cây vào nơi ấm để cây không chết vì mận rất yếu chịu lạnh. Khi mùa xuân trở lại vào cuối tháng hai đầu tháng ba, chúng ta đánh vồng, hạ cây xuống đất. Cắm một chiếc cọc giữ cho cây không bị gió, rồi tưới nước, bón phân chờ ba năm sau, nếu cây tốt đủ, không bị khí hậu lạnh lẽo cay nghiệt thì cây có thể trổ bông ra trái. Năm đầu chỉ bói ít trái, nhưng những năm sau, mận có rất nhiều trái.

Hoa mận nở ra rất đẹp, mầu trắng có rất nhiều nhụy tỏa ra tròn như đuôi công. Quả mận tuy sai như thế, nhưng điểm yếu của nó là khi gặp những cơn gió mạnh, mận có thể rụng hết hay đa số những trái trên cây. Kinh nghiệm này chính tôi đã có ngay trong vườn và một số người Việt mình trồng cây ở miền nam Cali cũng cho biết như thế.

Trái mận hình trái chuông, kết thành chùm trên ngọn, trông rất đẹp mầu xanh. Khi nó chín mới đổi thành mầu đỏ. Người ta ưa dùng mận từng chùm đặt vào dĩa lo việc cúng trên các bàn thờ trong gia đình. Trái mận ít có mùi thơm, nhưng có nhiều nước và xốp ăn rất thú vị. Thường khi trái cây đã già, gặp những trận mưa đẫm nước làm cho nó chín rộ lên mọng nước.

Mận tìm thấy nhiều trong những vùng nhiệt đới từ Việt Nam, Thái Lan và những vùng lân cận.

Người Việt mình không coi mận là một loại thuốc trị bệnh, nhưng người Căm Bốt đã sử dụng trong những trường hợp như trị sốt rét, và dùng rễ làm thuốc lợi tiểu, bị sưng phù chân. Người Mã Lai lấy rễ trị bệnh ngứa hay lấy lá vò ra trị lưỡi bị nẻ nứt. Ở Brazil người ta dùng lá hay rễ cây hay hạt mận trị táo bón, trị tiểu đường, nhức đầu, yếu phổi, và trị ho. Người ta nói trái cây, vỏ cây, hạt và lá có kháng tố. Chúng ta cũng biết người ở Brazil thường dùng nhiều loại lá cây chữa bệnh, họ cũng dùng thiền để chữa bệnh nữa. Những người ở Bắc Mỹ không hiểu phong tục thường cho họ mê tín dị đoan (voodoo!). Chúng ta cũng nên thông cảm với những vùng còn chậm tiến thường dùng dược thảo chữa bệnh. Kết quả chúng ta không hiểu, nhưng hãy nói tới thuốc Bắc có cả nhiều ngàn năm người Tầu dùng. Hiện nay rất nhiều người Mỹ đã tới tiệm thuốc Bắc bốc thuốc và cảm nghiệm được kết quả khả quan. Dù sao thì ở một quốc gia tiến bộ về y học, chúng ta phải nghe theo chỉ dẫn của bác sỹ và phải rất thận trọng trong việc dùng các loại lá hay dược thảo.

13. TRỒNG CÂY NA (MÃNG CẦU DAI)

Cây na hay người miền Nam gọi cây mãng cầu dai. Na có hai loại: na bở và na dai. Người ta gọi mãng cầu dai. Mùi vị của nó thơm, bóc vỏ phía trong có những múi trắng nhỏ mềm. Đó là cùi bọc hạt đen bên trong. Khi xưa các bà thường nhuộm răng đen rất đẹp, những hàm răng đen đẹp thường gọi răng đen như hạt na. Người ta cũng thấy na có tên Annona squamosa (Custard apple), người Thái gọi là Noi-na, Mã Lai kêu Nona Sri kaya, Indonesia gọi Srikaya.

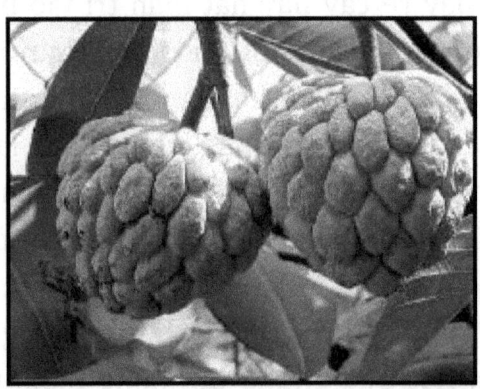

Hình 28. Trái Na (Mãng Cầu Dai)

Na được trồng khắp nước ta từ Bắc chí Nam. Và những thập niên năm mươi, sáu mươi, bảy mươi:

những khi đi xe lửa qua những ga Mường Mán, Sông Mao hay Phan Thiết, khách hàng thường được mời mua những trái na chín thơm phức. Đặc biệt ở vùng này có loại na dai trứ danh mà khách có dịp thưởng thức không bao giờ quên được. Người ta cũng thấy na được cấy khắp vùng Đông Nam Á như Thái Lan, Nam Dương, Mã Lai, Ấn Độ. Na cũng được trồng ở nam Cali, nam Texas, hay Florida, nơi có nhiều cộng đồng người gốc Á châu cư ngụ. Người ta cũng thấy na được trồng trong vùng Ả Rập, Do Thái, trái lớn gấp đôi so với na trồng ở vùng Đông Nam Á châu. Người ta cho biết người Tây Ban Nha có những thương thuyền đi buôn bán ở nhiều lục địa, đã có công đưa giống na từ tây Ấn làm giống và cấy ở những vùng ảnh hưởng của họ như Nam Mỹ, Mễ. Cây na cũng được cấy ở Nam Phi vào thế kỷ mười bảy. Bây giờ người ta cũng cấy xuống na vùng Ba Tây, Nam Mỹ châu nữa.

Trước kia ở Bắc, trong vườn nhà tôi có cau nhiều nhất được cấy thành hàng ở phía trước nhà và phía vườn đằng sau. Tất cả mấy chục cây. Loại cây được cha mẹ tôi thích thứ hai là na: khoảng gần một chục cây. Hai cây nhãn, một cây khế và khá nhiều chanh, một giàn trầu không. Vườn có nhiều cây nên tương đối hơi rậm rạp. Chung quanh nhà là lũy tre để ngăn ngừa trộm cướp và giữ sự kín đáo trong vườn. Phía trước nhà có ao thả cá và cấy rau muống.

Người Bắc thường bố cục căn nhà giống nhau như tôi vừa kể. Mẹ tôi trồng na rất thành công. Trái na vỏ có múi nhỏ hơn vỏ trái lựu đạn. Giữa múi có kẽ, khi sắp chín những kẽ này nở rộng ra. Đó là lúc người làm vườn có thể bứt trái đưa ra chợ bán. Nhà có hai ba con trâu, nên mỗi ngày dọn phân thường đôn phía sau vườn gần gốc cây, cộng thêm với trấu những khi xay lúa được đổ ra vườn bón cây. Chỉ có thế là những cây trong vườn rất tốt có hoa trái quanh năm. Đó cũng là cách bón phân tương đối đơn giản rất nhà quê của những gia đình trồng cây để có hoa trái ăn trong gia đình, khác với những người trồng cây chuyên nghiệp để sản xuất và xuất cảng.

Những kỷ niệm không quên mỗi khi bà cụ cho mấy anh em chúng tôi những trái na chín mõm. Vừa bóc vỏ, hiện ra những múi trắng mịn, khiến chưa kịp ăn, nước miếng đã ứa ra.

A. TRỒNG NA NHƯ THẾ NÀO?

Na có thể trồng bằng hạt, nếu chăm sóc kỹ lưỡng và khi trời lạnh nên che ủ kỹ lưỡng, thì chỉ cần ba năm sau có hoa trái. Khi chúng ta chọn giống: tốt nhất chọn một trái lớn, có hình thù tròn trĩnh, chín mõm. Sau khi ăn, bỏ hột vào một chậu nước. Những hạt lép hay non thường nổi trên mặt nước hay nằm lửng lở, chúng ta lượm bỏ ra ngoài, chọn những hạt già, đen thường nằm dưới đáy chậu. Một trái na thường có từ năm tới bảy chục hạt. Chúng ta chọn những hạt có hình thù tròn trĩnh, lớn, đó là những hứa hẹn tốt cho việc tăng trưởng cây sau này.

Chọn hạt tốt rồi, chỉ cần khoảng hai chục hạt đủ cho chúng ta có từ năm tới mười cây khi nó mọc lên. Để tránh cho cây con khỏi mang bệnh, ta nên rửa hạt sau khi ăn bằng một hỗn hợp nước có pha loãng nước xà phòng rửa bát (liquid soap). Sau đó phơi khô trong một hai ngày. Lấy một chậu khoảng 5 gallons, cho đất tốt (top soil) vào khoảng hai phần ba chậu, rồi lấy một chiếc đanh ba inches, chọc xuống hai inches, sau đó bỏ hạt xuống, mỗi hạt cách nhau hai inches, sau đó lấp đất chờ hạt nảy mầm mọc cây. Thường chúng ta có thể mua trái na vào khoảng tháng chín dương lịch chúng ta có dịp ăn trái na, rồi lấy hạt cấy. Với thời điểm này, khí hậu hãy còn ấm cúng để hạt có thể nảy mầm. Ít lâu sau chúng ta có cây na nhỏ.

Để tránh thời tiết lạnh giá có thể làm chết cây, chúng ta cẩn thận mang cây vào nơi ấm cúng chăm sóc. Khí hậu trong nhà rất hợp với những cây miền nhiệt đới sinh trưởng được qua mùa lạnh.

Khi mùa xuân trở lại, cây có thể đã lớn khoảng năm sáu inches, chúng ta đưa ra ngoài khi trời nắng ấm, bón phân miracle grow pha loãng thúc cho cây tăng trưởng. Vào khoảng tháng tư cây có thể đã cao tới mười hay mười hai inches, chúng ta sang ra chậu. Mỗi cây cấy vào chậu 5 gallons, để vào nơi có nhiều bóng mát, nắng buổi sáng rất tốt cho cây. Cây sang chậu một hai tuần sau bắt đầu phát triển, chúng ta có thể tưới miracle grow, rồi tháng sau có thể tưới phân cá hay bone meal, blood meal hoặc phân bò ải, phân làm bằng rong biển (sea weed). Nhớ nên thay đổi các loại phân thì tốt hơn. Từ tháng tư tới tháng chín tưới cây na loại này khoảng bốn lần là đủ. Tới tháng mười, cây đã cao trên thắt lưng, chúng ta lại phải mang vào nơi ấm cúng để cây không bị giá lạnh trong mùa đông. Mùa xuân năm sau lại đưa cây ra, bón phân và chờ tới tháng tư, chúng ta có thể sang chậu 15 gallons. Rồi tiếp tục bón phân. Lúc này cây đã lớn và có nhiều cành. Sang năm tới vào mùa xuân có thể bỏ thêm phân bò ải, sau đó ít lâu bón phân bloom buster hay superbloom giúp cho cây ra hoa.

Hoa na giống hoa muống rồng, có mùi thơm tương tựa, cấu trúc của hoa cũng thế. Hoa có ba cánh dài. Lúc cây ra hoa không cần tưới phân cho tới khi trái bằng ngón tay cái mới tưới phân. Lúc này những trái có hình thù không đẹp hay lồi lõm méo xẹo, ta nên bứt bỏ đi, chỉ giữ lại những trái có hình thù tốt. Cây mới ra trái chỉ cần giữ năm bảy trái trong năm đầu và nên giữ quả phân phối đều trên mỗi cành để cây được thăng bằng trong việc phân phối những chất dinh dưỡng đưa lên từ gốc.

Vào năm sau, chúng ta có thể để cây ra trái nhiều hơn, nhưng cũng giữ nguyên tắc giữ trái được phân phối đều trên mỗi cành cây như năm trước.

14. TRỒNG MÃNG CẦU XIÊM

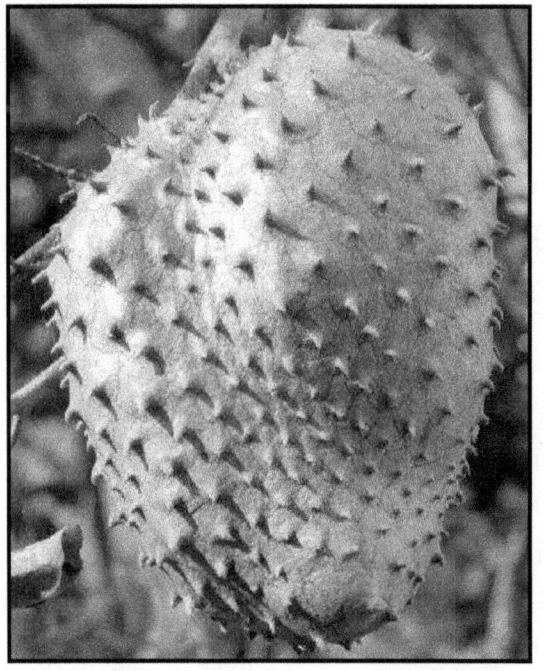

Hình 29. Trái Mãng Cầu Xiêm

Tôi mạn phép để được nói là khi nói tới mãng cầu xiêm là sản phẩn trồng cây ở miền Nam, trong khi đó na là sản phẩm của miền Bắc và Trung. Khi tìm hiểu về cây mãng cầu Xiêm, không ngờ trái này lại là loại trái vùng nhiệt đới của châu Mỹ. Thực ra trái mãng cầu này được trồng rất nhiều ở vùng Đông Nam Á châu như Việt Nam, Thái Lan, Mã Lai, Nam Dương và Phi Luật Tân. Khi đặt chân tới Mỹ mới thấy trái này được bày bán trong các chợ: sản phẩm từ nam Hoa Kỳ và của những nước phía nam như Mễ Tây Cơ.

Trái mãng cầu Xiêm tuy có mùi vị giống trái na và cùng họ, nhưng hơi chua. Trái lớn, nặng tới 3kg50. Một lần trở về thăm gia đình tại Cali, tôi tới nhà người cháu, thấy cây mãng cầu Xiêm thân lớn hơn bắp vế, trái rủng rỉnh từ gốc lên tới cành. Trái nhiều quá không thể đếm được, thế mà không hiểu sao người ta bán quá đắt ở chợ.

Trái mãng cầu Xiêm có vị chua. Khi ăn, người ta có thể cắt từng miếng, rồi dùng muỗm xúc ăn. Người ta cũng thường xay làm nước trái cây, vì chua nên có thể cho thêm đường hoặc sữa đặc cho dễ ăn. Người ta cũng dùng trái cây này như món ăn. Ngoài ra cũng dùng làm kẹo hay mứt dùng trong dịp tết nguyên đán.

A. CÁCH THỨC TRỒNG MÃNG CẦU XIÊM

Chúng ta có thể trồng cây bằng cành chiết và như thế chóng có quả hơn. Tuy nhiên cũng có thể trồng bằng hạt. Khi ăn nên chọn trái chín thật lớn. Ăn rồi lấy hạt nào có hình đẹp tròn trĩnh và thật đen để trồng vào trong chậu. Ít tuần sau hạt nảy mầm và ta có một cây con. Một năm sau, chúng ta có thể cấy xuống vườn. Khoảng ba bốn năm sau có trái, nếu cây được săn sóc kỹ lưỡng.

Khí hậu Cali hay Florida rất thích hợp cho loại cây này, những nơi như miền nam Texas có thể cấy được, nhưng khó có kết quả như chúng ta mong muốn, có nghĩa là phải đề phòng những cơn giá lạnh. Qua những mùa giá lạnh, cây sẽ bị hại, cũng có khi bị chết hay nếu may mắn còn sống sót thì năm đó cây cũng không có trái.

Khi cây đã lớn và có nhiều trái, chẳng hạn như cây của người cháu tôi vừa nói ở trên. Tôi thấy vì cây quá nhiều trái, nên nhiều khi không ăn hết hay biếu cho bạn bè. Người làm vườn muốn cho trái cây lớn hơn, ông ta chỉ để ba bốn cành lớn, những cành khác cắt bỏ. Kể cả những cành lớn còn để lại cũng cắt ngắn đi chỉ để cách thân một thước tây thôi. Thế mà trái nhiều không thể đếm được. Có những trái lớn không kém cái đầu của chúng ta. Nói về sản xuất bán ra thị trường, tôi khuyên những người nhà vườn nên cấy loại cây này.

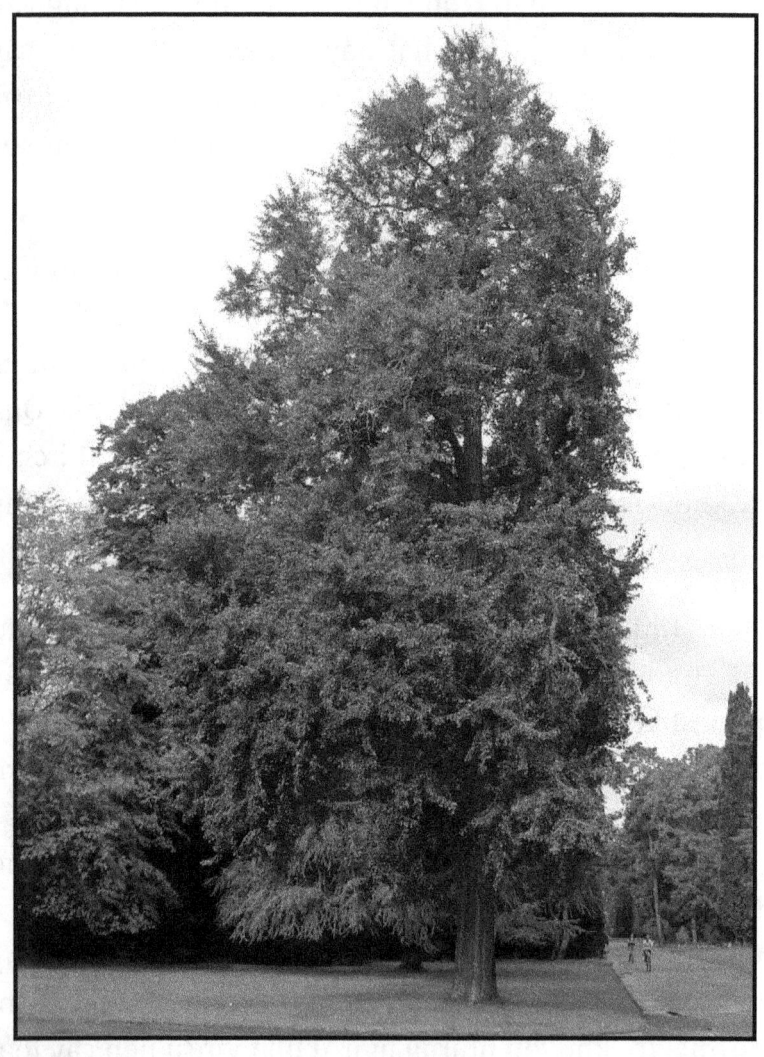

Hình 30. Cây Bạch Quả đứng ngạo nghễ qua nhiều thế kỷ

PHẦN III

DƯỢC THẢO

Trong chương này, chúng tôi gửi tới quý vị những tài liệu liên quan tới sức khỏe, trong đó một số cây quen thuộc chúng ta có nghe nói. Chúng tôi cũng đề cập tới một số những hạt chúng ta thường sử dụng trong việc làm món ăn hay một số những loại dầu ăn. Chúng tôi cũng đưa quý vị một số tin tức về một số vị thuốc rất thông thường chúng ta thường nghe nói trên báo chí hay đài phát thanh, trên mạng lưới: nghe tên của chúng mà vẫn chưa tường tận biết ích lợi thực sự của chúng.

1. BẠCH QUẢ: TRƯỜNG SINH DƯỢC THẢO

Cách đây 3 năm, tôi đến Pensylvania vào mùa thu trước lễ Tạ Ơn. Trời bắt đầu lạnh gần độ đông đá. Một buổi sáng xuống phố, ánh mặt trời chói chang trên những lùm cây. Cây cối trơ trụi ngoại trừ một số cây mầu vàng dọc theo đường với những chùm lá hình rẻ quạt, tôi nhận ra ngay đó là cây bạch quả. Mùa xuân lá cây mơn mởn từng chùm trổ ra trên từng đốt dọc theo cành cây vươn ra tứ phía. Mùa hè lá biến thành xanh đậm. Mùa thu lá đổi mầu vàng trông rất đẹp.

Ngồi trong quán ăn điểm tâm nhìn ra phía trước, tôi thấy mấy người vừa đàn ông đàn bà đang lượm những trái bạch quả rụng quanh gốc cây. Tôi hỏi cô bé cháu thì được biết các ông bà này trong mùa thu, khi thấy trái bạch quả rụng, họ cố lượm thật nhiều, nấu chè rồi đưa vào sở làm quà cho bạn bè mỗi người một ly. Các ông bà trong sở lấy làm thú vị lắm: chè ăn vừa ngon, vừa bổ lại có mùi thơm vị bùi.

Mùa thu đã mang lại cho những người Trung Hoa này một cái mong đợi đầy lý thú. Với họ chỉ là lượm trái cây, nấu chè, không hơn không kém.

Hai hôm sau chúng tôi đi lượm lá chứ không lượm trái. Ở New Jersey tương đối dễ vơ lá hơn. Chúng tôi chỉ cần tới một cây vào buổi sớm, sau một đêm lạnh lá rụng chồng đống tại gốc cây, bốc mấy phút là được mấy bịch rác. Chúng tôi mang về nhà soạn lấy những lá tốt, còn những lá úa loại đi. Sau đó cho vào máy sấy cứ 24 tiếng lại được một mẻ, hai cậu cháu lượm có thể đủ làm trà uống cả năm. Chúng tôi trộn ⅔ lá bạch quả và

⅓ trà để giữ cho lá khỏi bị ẩm ướt, vả lại cũng cần uống trà có lợi cho cơ thể rất nhiều.

Câu hỏi được mọi người dặt ra là cây bạch quả là gì? Người Trung Hoa gọi cây bạch quả vì sau khi trái rụng, mầu của nó hơi vàng nâu giống như trái mơ, khi rửa sạch vỏ chỉ còn có hạt, lúc phơi khô hạt trắng, vì thế mà người ta còn dịch ra tiếng anh là white nut. Cây bạch quả cũng được người tây phương gọi là Ginkgo Biloba, hay người Hoa Kỳ gọi là maidenhair, cây tóc tiên nữ.

Bạch quả xuất hiện đã lâu trên trái đất vào thời khủng long mà người ta đã tìm thấy ở các địa tầng trái đất trên các đại lục đông và tây bán cầu. Ở Á châu, người ta thấy cây bạch quả được cấy trong khuôn viên các chùa ở Trung Hoa và Nhật Bản. Bạch quả là loại cây có lâu nhất trong các cây trên trái đất. Bạch quả cũng có một sức sống dẻo dai. Năm 1945 sau cuộc thả bom nguyên tử ở Hiroshima, người ta thấy tất cả những cây khác bị tiêu diệt, nhưng cây bạch quả vẫn sống ngạo nghễ giữa gió bụi phong trần.

Vào thế kỷ 18, người Âu châu chú trọng tới cây bạch quả vì hình thù và sắc đẹp của nó. Ông Englebert Kaempfer, một y sỹ và là nhà thực vật học người Đức, lần đầu tiên trong cuộc đời ông được trông thấy cây bạch quả trong chuyến công du Nhật Bản. Sau đó ông

Carolus Linnaeus, người Thụy Điển, cũng là một nhà thực vật học trong việc xếp loại và hệ thống hóa các loại động vật và thực vật, đã đặt tên Ginkgo Biloba cho cây bạch quả. Năm 1727 người ta mang cây bạch quả từ Trung Hoa tới Âu Châu và cấy tại vườn dành cho những cây ở vùng nhiệt đới. Tại Hoa Kỳ, năm 1784 ông Hamilton là người đầu tiên cấy cây bạch quả tại sân nhà ông ở Philadelphia. Bây giờ cây ấy hãy còn sống và ở ngay cạnh nghĩa trang Woodlawn. Rồi cứ thế, người này bảo người kia, kể cả rất nhiều thành phố lập dự án trồng cây hai bên đường phố để tăng vẻ đẹp cho đô thị. Hiện nay ở Philadelphia, nếu ai muốn trồng cây bạch quả, chỉ cần liên lạc với sở thiết kế đô thị để được mua một cây bạch quả 15 gallon với giá $75.00 thay vì giá thị trường là $150.00. Ở Hoa Kỳ hiện nay cũng có nhiều nông trại cấy loại cây này, chẳng hạn như ở S. Carolina để sản xuất và cung cấp lá cho những nhà bào chế các sản phẩm bạch quả.

Cây bạch quả sống lâu hơn các loại cây khác. Cây có thể sống nhiều ngàn năm. Cây cũng có cây đực cây cái. Cây đực cung cấp nhụy, cây cái sinh quả. Cây bạch quả phải kể tới 50 năm sau khi trồng mới có trái, vì vậy, nếu đời ông trồng cây thì đời cháu mới được ăn trái. Trái bạch quả khi chín, sẽ đổi mầu vàng ố và rớt xuống đất có mùi hôi, vì thế nhiều nơi khi thấy cây sinh trái, người ta thường chặt cây, chỉ để lại cây đực.

A. DƯỢC TÍNH CỦA CÂY BẠCH QUẢ

Người Trung Hoa đã sử dụng dược tính của cây bạch quả từ nhiều thế kỷ. Cho tới nay, nhiều khi trong các thang thuốc cũng có mấy hạt bạch quả được trộn lẫn với những vị thuốc khác. Các thày thuốc bắc dùng trái bạch quả trị các bệnh về não, bệnh suyễn, sưng cuống phổi. Trong các sách thuốc Trung Hoa vào thế kỷ 15, 16 người ta cũng dùng hạt bạch quả rang khô để trị các bệnh liên quan đến cơ quan tiêu hóa. Ngoài ra trái bạch quả chín còn được ngâm vào dầu ăn 100 ngày trước khi dùng trị bệnh phổi. Lá bạch quả cũng được người Trung Hoa dùng trị bệnh tiêu chảy, vò những lá tươi xát vào da khi bị khô vì trời lạnh, hay bị cháy nắng có những vết như tàn nhang, hoặc da bị trầy trụa. Tại Nhật Bản, người ta khám phá thấy sau khi bóc vỏ hạt bạch quả có một màng thật mỏng bao chung quanh nhân, màng này tạo ra chất sát trùng có thể giết sâu bọ. Vì lý do đó, người nhật thường để những hạt bạch quả ở các ô hộc trong kệ sách để tránh mối bọ. Lá bạch quả sinh ra những chất khiến sâu bọ không thể ở trên cây và cũng khử được những ô nhiễm nữa.

Vào những thập niên gần đây, rất nhiều các quốc gia tại Âu Châu đã lập những viện nghiên cứu và lập các nhà bào chế ép những chất trong lá bạch quả để tìm hiểu dược tính của nó và dùng những chất ép từ lá cây bạch quả chế biến ra những viên hay đặt vào trong những bao nhộng có các cân lượng từ 60mg, 120mg bán ra thị trường. Cũng có khi họ thêm vào những vị khác chẳng hạn như các loại nhân sâm.

Hiện nay người Hoa Kỳ cũng trồng thật nhiều cây bạch quả để chế biến dùng loại dược thảo này áp dụng song song với những loại thuốc tây khác. Trong việc tìm hiểu những đặc tính dược thảo, các nước Âu Mỹ đã nghiên cứu rất kỹ lưỡng về chất liệu của các thứ cây có khả năng chữa bệnh.

Đứng trước những khó khăn của y học tây phương trong việc chữa trị bệnh nhân, các nhà nghiên cứu đã tìm hiểu những phương dược của Đông Phương: dùng dược thảo, châm cứu, điểm huyệt, xoa bóp, thiền v.v... Nhãn giới mới này đã bổ khuyết rất nhiều trong ngành y học Tây Phương, đặc biệt trong nhưng bệnh nan y kinh niên mà y khoa phải bó tay hoặc vật lộn thực vất vả để cứu sinh mạng của bệnh nhân. Có những bệnh nhân dùng thuốc tây lâu bị ảnh hưởng như lở loét bao tử, suy bại thận hay gan. Trong khi đó những sản phẩm của dược thảo có thể được thay thế mà không nguy hại gì đến gan thận hay bao tử.

Báo chí Tây Phương vào những năm gần đây đã loan tin rất nhiều về những yếu tố tinh thần, niềm tin, dược thảo, v.v... đã đưa lại kết quả rất khả quan trong ngành y học. Tại Âu châu các bác sỹ đã cho toa cả mấy chục triệu bệnh nhân dùng dược thảo mà bạch quả đứng hàng đầu. Tại Hoa Kỳ, theo báo New York Times năm 1997 khoảng 100 triệu người dân dùng các dược thảo trị giá 6.5 tỷ mỹ kim, so với 3 tỷ vào năm 1990. 62% phần trăm dân Hoa Kỳ nếu họ thấy thuốc tây vô vọng trong những căn bệnh họ gặp phải, họ không ngần ngại dùng dược thảo, và 84% những người dùng dược thảo họ sẽ dùng lại trong những khi cần.

Tôi có một người anh kết nghĩa năm nay 82 tuổi. Cách đây trên mười năm, vì rủi ro, anh đang lái xe bỗng dưng buồn ngủ, đâm vào chiếc xe 18 bánh đang đậu bên đường. Kết quả bị gẫy hai chân, gẫy hai tay và mất một cái đầu gối. Anh là người rất can đảm, mặc dù mổ xẻ đau đớn, không hề kêu một lời. Sau mấy tháng nằm bệnh viện, anh đã phải qua nhiều cuộc giải phẫu, và cuối cùng anh được xuất viện. Anh tiếp tục tập luyện, cuối cùng đi lại bình thường. Chúng ta cũng biết những trường hợp như thế này, dĩ nhiên khi trái gió trở trời anh đã bị đau nhức một cách thê thảm. Anh đã đi bác sỹ để thử nghiệm và được cho toa thuốc. Uống thuốc trị bệnh tê thấp không phải lúc nào cũng dễ vì nếu uống thuốc lâu, thuốc có thể làm nguy hại đến những bộ phận khác trong cơ thể. Một hôm anh nghe người ta chỉ, dùng trà bạch quả, anh thấy dễ chịu hẳn lên, lại cảm thấy tâm trí thoải mái, trí nhớ được phục hồi có thể ngồi viết lại những phần nhật ký anh chưa hoàn tất được. Rồi sau đó anh tìm hiểu nhiều về các loại dược phẩm chữa trị bệnh bằng dược thảo. Nay anh đã được bình phục và không còn đau nhức nhiều như trước kia, thật là một an ủi lớn cho anh.

Một người khác, bạn của anh tôi, năm nay 73 tuổi. Anh bị đau ở bả vai phải, kéo xuống cánh tay và bàn tay rất khó chịu. Anh đã đi mấy bác sĩ, uống năm sáu toa thuốc không thấy khỏi. Anh dùng sản phẩm bạch quả trong hai tuần, anh đã hết bệnh, sau đó anh đi mua ngay cây bạch quả 15 gallon đưa về cấy trước cửa nhà. Mỗi sáng đi tập thể dục về, anh lấy mấy lá nhai rồi nuốt đi. Cách đây ít lâu, anh cho biết lá bạch quả đã đem lại cho anh sức khỏe lạ thường, cảm thấy người thật cường tráng.

Hai tháng nay, tôi được biết một người bạn, tâm hồn rất sáng suốt minh mẫn, nhưng cơ thể anh xuống dốc một cách thê thảm. Các khớp xương của anh đau nhức. Mỗi khi cơn đau lên như thế, các bắp thịt kéo co lại đau đớn lắm. Anh tìm đọc tài liệu về sản phẩm bạch quả. Mấy hôm sau anh mua và dùng. Ngày hôm sau anh cho biết chưa bao giờ anh có được giấc ngủ ngon như thế, một tuần sau anh cho tôi biết các khớp xương hãy còn đau nhưng bắp thịt không co lại và không còn đau nữa.

Những chuyện tôi vừa kể trên chỉ phần nào nói lên ích lợi của bạch quả. Chúng ta lần lượt tìm hiểu thêm những nghiên cứu của các dược phòng qua những công trình làm việc của nhiều khoa học gia, cũng từ đó người Tây Phương nhìn nhận và thử nghiệm bạch quả một cách hữu hiệu như thế nào.

Bắt đầu từ 1930 ngành Y khoa tây phương chú trọng về ích lợi của cây bạch quả trong việc bảo vệ sức khỏe và chữa trị bệnh tật. Sau khi các khoa học gia Đức và Nhật đã ép nước từ lá bạch quả và phân chất, người ta tìm thấy hai nhóm hóa chất quan trọng: flovone glycosides và terpene lactones.

Flovone glycosides là những hóa chất loại flavonoids. Hóa chất flavonoids là một số hợp chất tìm thấy trong nhiều cây và trái cây, nhất là những loại chanh, cam, bưởi. Nó là những chất chống oxit hóa, có nghĩa là nó làm sạch những chất ô nhiễm trong máu. Chất flavonoids cũng có đặc tính bảo vệ các tế bào khỏi bị vỡ do chất acid và các loại acid béo do đó các tế bào lúc nào cũng ở tình trạng khỏe mạnh và có khả năng thẩm thấu. Chất flavonoids cũng giúp cho các hạt máu không bị dính vào nhau, nó giúp cho việc tuần hoàn máu trong cơ thể, đánh tan những cục máu, khiến ta tránh được đứt gân máu. Nó giúp cho những mạch máu không bị cứng, có khả năng giúp tồn trữ sinh tố C và giữ gìn nó lâu trong cơ thể.

Chất **terpene lactones** trong cây bạch quả giúp cho sự tuần hoàn máu tới não và các bộ phận trong cơ thể, chuyển dưỡng khí tới các mô, giúp cho việc hấp thụ chất đường (glucose) trong các mô. Việc này giúp cho cơ thể khỏe mạnh và có thêm sức lực. Chất này cũng giúp cho kiện toàn trí nhớ và giúp cho não vận chuyển và được hoàn phục sau khi bị đứt gân máu. Chất bilobalides và ginkgolides chỉ tìm thấy nơi cây bạch quả, nó gồm có những phân tử của 3 loại ginkgolides A, B, và C có một cách cấu tạo đặc biệt giống như một cái lông mà không có cách nào các nhà hóa học có thể chế ra một hợp chất gắn liền như thế được.

Cuối năm 1950, bác sĩ Willmar Schwabe thuộc hãng Schwabe ở Tây Đức đã rút từ lá bạch quả hợp chất gồm có 24% flavone glycosides và 6% terpene lactones, tỉ lệ 24-6 được gọi là GBE. GBE có ba ảnh hưởng lớn trong cơ thể:

(1) giúp cho mạch máu được vận chuyên nhiều trong cơ thể và giúp cho máu được tinh khiết, sự vận chuyển đó đưa máu tới các mô và các cơ phận như tim, não, tai, mắt.

(2) bảo vệ các cơ phận không bị ô nhiễm phá hoại.

(3) ngăn chặn chất PAF, là chất làm cho máu dính cục đưa đến việc tắc nghẽn và đứt gân máu, ảnh hưởng trực tiếp đến mạch máu tim và tạo nguy hiểm cho tế bào não.

Lá bạch quả gồm có những hóa chất thật hữu hiệu cho cơ thể con người. Qua nhiều cuộc nghiên cứu, người ta thấy nếu dùng bạch quả với một số lượng bình thường thì không thấy những phản ứng, cũng như dùng nó trong một thời gian khoảng ba tháng rồi ngưng một khoảng cách một vài tuần hay một hai tháng tùy theo kinh nghiệm và chúng ta có thể đo lường những tác dụng của nó trong cơ thể. Một phần thật nhỏ là có thể có người bị phản ứng chẳng hạn ngứa, sẩn hay chảy máu cam. Nếu thấy có những phản ứng như thế, chúng ta nên tạm ngưng một thời gian rồi lại tiếp tục lại. Vì tác dụng của bạch quả làm giãn nở mạch máu, nên khi dùng bạch quả thì không nên dùng St John worts hay aspirin. Những người đang dùng các loại thuốc làm nở mạch máu tim hay làm loãng máu cần phải tham khảo ý kiến của bác sĩ điều trị để được chỉ dẫn hoặc ấn định cách thức dùng. Trong những trường hợp không bình thường trong cơ thể hoặc có những bệnh trạng đặc biệt, chúng ta nên tham khảo ý kiến của y sĩ điều trị để biết rõ số lượng dùng. Hiện nay trong thị trường có loại viên hay con nhộng từ 60mg, 80mg, 120mg, 160mg, 240mg. Một cách khác nữa, vì bạch quả được xếp vào loại dược thảo nên không cần toa bác sĩ, tuy nhiên chúng ta cũng không vì thế mà lạm dụng nó. Tốt nhất khi dùng bạch quả, chúng ta nên nghe ngóng cơ thể xem phản ứng để có thể lui tới sao cho có lợi ích thiết thực cho cơ thể.

B. BẠCH QUẢ VÀ HỆ THỐNG NÃO

Bạch quả có khả năng ngăn ngừa bệnh run (Alzheimer's disease) nếu chưa bị bệnh. Khi bị bệnh rồi, dùng bạch quả giúp cho bệnh thuyên giảm hay giữ ở tình trạng không phát triển. Bạch quả giúp cho máu chuyển lên não, giúp cho các tế bào thần kinh truyền thông với nhau, làm phục hồi trí nhớ. Bạch quả cũng giúp cho não nhận được nhiều dưỡng khí và tẩy sạch những ô nhiễm trong não. Nó cũng giúp cho người sử dụng nhiều về trí não được sáng suốt bền bỉ, giúp cho sự chống lại với những suy bại theo tuổi già.

C. BẠCH QUẢ VÀ HỆ THỐNG TUẦN HOÀN

Bạch quả giúp cho máu di chuyển trong cơ thể được dễ dàng, làm tiêu mỡ, tiêu những chất độc trong máu, đánh tan những cục máu (blood clots), làm cho máu không bị dính vào nhau, làm cho các mạch máu mềm mại, như thế có thể tránh được tình trạng đứt gân máu. Bạch quả cũng giúp phục hồi các mạch máu bị nguy hại vì chất nicotine, giúp cho hạ cholesterol vì nó khử được các chất oxit hóa. Bạch quả cũng làm cho giãn các mạch máu, nhất là khi tuổi già, mạch máu nổi gân xanh ở chân sẽ được giảm đi và do đó các cụ có thể đi lại, di chuyển một cách dễ dàng hơn. Sự thông máu trong hệ thống tuần hoàn giúp đưa máu và đồ ăn tới những li ti huyết quản, khai thông những bế tắc đó là nguyên nhân chính mang lại sức khỏe toàn vẹn cho con người.

D. BẠCH QUẢ VỚI DỊ ỨNG VÀ HEN SUYỄN

Mới đây ở Hoa Kỳ, người ta đã dùng bạch quả để chữa bệnh dị ứng (allergy) và hen suyễn (asthma), bạch quả làm dịu những vết sưng do dị ứng gây nên, và những liên hệ đến hệ thống hô hấp do dị ứng rồi đi đến nặng hơn đó là hen suyễn. Vì là dược thảo nên khi chúng ta dùng nó kết quả có khi cũng chậm hơn, do đó khi bị dị ứng nặng bất ngờ hay hen suyễn có nguy hại tới tính mạng, tốt hết ta hãy tìm gặp các y sĩ điều trị cấp thời rồi sau đó tham khảo ý kiến với các y sĩ để dùng dược thảo bạch quả. Người ta cũng dùng bạch quả thoa trên các lớp da khi bị khô hay bị cháy nắng hoặc ngứa sần lên.

E. BẠCH QUẢ ĐỐI VỚI CÁC BÀ VÀ CÁC ÔNG

Các bà khi có tháng thường hay khó chịu hoặc có những phản ứng bất bình thường, cũng có khi bị đau trong những cơ phận liên hệ. Tính tình nhiều khi bẳn gắt, ưu tư, lo lắng. Người ta thấy khoảng 40% các bà đang ở tuổi nuôi con có những triệu chứng trên. Dùng bạch quả, các bà thấy dễ chịu, tay chân đỡ bị sưng, đỡ đau bắp thịt, các bộ phận liên hệ không bị sưng, hết nhức đầu, hết chóng mặt nhờ lượng máu di chuyển đều hòa tới các bộ phận trong cơ thể.

Với các ông cũng thế: kết quả thử nghiệm cho thấy rất khả quan khi các ông dùng bạch quả, máu huyết di chuyển đều hòa trong các cơ phận, khiến giảm thiểu tình trạng bất lực, làm cho các ông phấn khởi và trở nên tin tưởng vào sự cường tráng của mình, trở nên yêu đời hơn.

F. BẠCH QUẢ VỚI THÍNH GIÁC VÀ THỊ GIÁC

Nếu quí vị thấy bắt đầu bị lãng tai, mất thăng bằng, dĩ nhiên chúng ta phải đi ngay bác sĩ để biết nguyên do. Quí vị nên bàn thảo với bác sĩ để dùng bạch quả, vì khi dùng bạch quả nó đưa lại kết quả thật khả quan, bạch quả làm cho máu huyết di chuyển tới tai đều đặn, tạo sự liên hệ giữa não và tai. Bạch quả cũng chữa được bệnh ù tai.

Khi chúng ta lớn tuổi, mắt bắt đầu yếu có thể vì con ngươi hay võng mô, sự co giãn không đúng mức, sự hiện hình trên võng mô không rõ rệt, hay các cơ không còn điều tiết chính xác hay bị ảnh hưởng do bệnh tiểu đường. Khi thấy mắt có những triệu chứng bất bình thường, chúng ta bó buộc phải đi tới bác sĩ nhãn khoa để khám nghiệm để được chữa trị những bệnh cần thiết. Sau khi biết rõ bệnh và được bác sĩ điều trị, chúng ta cần dùng bạch quả, vì nó giúp đưa máu tới mắt, đưa chất bổ dưỡng tới mắt, làm cho mắt được khoẻ mạnh, đồng thời khử các chất độc trong mắt, phục hồi các tế bào võng mô. Trong kết quả dùng bạch quả của bác sĩ Georges Halpern, MD, PhD một khoa học gia người Đức, năm 1990 đã chẩn bệnh cho 25 người tuổi 75. Những người này dùng 160mg bạch quả mỗi ngày trong 4 tuần lễ thấy mắt họ khả quan hơn trước nhiều. Kết quả nghiên cứu cũng cho biết bạch quả giúp cho dẫn máu tới những mạch máu thật nhỏ và có tính cách thật quan trọng trong võng mô. Bạch quả cũng giúp cho người bị tiểu đường bằng cách làm cho mạch máu được mạnh và tẩy sạch những chất độc trong các tia máu trong mắt. Bạch quả giữ cho máu khỏi bị hủy hoại do bệnh tiểu đường, do bệnh già và những yếu tố môi sinh gây ra.

Nói tóm lại, bạch quả giúp cho chúng ta có một trí óc minh mẫn trong một cơ thể cường tráng (anima sana in corpore sano). Nhờ đó giúp cho các tế bào và các mô là những đơn vị nhỏ nhất trong cơ thể con người được nuôi dưỡng, tẩm bổ, được tinh khiết, chống những phóng xạ do các môi sinh, những dụng cụ máy móc của cuộc sống văn minh tạo ra.

Bạch quả giúp chúng ta chống lại những suy thoái của cơ thể khi về tuổi già, giúp đưa lại sinh lực và niềm tin cho mọi người, đem lại trí nhớ, trị hen suyễn, dị ứng, tê thấp, yếu tai mắt, máu huyết điều hòa và giúp cho hệ thống thần kinh bén nhạy.

Biết được ích lợi như thế, chúng ta cẩn thận đắn đo nghiên cứu, tham khảo ý kiến với các y sĩ để biết cách sử dụng một cách hữu hiệu và đúng mức.

G. TRÀ BẠCH QUẢ

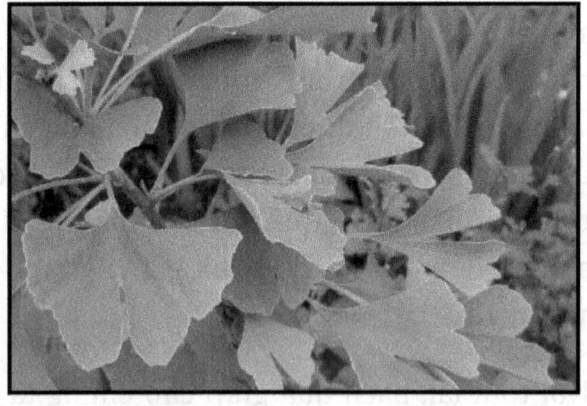

Hình 31. Lá Bạch Quả

Như đã thưa chuyện với quí vị ở trên: những vùng Bắc Mỹ, người ta cấy rất nhiều cây bạch quả để trang trí đường phố vì hình dạng lá trông rất đẹp, lá lại thay mầu tùy mùa: mùa xuân lá tươi nõn nà, hình lá như cánh bướm, mùa hè lá xanh, mùa thu lá vàng ối. Thân cây to lớn, cây có khả năng sống nhiều thế kỷ. Nếu ở miền bắc, chúng ta chỉ đợi khi lá rụng, lượm lá rửa sạch sấy làm trà. Nếu chúng ta trồng cây, và thân cây không to quá, chúng ta có thể víu cành hái lá, hoặc leo lên cây hái lá. Chúng ta không cần đợi tới khi lá vàng, có thể hái lá lúc lá già, vào lúc lá vừa mới đổi mầu vàng là lúc lá già, chúng ta có thể hái lá để làm trà. Cách tốt nhất làm trà là sau khi rửa lá cho sạch bụi, chúng ta cho một muỗm giấm vào chậu nước để rửa lần chót trước khi phơi lá. Vào mùa này chúng ta chỉ có khả năng phơi cho lá khô, sau đó phải cho vào máy sấy khô, thường 24 tiếng được một đợt. Ta bóp lá giống như bóp lá trà khô, rồi cho vào lọ. Khi dùng chỉ nên bỏ vào một nhúm khoảng một muỗm cà phê là đủ. Ngày uống hai lần, mỗi lần một ly. Uống ít ngày thấy người khoan khoái dễ chịu thì ngưng. Khi nào thấy cần thì lại uống. Chúng ta cũng có thể lấy lá bạch quả tươi rồi rửa sạch, vò ra cho vào xong nấu như nấu trà tươi. Nếu không cấy được cây bạch quả, chúng ta có thể tới tiệm thuốc bắc, cũng có một số tiệm bán lá bạch quả khô. Theo kết quả thông dụng, hiện nay có nhiều người làm việc trí óc đã biết dùng bạch quả dưới nhiều hình thức khác nhau.

Vì đây là dược thảo, chúng ta cần ước lượng số lượng dùng thế nào để cơ thể được ích lợi.

2. HỒNG TIÊN (CHANH DÂY: PASSION FRUIT TREE)

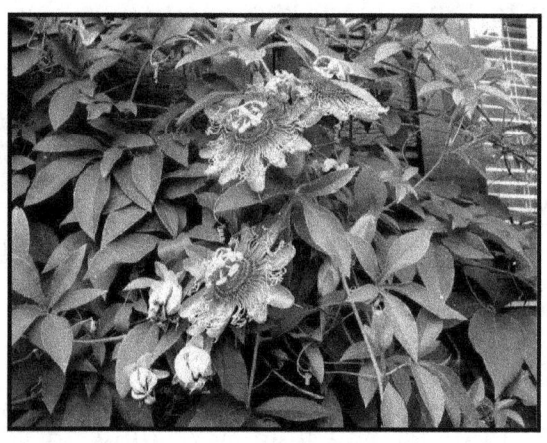

Hình 32. Chanh Dây

Vào cuối thập niên năm mươi, sau ít năm người dân di cư từ Bắc vĩ tuyến 17 vào Nam sau hiệp định Genève 1954. Một số làng đã được thiết lập ở Lâm Đồng (Bảo Lộc) như Tân Thanh, Tân Phát, Tân Bùi, v.v... Người dân phá rẫy, làm nhà bằng những vật liệu tìm kiếm được ngay trong khu vực phá rừng. Họ bắt đầu trồng bắp, trồng khoai để có thức ăn ngay tức khắc trong một thời gian ngắn. Tiếp đến là những rãnh đào sâu khoảng bốn năm gang tay, chiều ngang ba gang tay để bắt đầu tập tễnh cấy su su mà người người dân sinh sống lâu năm ở đây thường trồng để sản xuất trên thị trường.

Những buổi chiều, tôi thường đưa xe đi để cân khoai và su su cho hợp tác xã. Cân lâu quen, tôi thường ước tính sức nặng mỗi bịch khoai, thường gần một tạ hay 97 tới 99 kí lô. Mãi rồi cũng chính xác, khách hàng bán khoai công nhận việc ước tính của tôi đúng và cứ thế không cần cân khoai để khỏi mất thì giờ.

Trong thời gian này, có một vị linh mục sống rất riêng rẽ, không thuộc giáo xứ hay cơ sở tôn giáo nào. Ngài sống ở khu Đồi Voi (tên chính những người tỵ nạn tự đặt ra nơi mới tới định cư). Tại đây có thật ít cư dân phá rẫy trồng cấy để có hoa lợi. Một cuối tuần, tôi theo những người quen vào thăm nơi này và thăm vị linh mục. Trước thềm nhà, tôi thấy một dàn dây leo, trái xanh bằng trái chanh, mầu óng ánh trông rất đẹp. Khi hỏi đó là trái gì thì tôi được cho biết là trái hồng tiên. Có thể là hương vị của nó giống hương vị trái đào tiên.

Bằng đi lâu lắm, khi ra ngoại quốc tôi mới biết cái tên passion fruit, trong một trường hợp rất đặc biệt. Một hôm đi dự buổi họp bạn, trong bữa cơm chiều, tôi có gặp một vợ chồng người gốc Nam Mỹ Châu hiện đang làm việc nghiên cứu ung thư ở MD Anderson. Cả hai làm việc lâu năm ở Ba Tây (Brazil) có kể chuyện tôi nghe về sự nghiên cứu của họ tại đây. Đó là việc họ dùng trái passion fruit để nuôi heo kèm với những thức ăn khác của chúng. Kết quả heo sau khi ăn rồi cứ ngủ lăn ra, rất mau lớn.

Câu chuyện để lại trong tâm trí của tôi với ích lợi giúp mất ngủ mà không cần phải uống thuốc. Trong dịp đi thăm gia đình tại California, tới nhà người cháu, tôi thấy một dàn dây leo có trái, tôi liền nói ngay là cây đào tiên, cái tên vị linh mục cho tôi biết vào cuối thập niên năm mươi khi tới thăm ngài. Cháu tôi nói đây là cây chanh dây. Từ đó tôi mới biết đó chính là cây passion fruit mà người Việt vào thời đó lấy giống cấy ở Lâm Đồng rồi lan ra những vùng cao nguyên là nơi khí hậu tương đối thích hợp với loại cây này.

Bây giờ người mình đã trồng loại chanh dây này ở nhiều vùng để sản xuất. Kể cả những vùng đồng bằng sông Cửu Long.

A. NGUỒN GỐC CHANH DÂY

Chanh dây phát nguồn từ vùng nam châu Mỹ La tinh: có tên passion fruit hay passion flora là sản phẩm của Paraguay, Brazil và bắc Argentina mà người Việt mình kêu là đào tiên, hồng tiên, lạc tiên, chanh dây hay chanh leo. Từ những quốc gia kể trên, chanh dây được trồng ở những vùng nhiệt đới ở châu Mỹ La tinh như Columbia, Dominican Republic, Peru, Ecuador,

Panama. Tại Úc châu, Tân Tây Lan và những vùng nhiệt đới ở Bắc Mỹ châu, Úc châu, Ấn, Do Thái, Nam Phi Châu người ta cũng trồng loại chanh dây này.

Chanh dây cũng có rất nhiều tên khác nhau tại những quốc gia trồng nó.

B. ĐẶC TÍNH VÀ ÍCH LỢI CỦA CHANH DÂY

Trái chanh dây có hình thù giống trái chanh, hình bầu dục tròn. Hoa tím hay hồng tùy theo loại cây. Khi trái còn non mầu xanh. Lúc chín có màu tím thẫm hay mầu vàng. Loại cây hoa tím trái nhỏ hơn trái chanh nhưng rất thơm khi chúng ta cắt trái ra lấy nước hay hột. Loại trái vàng (golden passion fruit) thường lớn hơn có khi bằng trái cam nhỏ, nhưng lại ít có mùi thơm nồng như loại trái tím. Cũng chính đặc tính này mà người ta có thể giao thoa giống (hybrid) để vừa có trái lớn mà lại cũng có mùi vị thơm. Hoặc người ta dùng gốc cây chanh leo mầu vàng làm gốc (rootstock) để tháp nhánh chanh tím vào. Pha giống kiểu này, cây chanh leo rất mạnh, có trái lớn và trái có mùi thơm.

Trái chanh dây có thể dùng để ăn và cũng dùng nước pha với những loại nước trái cây khác như nho, nước trái dâu, hay nước trái lựu để có nhiều mùi thơm hấp dẫn hơn. Khi dùng pha như thế người ta cảm thấy nước pha này có mùi thơm ngon hấp dẫn hơn.

Người ta cũng lấy những hạt của trái chanh leo xếp trên mặt bánh trông đẹp mà lại mang lại mùi thơm và những ích lợi khả quan của nó nữa.

Trái chanh dây có rất nhiều sinh tố C, rất ích lợi cho việc giúp cơ thể chống lại những chất độc, chống lại cảm cúm, chống viêm nhiễm, làm giảm những cơn hen suyễn. Chanh dây có nhiều chất sợi (fiber), những ai hay có trở ngại như bị táo bón thì ăn chanh dây giúp cho nhuận trường. Chanh dây cũng có nhiều carbohydrate giúp sinh năng lượng trong cơ thể. Những người bị bệnh tiểu đường nên cẩn thận việc ăn chanh dây, nghĩa là chỉ ăn vừa phải để lượng đường trong máu khỏi lên cao.

Chanh dây cũng có tác dụng an thần làm dịu hệ thống thần kinh, giúp ngủ ngon. Nếu người ta khó ngủ thì chỉ dùng một ly nước chanh dây có thể giúp cho ngủ ngon mà không phải dùng tới những loại thuốc ngủ khác. Tuy là dược thảo, chúng ta cũng phải uống hai ba hôm tập cho cơ thể quen giấc ngủ rồi thôi. Việc dùng chanh leo rất có ích lợi, nhưng chúng ta nên nghe ngóng xem phản ứng của cơ thể mình cũng như khi dùng những loại rau thơm, tỏi, gừng hay các loại rau khác có dược tính mà người Á Châu chúng ta từ ngàn năm vẫn quen dùng.

Trên thị trường bắc Mỹ, người ta có bán những loại nước trái cây có pha nước chanh dây. Hãng Welch's thường dùng từ loại nước cô đọng (concentrate) của chanh dây hay nho, trái dâu để pha chế nước uống mà quí vị thường thấy bán ở chợ, bên ngoài có hình trái chanh leo bổ đôi có rất nhiều hạt và có tên passion fruit. Nước uống rất ngon, nhưng thường có lượng đường cao. Quí vị bị tiểu đường phải rất cẩn thận dùng loại nước này để lượng đường ít lên quá mức ấn định.

C. CÁCH TRỒNG VÀ CHĂM SÓC CHANH DÂY

Chanh dây có thể trồng bằng cành hay bằng hạt.

i. Trồng Bằng Cành. Chúng ta có thể cắt cành khoảng bốn đốt, đốt dưới cắt hết lá rồi dâm vào loại đất ươm cây tốt, phần trên còn lại của cành cũng tỉa lá, chỉ để một hai lá trên những đốt khác nhau. Trước khi dâm cành vào đất ươm, có thể châm cành vào bột root hormone hay ngâm cành vào ly nước có vài giọt superthrive đã nhỏ vào, ngâm vào một hai giờ rồi dâm vào đất ươm.

ii. Trồng Bằng Hạt. Chúng ta có thể dùng hạt để gieo vào đất ươm. Hạt vừa bổ ra dùng chỉ cần khoảng 10 ngày là nảy mầm, nhưng hạt khô có thể cả tháng hay hai ba tháng mới nảy mầm được.

Cả hai trường hợp khi cây mọc lên đâm cành nảy lộc tốt thì chúng ta có thể trồng vào chậu lớn tùy khổ, rồi làm giàn cho dây leo lên, trổ hoa sinh quả.

D. CHĂM SÓC CÂY

Chúng ta có thể làm giàn cao khoảng đầu người, có hình chữ nhật hay vuông tùy theo sở thích. Trên giàn để phên cho dây leo lan ra. Khi mới trồng, chúng ta có thể tưới phân như miracle grow là loại phân có thể dễ tìm ở Bắc Mỹ, khi cây đã lớn thì tưới phân superbloom, bloombuster hay những loại phân tương tự, hoặc chúng ta có thể dùng những loại phân hữu cơ, tốt hơn phân hóa học.

Vào những tháng lạnh, chúng ta nên che để cây không bị thiệt hại do những cơn lạnh đông đá. Cũng có thể chúng ta nên trồng vào hai chậu, khi trời quá lạnh, chúng ta đưa một chậu vào nơi ấm để phòng cây bên ngoài trời chết cây trong nhà vẫn còn sống để khi qua mùa lạnh lại đem ra giàn.

Khi cắt cây trên giàn đưa vào nhà, chúng ta cũng nên lấy lá và hoa sấy lên dùng làm trà rất tốt. Ở Ba Tây (Brazil) người ta cũng làm trà bằng lá và hoa chanh dây bán trên thị trường. Hoa cũng được người ta vắt thành nước bán trong chai 10 cc.

3. PHẤN HOA

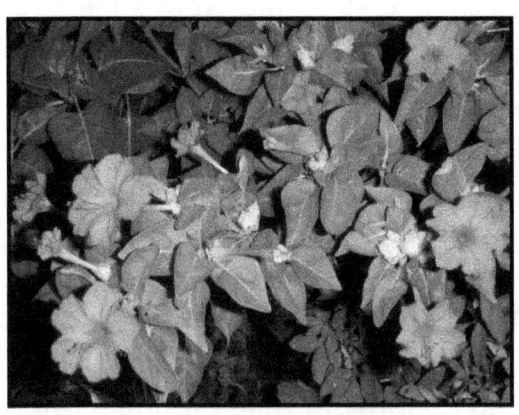

Hình 33. Phấn Hoa

Người Việt mình biết cây phấn hoa, vì người nhà quê khi xưa thiếu phấn son hay vì phấn đắt tiền, nên người ta dùng hạt phấn hoa, bóp ra ở trong có bột trắng có thể thoa lên mặt thay cho phấn.

Một hôm tới thăm người hàng xóm của con trai tôi, ông hàng xóm gần bảy mươi tuổi thấy tôi ngồi trước nhà, ông sang hỏi thăm và nói cho tôi biết là hạt phấn hoa ngâm rượu uống một muỗm trước khi đi ngủ thấy khỏe mạnh tốt lắm. Tôi nghe biết thế nhưng không dám hỏi ông tốt như thế nào và khỏe như thế nào!

Cách đây mười năm, khi đi thăm bạn tại thành phố Oklahoma, tôi có dịp thấy khá nhiều cây phấn hoa phía trước nhà và phía sau vườn. Hoa mầu đỏ có, mầu trắng có và cả mầu vàng nữa. Những người sinh sống ở bắc Mỹ thường gọi cây phấn hoa là hoa bốn giờ (four o'clock flower), vì nó thường nở vào buổi chiều khi khí trời dịu lại, không nắng quá. Tôi lượm ít hạt cấy để vườn có thêm mầu sắc. Chỉ đơn giản thế thôi.

Năm 2001 khi tôi về hưu, bạn của con gái tôi có đi du lịch, mua biếu tôi bộ sách dược thảo ấn hành ở Hồng Kông (Chinese herbs). Toàn bộ 10 cuốn. Mở những trang sách ra, tôi thấy rất nhiều cây thuốc quen thuộc. Mỗi trang hoặc hai trang là có hình chụp cây thật ở trong vườn, rồi có tên cây, tên thảo mộc (botanic), tên khoa học tùy loại. Sau đó là đặc tính cây và dược tính của nó.

Rất nhiều người trong chúng ta, những ai sinh sống tại tỉnh Long Khánh, Gia Kiệm, đều biết sau khi Miền Nam mất vào năm 1975, nhiều người Tàu đã tới đây mua những cây thuốc của chúng ta. Vì chúng ta không biết nên bán cây thuốc với giá như bán cỏ cho trâu bò ăn. Nước ta có quá nhiều cây thuốc mà ta không hay.

Cũng vì sau 1975, thuốc tây khan hiếm, nên người ta đã nghiên cứu và dùng các loại lá, cành, cây của nhiều dược thảo để chữa bệnh thay cho thuốc tây. Tôi có gặp linh mục Vũ Đình Trác, người đã du học tại

Đài Loan, tại Nhật với văn bằng tiến sỹ, kể cả ngành Đông y. Ngài là tác giả cuốn sách *100 Cây Thuốc Vạn Linh Bá Chứng*.

Nhân lúc thiếu thuốc, linh mục đã hướng dẫn những lớp học châm cứu, dùng các loại lá dược thảo chữa bệnh cho nhiều người, đã huấn luyện cho những nhóm chữa bệnh đi về những miền quê hẻo lánh. Linh mục cũng làm việc một thời gian về ngành Đông Y tại nhà thương Grall, Sàigòn. Ít nhất đây cũng là cơ hội cho người Việt mình nghiên cứu học hỏi về ngành đông y và dược thảo.

Cũng sau 1975, nhiều công chức, sỹ quan, các nhà chính trị đã bị bắt đi cải tạo. Họ đã sống với những nghiệt ngã khó khăn. Thế rồi trong đó, có những vị hay biết về thuốc ta, hay những dược sỹ đã dùng những cây gặp trong rừng làm thuốc viên giúp anh em dùng bồi bổ sức khỏe, chữa bệnh và có dịp học hỏi thêm ngành đông y. Đa số những vị đi tù về, biết được cách dùng củ cây hà thủ ô, cây rau dấp cá, cây bồ công anh, cây lá thuốc dấu, cây rau má. Khi đã quen thuộc cây rồi, rất nhiều vị đi rừng đã đào được rễ cây hà thủ ô, vỏ cây đỗ trọng hay cam thảo là những cây có thể chữa được một số bệnh chính mà cũng là những cây thuốc bổ đem lại sinh lực cho những người sống trong cuộc sống lao tù quá ư thiếu thốn và yếu kém sức khỏe.

Nhiều người trong chúng ta đã có dịp gặp các bạn bè hay thân nhân H.O. họ biết khá nhiều thuốc ta, biết cách điểm huyệt, châm cứu mà trước khi đi cải tạo, họ không hay biết và cũng chẳng để ý tới nó.

Đây cũng là dịp để nhiều người Việt chúng ta học và biết dùng những loại thảo mộc có dược tính mà người Tàu đã nhiều thế kỷ sử dụng là một phương tiện vừa bảo vệ sức khỏe, vừa chữa nhiều bệnh tật và tránh những biến chứng nhất là khi dùng thuốc tây.

Bây giờ cả trong nước cũng như trên khắp thế giới, người Việt mình càng ngày càng tìm hiểu công dụng dược thảo, không phải thay thế thuốc tây, nhưng có thể dùng dược thảo trong khi vẫn dùng thuốc tây, hay vì thuốc tây không chữa bệnh của mình một cách hữu hiệu, nên họ quay ra thuốc bắc hay thuốc lá. Nếu có dịp chúng ta vào tiệm thuốc bắc, chúng ta cũng thấy nhiều người Mỹ hay Pháp, Đức tới đây để được bắt mạch và cho thuốc.

Nhiều người Việt Nam hiện nay rất thành công trong việc bán những dược thảo bằng cách pha chế nhiều loại dược thảo bán dưới dạng thuốc viên hay thuốc nước. Người Tàu và người Việt mình trước kia và hiện nay vẫn có những tiệm thuốc bắc vừa bắt mạch định bệnh, vừa bốc thuốc cho nhiều bệnh nhân.

Với thời buổi tân tiến, người Tàu trong những thập niên gần đây thay vì cho toa chữa bệnh, thay vì bán thuốc viên thô sơ khi xưa, nay có những viện bào chế rất tinh vi không khác gì những viện bào chế thuốc tây để bán trong nước và xuất cảng ra nước ngoài.

Những loại thuốc này được quảng cáo trên nhiều trang mạng, mỗi thứ được bào chế với dược thảo được kê tên các dược thảo khác. Do đó thay vì tìm toa để bốc thuốc, chúng ta cũng có thể nhìn vào những trang quảng cáo thuốc đó để tìm ra toa thuốc khi cần dùng.

Ở Nam Mỹ, người ta dùng lá rất nhiều để chữa bệnh. Người Bắc Mỹ không hiểu nên nói họ chữa bệnh bằng phù thủy (voodoo), bằng mê tín dị đoan! Những lá cây hay trà ở Nam Mỹ rất thịnh hành, nhưng lại xa lạ đối với chúng ta, vì nó không giống những cây thuốc hay trà của người Á châu thường dùng.

Trở lại vấn đề cây phấn hoa như tôi trình bày ở phần đầu. Phấn hoa mà người mình còn gọi tên cây bông phấn, sâm ớt mà tiếng anh có tên là Mirabilis Jalapa. Cái tên Mirabilis là do từ tiếng latin, có nghĩa là thần hiệu (wonderful, miracle). Jalapa là tên của một thành phố ở Mễ Tây Cơ. Tên này được đặt do những nhà truyền giáo Bồ Đào Nha khi đến truyền giáo ở đây. Cây passion fruit cũng là do các nhà truyền giáo đặt tên. Người Mễ đã dùng rất nhiều phấn hoa và biết được những công dụng của nó. Người ta tìm thấy cây phấn hoa từ dẫy núi Andes, miền Peru vào năm 1540. Với cái tên này, chúng ta thử tìm hiểu xem hình thù và ích lợi của cây phấn hoa ra sao.

A. HÌNH THÙ CÂY PHẤN HOA

Cây phấn hoa có dạng thảo, có hoa mầu đỏ tím, mầu vàng và trắng. Trong vùng khí hậu (5-10), cây phấn hoa thường có củ rất cứng, dạng gần giống như củ cải đường, nhưng thon hơn một chút. Khi mùa lạnh tới cây phấn hoa thường lụi tàn, nhưng củ vẫn còn sống và khi mùa xuân trở lại, từ củ lại mọc lên cây con. Chỉ một tháng cây đã bắt đầu có hoa. Hoa thường nở ba bốn ngày rồi đậu hạt chứ không có trái, mấy tuần lễ sau hạt cứng lại, chúng ta có thể lấy hạt trồng. Chừng tháng sau cây mọc lên và bắt đầu có hoa.

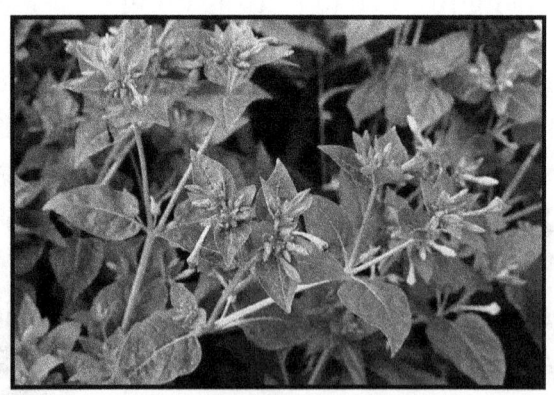

Hình 34. Cây Phấn Hoa

Cây phấn hoa thân mầu xanh, có nhiều cành, cao từ 3 ft tới 6, 7 ft. Khi thân đã già thì thường đổi thành mầu tím nâu. Gốc bằng ngón chân cái. Thường mùa hè, hoa nở vào lúc 4 giờ chiều, nên người bắc Mỹ thường gọi hoa bốn giờ. Thực ra thì những lúc mát trời vào mùa xuân hay mùa thu, hoa cũng nở vào nhiều giờ khác nhau chứ không phải chỉ vào lúc bốn giờ chiều thôi đâu.

Hoa giống hoa rau bìm bịp, hay rau muống về cấu trúc, nhưng nhỏ hơn nhiều. Người Tàu thường hái khoảng 20 cái hoa bỏ vào ly, rồi đổ nước sôi làm trà, mầu trong ly trở nên tím trông rất đẹp để tiếp khách quí, sau những bữa ăn thịnh soạn. Người Tàu kêu hoa pinyin (pú lìn), người Hồng Kông kêu là nhài vàng. Khi trồng những cây phấn hoa có mầu khác nhau, thì do việc chuyển đổi phấn nhị hoa, những thế hệ sau có mầu pha nhau, hoa có thể có viền nhiều mầu.

Hạt phấn hoa nhỏ hơn hạt bắp, mầu đen. Khi bóc ra ở trong có phấn trắng. Có bao giờ các bà các cô thử dùng phấn của hạt này để thoa lên mặt chữa mụn hay tàn nhang xem kết quả ra sao hay dùng nó thay cho phấn mua trên thị trường.

B. DƯỢC TÍNH CÂY PHẤN HOA

Phấn hoa có dược tính mà nhiều người trên thế giới đã dùng. Theo BS Tề Quốc Lực, MD, người Mỹ gốc Hoa từng làm việc cho tổ chức Y Tế Thế Giới, trong một bài nói chuyện về nhiều loại thức ăn giúp chúng ta giữ gìn sức khỏe, ông có kể tới ích lợi của cây phấn hoa và cho biết có nhiều người nổi tiếng trên thế giới đã dùng nó.

Chẳng hạn tổng thống Reagan, sau khi bị bắn trọng thương, ông đã dùng phấn hoa. BS Lực cũng nói tới trong lịch sử Trung Hoa: Võ Tắc Thiên, Từ Hi Thái Hậu đã dùng phấn hoa. Bây giờ ở Âu châu, Mỹ châu kể cả Nam Mỹ, đều thịnh hành phấn hoa. Ở Nhật rất nhiều người dùng phấn hoa. Giới phụ nữ các quốc gia trên thế giới đều dùng phấn hoa để giữ sắc đẹp.

Người ta nói cây phấn hoa cũng có những độc tính của nó nhất là lá và hạt, tuy thế dược tính của nó vẫn trội vượt. Do đó để an toàn chúng ta có thể tìm mua những sản phẩm của nó đã được tinh chế hay chúng ta cũng có thể vào những tiệm thuốc bắc để tìm cây phấn hoa dưới dạng thuốc bắc đã được bào chế. Tôi thấy một số dược thảo rao bán trên radio, người ta cũng nói trong đó có phấn hoa.

Theo tin tức thông thường thì phấn hoa giúp nhuận tiểu, nhuận trường, chữa thoát nước ứ đọng trong người, chữa các chứng viêm, chữa những vết thương, chữa hay ngăn ngừa chứng co cơ bắp.

Phấn hoa cũng trị các vết lở loét (ulcer), sưng nứu răng, lở miệng, sưng cuống họng. Phấn hoa cũng làm cho xẹp nhiếp hộ tuyến, trị tiểu tháo ra đường, tiểu albumin, bớt đi tiểu đêm.

Lá phấn hoa cũng dùng đắp những vết bầm tím, viêm mủ da, vết ngã tím bầm và nhiều chứng bệnh ngoài da.

Cẩn thận: Phụ nữ có thai không được dùng phấn hoa.

Phấn hoa là một loại dược thảo rất mạnh, do đó chúng ta phải rất cẩn thận với cân lượng khi dùng nó, nhất là dùng củ.

Tham chiếu trong bộ sách Chinese Medicinal Herbs of Hongkong có nói những dược tính như sau:

i. Chữa sưng cuống họng

ii. Chữa nhiễm trùng đường tiểu, nhiếp hộ tuyến, bệnh bạch đái

iii. Chữa tiểu đường đi tiểu nhiều

iv. Chữa tê thấp

Hoa của phấn hoa thường dùng chữa bệnh ho ra máu. Thế nhưng như tôi nói trên, người Tàu thường đãi những khách quí bằng cách bỏ khoảng 20 hoa vào một ly tống đổ nước sôi vào để tiếp khách trong những tiệc thân mật. Hoa phấn có nhiều chức năng chữa trị viêm và ho, sưng cuống họng. Cành và lá sấy khô dùng như trà, nhưng phải đun trong 15 phút hay 20 phút, mỗi lần bỏ vào một dúm (khoảng 10 cọng và một ít lá đã sấy khô). Rễ (củ) thái từng nhát phơi khô lấy từ 15-30 gr sắc để dùng tùy trường hợp.

Tất cả những loại dược thảo mà chúng ta tự tìm kiếm để dùng đều phải cẩn thận kẻo dùng không đúng cân lượng hoặc phải từ từ thử xem cơ thể mình chịu đựng được như thế nào. Khi đã thấy có kết quả tốt thì nên giữ đúng theo mức độ thích hợp nhất cho cơ thể mỗi người chúng ta.

4. HẠT CHIA (CHIA SEED: HẠT TRƯỜNG SINH)

Trong cuốn Thú Điền Viên trước đây, tôi có viết một bài về lá bạch quả với tựa đề *Bạch Quả, Trường Sinh Dược Thảo*. Thế nhưng với hạt CHIA, tôi thấy còn công hiệu nhiều hơn lá bạch quả, vì thế tôi mạn phép đặt tựa đề *Hạt CHIA, Hạt Trường Sinh*.

Trong mấy thập niên gần đây, người ta bắt đầu nói nhiều về hạt CHIA. Tuy nhiên trong cộng đồng Việt

Nam ít ai nói tới, tôi đọc được một bài viết của một bác sỹ Việt Nam trong mạng lưới Dũng Lạc cách đây hai năm. Tôi không hiểu bài viết giá trị đó có mang lại cho người mình đủ tin và chú ý với hảo ý đóng góp vào cộng đồng những tin cần thiết cho chính sức khỏe của mỗi người trong chúng ta. Kết quả của bài viết nói trên như thế nào, chúng ta chưa kiểm chứng được, nhưng đó cũng là một bước đầu cho những người như tôi hay mong có được nhiều người viết để quảng bá tới cộng đồng những cống hiến thật quí giá như thế này. Hoặc chuyển bài đọc của tôi tới bạn bè thân hữu.

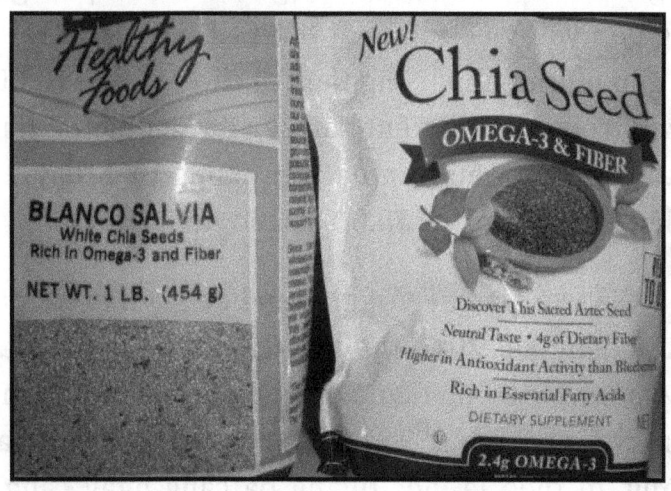

Hình 35. Hạt CHIA

Những người có công nhiều nhất vẫn là một số những chuyên môn viết về những ích lợi về thực phẩm để phổ biến trên sách vở. Nói về hạt CHIA, chúng ta phải kể đến những vị có tên tuổi đã viết nhiều như James F. Scheer, trong cuốn *The Magic of Chia: Revival of an Ancient Wonder Food* hay Dr. Weil. Hay Christopher McDougall trong cuốn the best seller: *Born To Run*.

Đi song song với những nhà viết sách báo và trình bày những lợi ích về hạt CHIA cho độc giả, đó là những hiệu, tiệm bánh đã quảng cáo nhiều khi họ dùng hạt CHIA trộn vào hay rải trên trốc và chung quanh bánh hay những cupcakes của họ. Tiếp theo và quan trọng vẫn là rất nhiều nhà nông trên nhiều quốc gia đã đóng góp vào việc sản xuất hạt CHIA. Giá bán rất hứa hẹn cho những nhà trồng tỉa. Tại chợ Mễ từ $10.00/lb, nhưng trong những tiệm bán các dược thảo đã lên tới $19.00/lb, còn nếu ai mua trên mạng từ 5 hay 10lbs trở lên thì giá cũng từ $5.00/lb cho tới $7.00/lb.

Nếu so giá này với giá gạo hay giá bắp thì đây là lợi tức đáng kể. Vì những lợi ích rất khả quan của hạt CHIA nên việc trồng tỉa đã đưa lại những lợi nhuận khả quan cho nhà nông. Từ việc trồng tỉa và bán ra thị trường, đi theo là việc quảng bá càng ngày càng sâu rộng.

Hiện nay hạt CHIA được trồng ở nhiều quốc gia như ở nam Mỹ như Mễ, Bolivia, Argentina, Ecuador,

Guatemala hay ở Australia. Thế nhưng tại Âu châu người ta lại dùng hạt CHIA nhiều nhất.

Tôi muốn gửi tới quí bạn đọc một số những tin tức về hạt CHIA này, mong trong cộng đồng người Việt chúng ta có đủ tin tức và cũng nhờ đó biết cách dùng để giúp chúng ta giữ gìn sức khỏe cho cá nhân và gia đình của mình. Đây cũng là mục đích của Thú Điền Viên đưa chúng ta tới gần thiên nhiên vừa để thư giãn, vừa tăng cường và bảo vệ sức khỏe cho mọi người.

A. HÌNH THÙ VÀ NGUỒN GỐC HẠT CHIA

CHIA có hạt thật nhỏ, nhỏ hơn hạt é, có hình bầu dục: mầu đen tuyền hay có khi pha hạt mầu trắng hoặc mầu trắng nguyên. Khi chúng ta mua trên thị trường, hạt CHIA có thể toàn mầu đen hay pha trộn những hạt mầu trắng, cũng có khi toàn mầu trắng mà người ta gọi là Salvia.

Một oz tức 28gr hạt CHIA có 9% số lượng protein, chất protein cần cho một ngày (4gr), 13% chất béo (9gr), 42% chất sợi tức fiber (11%). Hạt CHIA còn có các khoáng chất khác như phosphorous, manganese, calcium, potassium, sodium không khác gì như hạt mè, hạt flax.

Khi chúng ta bỏ một ít hạt CHIA vào một ly nước, sau nửa tiếng hạt CHIA nở ra, có thể tích gấp chín lần khi mới bỏ vào nước. Hạt CHIA bỏ vào nước cũng nở ra giống như hạt é. Thế nhưng chúng ta biết hạt é đã khá lâu rồi mà ít thấy những đặc tính khởi sắc của nó như khi người ta nói đến hạt CHIA.

Hạt CHIA vừa là thức ăn mà lại vừa là vị thuốc. Người mọi da đỏ (Indians) ở tây nam Mễ Tây Cơ thường dùng khi cần tới việc tạo sức mạnh cho con người. Cái tên Aztecs ngày nay được nhiều người biết đến có liên hệ tới những tin tức về hạt CHIA. Đó là tên của dân da đỏ sống ở đây. Mỗi khi chiến sỹ ra trận, thường được cho ăn hạt CHIA. Họ chỉ cần ăn một hay hai muỗm càfé hạt CHIA đủ cho có sức lực vận dụng trong 24 tiếng đồng hồ.

Người mọi và những nhà truyền giáo còn dùng hạt CHIA để đắp vào những vết thương.

Năm 1994 đánh dấu một biến cố lạ lùng nhất trong lịch sử thể thao chạy đường trường ở Mỹ. Năm đó Mỹ có tổ chức giải chạy đua marathon gian khổ nhất trên thế giới, tức giải Leadville 100 tại vùng cao nhất của tiểu bang Colorado. Giải này được thành lập từ 1982 do Ken Chouber, một nhà thám hiểm đã tổ chức để thử thách sức chịu đựng tối đa của con người với chặng đường dài 100 dặm và trên cao 10,000 bộ qua nhiều đèo dốc hiểm trở. Chỉ những thể tháo gia có một thể chất cực kỳ dẻo dai mới có thể tham dự và được yểm trợ bởi một toán chuyên viên đặc biệt nhất với những phương tiện tối tân.

Năm 1994, nhà thám hiểm Rick Fisher có sáng kiến mời 5 người thổ dân da đỏ thuộc bộ lạc Tarahumara tham dự giải Leadville 100. Những người này sống trong rặng núi Sierra Madre, sau khi đất đai của họ bị người Mễ và Tây Ban Nha chiếm mất. Họ sống với những điều kiện rất khắc nghiệt, thô sơ. Ông Ken Chouber đã tới thăm vùng này của người mọi da đỏ và biết họ là những người rất khỏe mạnh có sức chạy đường trường mà không bị mệt mỏi. Ông có sáng kiến mời những người này tham dự giải thưởng so tài với những lực sỹ tài giỏi nhất của nước Mỹ.

Kết quả là trong 5 giải đầu nhóm mọi da đỏ thắng 3 và người đoạt giải nhất và giải ba là người mọi da đỏ Tarahumara.

Sau đó ký giả Christopher Mcdougall của hãng AP và là chủ biên tạp chí Men's Health đã sang tận nơi nghiên cứu bí quyết của người Tarahumara, rồi nhờ đó ông viết cuốn sách the best seller: *Born To Run*. Ông đã tìm ra được loại thực phẩm để giới thiệu và đã làm thay đổi phép dinh dưỡng của người Mỹ: hạt CHIA.

B. DÙNG HẠT CHIA NHƯ THẾ NÀO?

Cách đơn giản nhất là chúng ta có thể bỏ một muỗm càfé hạt CHIA vào ly sữa nhỏ, hay vào chén oatmeal, chén yogurt hay một ly nước nhỏ. Những người làm bánh thường rắc trên và chung quanh bánh ngọt hay cũng có những hãng chế tạo thực phẩm đã rắc trên những thanh kẹo. Chỉ một muỗm càfé, có thể mang thêm sức lực cho mình suốt ngày. Khi dùng hạt CHIA rồi, trong ngày chúng ta cũng ăn uống như thường lệ. Những người muốn ăn diet, thì trước bữa ăn nửa giờ nên dùng hạt CHIA trộn sữa hay nước, ăn vào rồi, thì bụng không còn rỗng nên không cần ăn nhiều như khi chúng ta chưa dùng hạt CHIA. Tốt nhất vẫn là ăn hạt CHIA vào buổi sáng.

Người ta cũng làm giá hạt CHIA như giá đậu, giá wheatgrass.

C. HẠT CHIA CÓ ÍCH LỢI NHƯ THẾ NÀO CHO SỨC KHỎE CỦA CHÚNG TA?

i. Hạt CHIA hạ cholesterol: Hạt CHIA cung cấp cho chúng ta rất nhiều chất sợi và cũng vì chất sợi này làm giảm cholesterol trong cơ thể.

ii. Hạt CHIA tốt cho tuyến giáp trạng: Hạt CHIA rất ích lợi khi chúng ta được điều trị bệnh tuyến giáp trạng giúp cho có thêm nhiều sức lực (energy), da, tóc khô, giảm cân và những khó khăn trong ruột trường.

iii. Giúp cho việc tiêu hóa: Vì có nhiều chất sợi trong hạt CHIA, do đó rất tốt cho việc tiêu hóa, nhất là những người có chứng táo bón.

iv. Hạt CHIA rất tốt cho những người bị tiểu đường: hạt CHIA giúp cho việc phân phối chậm các chất tinh bột dưới dạng carbohydrate để chuyển thành chất đường, đưa tới các tế bào trong cơ thể một cách rất điều hòa, chậm chạp mà không bị thải ra dưới dạng nước tiểu vì những người đi tiểu đường thường không giữ lượng đường cao trong cơ thể lâu được.

v. Hạt CHIA có lượng Omega-3 rất cao: Người ta thường phải uống dầu cá hay ăn hạt flax seed hoặc uống dầu flax để có được lượng omega-3 cần thiết cho cơ thể. Hạt CHIA còn có gấp 3 lần số lượng omega-3 so với hạt flax. 1 oz hạt CHIA có được 4915 mg omega-3. Omega-3 là loại chất béo trong protein giúp cho da, tóc, móng tay móng chân có nhiều chất vôi, nhất là tăng thêm sự cứng rắn cho hệ thống xương của cơ thể chúng ta.

vi. Hạt CHIA giúp chúng ta dẻo dai trong việc vận động, làm việc nặng và thể thao: Hạt CHIA có tác dụng đem lại nhiều sức lực cho chúng ta (energy).

Trước khi làm việc nặng hay thể thao, chúng ta nên dùng hạt CHIA: vừa tăng sức lực, vừa giúp giữ nước trong cơ thể lâu, giúp chúng ta ít bị khát và ít bị thoát nước khỏi cơ thể (dehydrate). Nó cũng giúp chúng ta không bị vọp bẻ (clamp) nhờ có nhiều chất protein trong hạt CHIA.

vii. Hạt CHIA rất tốt vì có nhiều chất gluten ngay trong hạt tươi (ta thường thấy ở lúa mạch và những hạt ngũ cốc khác): Đó là thực phẩm tươi không cần nấu nướng, không cần xay nát ra, có rất nhiều protein, calcium, omega-3 và omega-6.

viii. Hạt CHIA làm cho ta no bụng: Thực vậy, khi chúng ta cho hạt vào nước thì nó nở lên 9 lần. Làm bánh rải hạt CHIA lên trốc hay cho vào sữa, cho vào yogurt cũng có tác dụng như thế. Với những người muốn kiềm chế việc ăn uống để giảm cân (diet), chúng ta nên cho hạt CHIA vào nước khoảng nửa tiếng, rồi uống trước khi ăn, chúng ta sẽ thấy không thể ăn nhiều được và cũng vì thế mà giảm bớt việc ăn uống cho đỡ phì mập!

ix. Hạt CHIA rất tốt cho những ai kiêng cữ chỉ ăn rau (vegetarians): Hạt CHIA có thể ở lâu trong bao tử mà không cần phải xay, lại có chất tươi như rau.

x. Hạt CHIA có rất ít calories: Trong việc ấn định của một người bình thường trung bình là 2000 calories một ngày. Trong khi đó 1oz CHIA seed chỉ có 2.8% trong số 2000 calories khẩu phần một ngày.

xi. Hạt CHIA chống lão hóa: Với những ích lợi vừa kể trên, hạt CHIA còn giúp chúng ta chống lão hóa và giữ gìn sức khỏe lâu bền.

5. HẠT FLAX

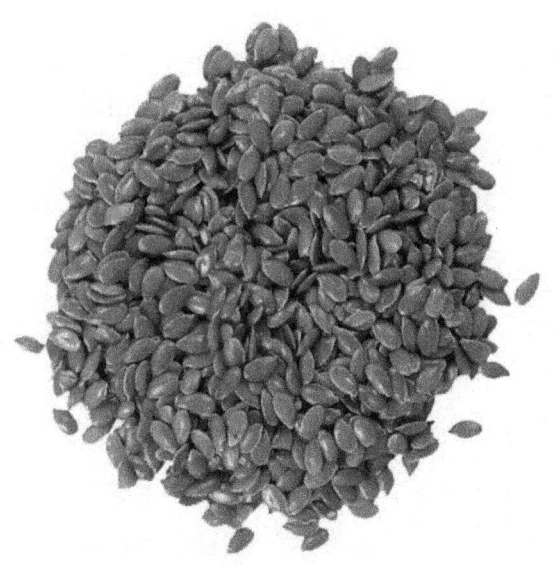

Hình 36. Hạt Flax

Cây flax thuộc loại rau, thân mềm, lá thon dài. Hoa mầu xanh nhợt, nhưng cũng có những loại hoa đỏ. Loại cây này phát xuất từ miềm Trung Đông, như Ai Cập, Hy Lạp cho tới vùng Tiểu Á, Afganistan, Pakistan, Ấn Độ trong nhiều thế kỷ trước Tây Lịch.

Flax thường được gọi là common flax hay linseed. Linseed đi từ danh từ thực vật bằng tiếng latin Linum usitatissimum. Linum thuộc họ Linaceae. Trong các loại thực vật, người ta thường xếp họ cho một số cây có đặc tính và hình thù giống nhau.

Trong những năm gần đây, người ta nói rất nhiều về hạt flax (flax seed) dưới nhiều dạng khác nhau. Có thể dưới dạng bột đã xay, có thể hạt nguyên ta mua về rồi xay, trộn với hạt lúa mì nấu cho bữa ăn sáng.

Hạt flax cũng được dùng rắc lên bánh mỳ hay bánh ngọt tùy theo các hãng làm bánh dành cho những khách hàng cần tiêu thụ vì nhiều ích lợi của nó.

Hạt flax có dạng mầu vàng hay nâu. Loại flax vàng có đặc tính nhiều chất sợi, nhưng rất ít chất omega-3 acid béo (fatty acid) so với loại hạt flax mầu nâu. Từ nhiều thế kỷ, người ta buôn bán dầu flax để dùng trong việc nấu nướng hay trộn rau. Trong ngành hội họa, người ta cũng dùng dầu flax, vì nó giúp cho giữ mầu lâu dài.

Ích Lợi Của Hạt Flax Như Thế Nào?

Hạt flax có rất nhiều lợi ích cho sức khỏe hiện nay được phổ cập và lan truyền rất nhiều trong việc dùng nó, giữ gìn sức khỏe.

Hạt flax có alpha linolenic acid khiến cho khi xưa nó là thức ăn mà ngày nay trở thành món ăn thần dược. Alpha linolenic acid (ALA) là loại omega-3 fatty acid, loại chúng ta có thể tìm nơi cá hồi.

Ích lợi của flax seed như sau:

i. Hạt flax có công dụng làm hạ LDL cholesterol, làm hạ mỡ trong máu nhờ thế giúp chúng ta tránh bị tai biến mạch máu não.

ii. Tác dụng của hạt flax có đặc tính bài trừ các chất độc trong cơ thể.

iii. Hạt flax có nhiều khả quan giúp ta ngăn ngừa ung thư, nhất là ung thư vú, hay ung thư nhiếp hộ tuyến.

iv. Hạt flax có thể giúp chúng ta không bị sưng ruột (anti-inflamation).

6. HẠT QUINOA

Trong lần phát thanh trên đài Sàigòn, Houston 900AM và Dallas 890AM, có lần tôi nhắc tới hạt flax, hạt CHIA và hạt quinoa. Tự nhiên phía thính giả ào ào gọi vào để tìm lợi ích của những loại hạt này. Rất tiếc vì trong buổi phát thanh có một tiếng mà chủ đề vẫn là nói về trồng cây, làm sao nói cho hết hơn là chỉ gợi ra cái tên cho thính giả may ra tìm hiểu trong những nguồn tin trên mạng hay trong sách vở.

Trong thực tế chúng ta ít để ý tới những sách báo có để sẵn cho những bệnh nhân đọc trong lúc chờ tới phiên mình vào gặp bác sỹ. Tôi có thói thường hay thích đọc sách báo ở bất cứ đâu.

Ngày còn ở trung học, tôi có một vị giáo sư, góp ý cho học trò chịu khó học để luyện thi cho có kết quả. Không những thế, thày còn bắt mỗi người phải có sổ tay (notebook) trong đó ghi những công thức toán, những công thức hóa học, những bài thơ, v.v... Ở trang đầu thày bắt phải ghi câu này: Thượng thực (có nghĩa học vào được lúc ăn), thượng ẩm (lúc uống) và thượng xí (lúc đi cầu). Mỗi khi gặp thày hỏi xem sổ tay có mang theo người không? Nếu không bị trừ điểm.

Không ngờ cuối năm thi, hầu như cả lớp đều có tên trên bảng! Cũng cái thói quen đó mà cho tới nay, nếu có cuốn sách nào quý và dầy nhiều trang, tôi thường để trong cầu tiêu, làm thành một kệ nhỏ đọc, tôi đã nhờ đó đọc được nhiều sách.

Cũng vì thói quen đó mà khi đi khám bệnh, tôi thích đọc những báo chí trong phòng đợi: báo về trồng cây, báo về cách nấu ăn, báo về bệnh tật.

Trong khi đọc về thức ăn, tôi không ngờ có những tin thật có giá trị như tin về hạt CHIA, tin về hạt flax, tin về hạt quinoa, cả tin về chất kích thích tố của đậu nành dưới nhiều dạng, nếu ăn nhiều, những người bị ung thư, nhất là ung thư vú không tốt vì nó có nhiều hormone!

Việc đọc không ngờ lại có những lợi ích như thế. Ở Houston, tôi có một người bạn thân do sự xui khiến làm báo với nhau cách đây gần 15 năm. Cuối cùng trở thành bạn tâm giao, nhà văn GS Đặng Phùng Quân. Tôi nhắc tới tên bạn vì tính chịu khó đọc mà người ta thường gọi là con mọt sách. Đọc và viết hai vấn đề đi liền với ông. Cho tới tuổi này tóc đã bạc mà vẫn viết. Chúa nhật này 19 tháng 8 năm 2012, tôi đi dự buổi ra mắt sách cuốn thứ 17. Tôi được tin này do bạn tôi gọi khi tôi đang ở Seattle, WA. Bạn tôi dặn: ráng viết để cho đầu óc còn minh mẫn. Riêng tôi cảm thấy viết là cho mình được thoải mái, rũ đi những ưu tư sầu muộn, lại đem thêm tin tức và hiểu biết cho bạn đọc!

Trở lại vấn đề tìm hiểu hạt quinoa như sau. Quinoa là thức ăn phía bắc Mỹ chưa được phổ cập. Người nam Mỹ trồng từ nhiều năm trên những cao nguyên Andes ít nhất 3,000 năm trước Công Nguyên. Hạt này cung cấp cho nhiều triệu người trong vùng. Người ta coi hạt quinoa như một linh dược. Từ thế kỷ thứ 16, khi người Tây Ban Nha xuất hiện, thì việc tiêu thụ này giảm dần.

Hiện nay những vùng như Peru, Chile và Bolivia trồng rất nhiều. Người ta nấu hạt quinoa dưới dạng cháo hay trộn vào với bột mỳ.

Quinoa là loại hạt có khoáng chất như sắt, calcium, manganese, magnesium, copper và phosphorus, có sinh tố E và một số sinh tố B. Nó cũng có đến 8 loại amino acid (protein) được phân phối đều, loại acid này giúp cho việc phát triển các mô trong cơ thể con người. Hạt nó gần giống như hạt kê, cùng một khổ, chung quanh hạt có những lông tơ, do đó trước khi nấu phải rửa sạch lông đi.

Quinoa có thể nấu với đậu pinto, với hạt ngò, hạt bí ngô.

Nấu quinoa với một số hạt nuts như hạnh nhân làm bữa ăn sáng, dùng loại pasta làm bằng quinoa, bột quinoa dùng làm bánh kẹo. Giá làm bằng hạt quinoa để trộn salad.

  Hiện nay trong các chợ, người ta bán khá nhiều loại bánh và các loại mì, pasta có trộn lẫn bột quinoa để ai cần có thể mua về sử dụng.

Ích lợi của hạt Quinoa

  Quinoa có nhiều ích lợi cho con người nếu dùng nó:

i. Giúp cho đỡ nhức đầu nhờ magnesium là loại khoáng chất làm thư giãn mạch máu. Quinoa là nguồn riboflavin (sinh tố B2) làm giảm bệnh đau óc (migraine).

ii. Chất magnesium của quinoa có tác dụng làm mềm ống dẫn máu, giúp cho các cơ tim mạnh khỏe.

iii. Ăn hạt quinoa ngày có thể giảm huyết áp và giảm bệnh tai biến. Các bà lớn tuổi sau khi mãn kinh, dùng thường xuyên quinoa giúp tránh ung thư vú.

iv. Nếu ăn hạt quinoa thêm với cá, sẽ giúp giảm 50% bệnh hen suyễn của trẻ em.

v. Ăn hạt quinoa cũng ngăn ngừa bệnh sạn mật nhờ nó có nhiều chất sợi. Nó cũng giúp cho người bị bệnh tiểu đường loại 2.

7. RAU MÃ ĐỀ

Tháng năm vừa qua (2012), tôi tới New Jersey thăm bà chị cả của tôi 101 tuổi. Cái hạnh phúc là được hầu tiếp chị và gắp cho chị những miếng ăn. Trước hết để tỏ lòng quý mến chị, sau 20 năm bà cụ thân sinh ra tôi qua đời lúc 100 tuổi. Chị là đầu đàn mà tôi là cuối đàn trong gia đình 10 người con, bảy trai ba gái. Vì quá già yếu, chị chỉ nói chuyện với tôi trong bữa ăn, kéo dài 45 phút là quá đủ cho chị và cho cả tôi nữa.

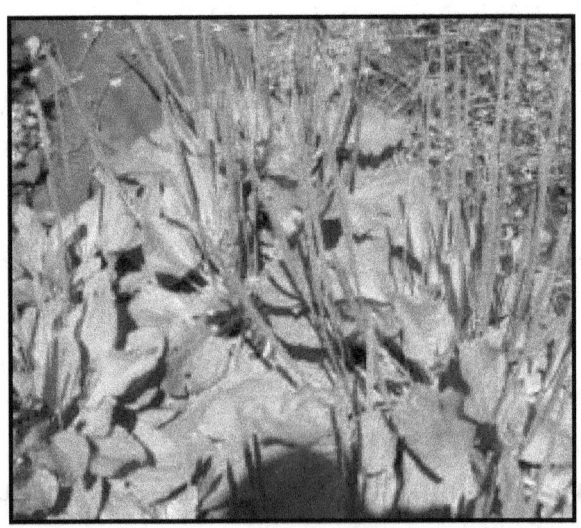

Hình 37. Rau Mã Đề

Những lúc rảnh rỗi, tôi thường chuyện trò với các cháu trong những ngày cuối tuần, hoặc đi ra chợ mua một ít đồ vặt cho nhà. Trên đường đi, tôi thấy những cây rau mã đề sống rất èo ọt, nhỏ xíu mọc lẫn với cỏ bên ven đường. Tôi lượm mấy cây đưa về nhà dặn cháu trồng để có khi cần thì dùng vì mã đề chữa được nhiều bệnh lắm.

Cách đây mấy tuần đi chơi vùng Seattle, tôi cũng thấy cây mã đề mọc nhiều bên cạnh đường. Tưởng nó chỉ ở những vùng nhiệt đới, ai ngờ những vùng lạnh cũng có.

Trên hai chục năm nay, đi đâu tôi cũng tìm xem có cây nọ thức kia có dược tính có thể giúp cho tôi, gia đình tôi hay bạn bè. Tôi thường thấy nhiều nhất là cây kim ngân, chữa trị viêm mũi và cuống họng rất tốt.

Một hôm tự nhiên nhận được một điện thoại của một tu sỹ hỏi tôi xem có gì uống đỡ, vị tu sỹ này bị sưng nứu răng khá nặng. Tôi nói chờ tới mai đi. Ra vườn tôi ngắt một ít hoa của cây phấn hoa đổ nước sôi vào hãm. Tôi uống trước để nếu nó có độc hại thế nào mình chết trước còn hơn đưa cho tu sỹ kia thử, vì ông còn trẻ và cần sống để giúp đời. Tôi đã uống và cảm thấy người rất sảng khoái.

Từ mười năm nay, rau mã đề, cúc mốc mọc khá nhiều trong vườn, vợ chồng tôi thường nương dẹ giữ gìn chúng. Một hai khi hái cây mã đề nấu canh chung với đủ mọi loại rau như rau đay, mồng tơi, lá sâm, lá hoàn ngọc, lá phấn hoa, mướp, v.v...

Trong bài này tôi xin giới thiệu quý vị về cây rau mã đề.

Mã đề có tên khoa học là Plantago Asiatica thuộc họ mã đề Plantaginaceae. Mã đề có các vị thuốc có tên sau đây, nếu quý vị cần mà không tìm được thì có thể tới tiệm thuốc bắc hỏi, người ta sẽ có bán cho:

i. Xa tiền tử : hạt mã đề phơi khô hay sấy khô.

ii. Mã đề thảo: toàn cây phơi khô hay sấy khô.

iii. Lá mã đề: lá sấy khô hay phơi khô.

Mã đề vị ngọt, nhạt, không độc, tính mát đi vào các kinh can, thận, bàng quang. Trong cây mã đề có chứa glucoside, sinh tố C, K, T, acid citric.

Dược Tính Của Cây Rau Mã Đề:

i. Lợi tiểu: uống nước rau mã đề, trong nước tiểu có nhiều hơn bình thường: lượng urê, acid uric, muối. Chúng ta cũng biết bệnh thớp khớp là do trong các khớp xương có nhiều acid uric. Để tẩy trừ acid uric, người ta uống rau mã đề hay uống nước chanh (lemon) nguyên chất vắt ra từ trái theo công thức của ông Mikhail Tombak, PhD, người Nga trong cuốn *"Can We Live 150 years?"*.

ii. ***Chữa ho:*** Sắc lá mã đề uống chữa trị bệnh ho có đờm rất khả quan.

iii. ***Kháng sinh:*** rau mã đề có thể giã ra, đắp vào những mụn nhọt đang mưng mủ.

iv. ***Chữa cao huyết áp:*** Lấy 20gr-30gr rau mã đề tươi non cho vào siêu với một tô nước, sắc cô còn một chén, chia uống ba lần trong ngày.

Chú ý: những người đi tiểu nhiều, thận hư thì không nên dùng rau mã đề.

Đơn thuốc của GS Đỗ Tất Lợi:

Lợi tiểu: 10gr hạt mã đề, 2gr cam thảo, 600ml nước sắc nửa giờ, chia ra uống 3 lần một ngày.

Trị ho đờm: Xa tiền thảo (cây mã đề) 10gr, cam thảo 2gr, 400 ml nước nấu trong nửa giờ chia ba uống trong ngày.

8. NGẢI CỨU

Tên khoa học là Artemisia vulgaris L. thuộc họ cúc Asteraceae.

Ngải cứu là cây thuốc thông dụng trong Đông và Tây y. Theo Đông y ngải cứu có tính ôn, vị đắng, the, thơm, không độc. Ngải cứu có dược tính: tán hàn, giảm đau, trục thấp, điều hòa khí huyết.

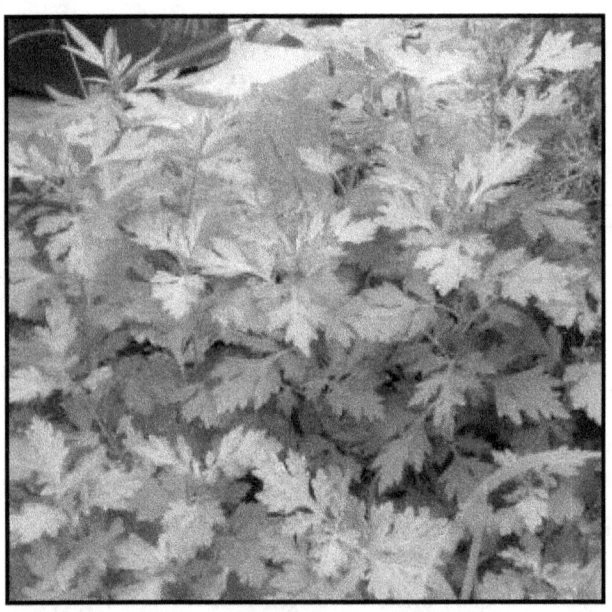

Hình 38. Ngải Cứu

Ngải cứu có tinh dầu, tannin (tannic acid), cyneole, alpha thuyon, choline, adenine.

Chủ trị của ngải cứu là: trừ phong khí, nhức mỏi, đau lưng, nhức đầu, sổ mũi, nghẹt mũi, ho hen. Với sản phụ giúp an thai, trừ hậu sản. Trị những chứng bệnh phụ nữ: ứ huyết, xuất huyết, xích bạch đái hạ. Chữa hậu sản.

Cách sử dụng trong dân gian thường là nấu canh, nấu nước uống: lá tươi 40gr, lá khô 15gr. Người ta cũng dùng ngải cứu để xông với một số lá khác như hương nhu, lá cam, lá chanh, lá xả.

Để chữa trị kinh nguyệt không đều. Hàng tháng trước khi đến kỳ bắt đầu có kinh và cả những ngày đang có kinh, uống sáng và chiều theo toa thuốc sau đây: 10gr lá ngải cứu khô đun 200ml nước cho tới khi còn 100ml.

Thuốc an thai: lá ngải cứu 16gr, nấu với nước 600ml, sắc còn 100gr, cho chút đường, uống ba lần một ngày.

Phòng ngừa sản hậu và bồi bổ khí huyết: lấy một con gà cornish hen hay gà ác, làm sạch, bỏ 50gr lá ngải cứu tươi vào bụng con gà, hầm kỹ. Ăn vài ba lần sau khi sanh 5 ngày.

Ngải cứu cũng được vo viên khô đặt trên mũi kim châm cứu đốt để thêm phần kích thích cho các huyệt. Người ta cũng dùng viên gạch hơ nóng rồi đặt lá ngải cứu lên trốc để chữa bàn chân bị đau hay tê bại, hay dùng gối đầu khi bị đau nhức.

Cây ngải cứu được coi như thần dược trong dân gian. Ngải cứu trồng rất dễ với nhiều loại khí hậu khác nhau: có thể sống ở những vùng nắng ấm hay những miền giá tuyết như miền bắc Mỹ, kể cả những vùng lạnh ở Canada.

9. RAU MÁ

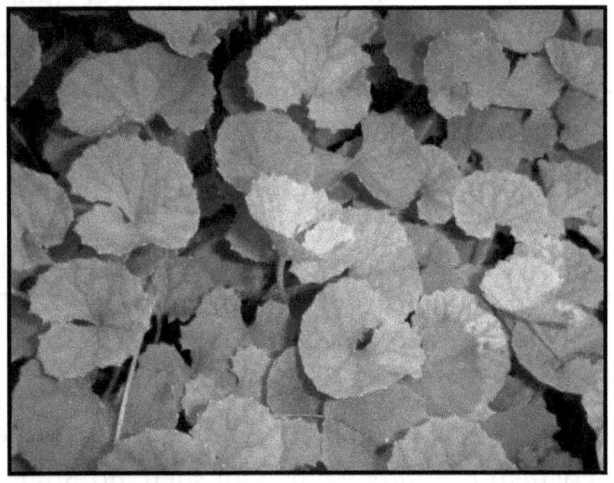

Hình 39. Rau Má

Rau má có tên khoa học Centella asiatica. Rau má có khoảng 20 loại khác nhau thuộc họ carrot. Người ta thấy nó gốc gác từ Phi châu. Nhưng cũng thấy ở Á châu, Ấn Độ và những quốc gia phía nam bán cầu. Người Lào gọi là tích tuyết thảo (phanok), người Cambốt gọi là trachiek kranh. Người Phi Luật Tân dùng rau má rất nhiều, coi như thần dược.

Rau má có cọng mọc từ gốc, lá tròn có răng cưa, khi có hoa thì cũng mọc ở cọng từ gốc lên. Rau má thường mọc lẫn với cỏ. Tháng ba đói năm 1945, khi đó nạn đói kinh khủng tại miền Bắc. Dân chúng đổ về vùng Cửa Thần Phù, nơi có đồng ruộng trù phú, không bị ảnh hưởng quân đội Nhật, vì thế vẫn còn cấy được lúa và có gạo đủ dùng. Mỗi ngày hàng đoàn người kéo về đây. Dân làng nấu cháo hay rang thính phát cho những người bị đói đi ăn xin. Tại nhà thờ khi đầu phát gạo, phát cơm cho những người bị cơn đói dẫn vặt, sau này phát cháo. Ngày nào cũng có cả hai ba chục người chết dọc bên đường: da bọc xương, khô đét.

Việc xin ăn không đủ nên người ta hái rau má mọc hai bên đường để ăn. Ngoài ra người ta cũng ăn lá râm bụt hay ăn rau chuối, củ chuối độn vào. Làng tôi có hai ba gia đình thiếu ăn, nhưng không đến nỗi vì lối xóm giúp đỡ nhau.

Tôi muốn kể chuyện này ra đây chỉ để chứng minh việc rau má mọc ở đường lẫn với cỏ nhiều như thế nào. Người ta đói quá, hái rau má ăn cho no bụng nên trên đường trắng trơn không còn một cọng. Lúc đó lại là tháng ba giá lạnh (người ta gọi tháng ba rù: đói rồi rù đi mà chết). Miền Bắc có hai triệu người chết đói vì lính Nhật bắt phá ruộng vườn, trồng cây kỹ nghệ nên không còn đất trồng lúa! Tới vụ mùa sau đó, khi lúa đầy đồng, người ta vì đói, ăn quá độ bị bội thực còn chết nhiều hơn khi bị đói!

Cây rau má ở miền Bắc nhiều: mọc bên đường, mọc trong vườn nhan nhản. Ca dao có câu:

Đói ăn rau mưng rau má

Cây rau má người ta dùng như vị thuốc ở miền Đông Nam Á châu. Rau má vị thơm, đắng, tính mát không độc. Rau má có hoạt chất Alcaloide, glucoside, muối picrate, chloroplatinate, có nhiều sinh tố B và amino acid.

Dược năng: Rau má dùng trị nhọt độc sưng đau (nhai rồi đắp vào mụn hay giã ra trộn với vaseline), trị kiết lỵ, nước tiểu đục, sạn thận, đau bụng, đau lưng, sưng cuống họng, nóng sốt: thường lấy khoảng 40-50gr giã ra hay xay rồi cho thêm nước, đường uống một ly.

Ở Âu châu, người ta bào chế rau má trị bệnh ngoài da, viêm da, mụn mằn. Nói đến đây tôi còn nhớ năm 2004 khi tới Lyon, Pháp, tôi có dịp nói chuyện với dược sỹ Trương Thanh Vân trong nhóm Đồng Tâm.

Anh cho biết khi đi cải tạo, vì là dược sỹ, anh được chọn để lo thuốc men trị bệnh cho anh em trong trại cải tạo. Anh đã dùng rau má chữa trị những trường hợp sâu quảng nặng rất khả quan (mụn độc lớn) và xay củ hà thủ ô viên lại rồi phân phát cho anh em dùng để bồi bổ sức khỏe.

Người ta cũng khuyên những người bị bệnh thớp khớp nên dùng mỗi ngày chỉ hai ba lá rau má, sau ít ngày sẽ khả quan và dùng một thời gian sẽ hết bệnh.

Riêng với những người hay đi tiểu thì không nên dùng rau má vì tính lợi tiểu của nó. Người bị đi tiểu đường cũng không nên dùng rau má.

Theo sự khôn ngoan, dùng cái gì cũng có giới hạn của nó, không nên dùng rau má lâu và thái quá. Theo lời khuyên trong dân gian nếu ai dùng rau má trên 4 tuần lễ mà bệnh không khả quan, nên đi gặp bác sỹ. Thực ra thì 4 tuần lễ là quá lâu cho tình trạng bệnh tật. Những biến chứng trong cơ thể sau hai ba ngày mà không hết bệnh, nên đi bác sỹ ngay.

Tôi cũng được biết tin tức: mặc dù dược thảo có nhiều lợi ích, nhưng có người dùng tỏi quá độ, uống trà artichoke quá độ có hại cho gan: bệnh này không hết đã tới bệnh khác chỉ vì dùng dược thảo không đúng tiêu chuẩn, không điều độ, có nghĩa dùng thái quá.

10. HÀ THỦ Ô

Sau năm 1975, khi quân, dân, cán, chính miền Nam bị dồn vào những trại tập trung gọi là trại cải tạo! Sau nhiều năm tháng đi làm rừng, các vị này đã tìm được rất nhiều củ Hà Thủ Ô để dùng như thần dược có khả năng phục hồi sức lực sau những ngày làm việc vất vả, ăn uống thiếu thốn.

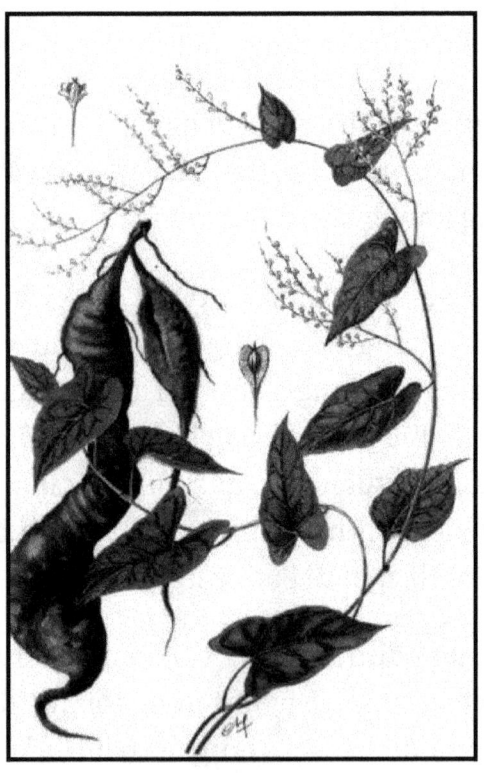

Hình 40. Cây Hà Thủ Ô đỏ

Hà Thủ Ô có tên khoa học là Polygonum multifloum thunb thuộc họ rau răm (Polygonaceae). Hà Thủ Ô đỏ là Radix polygoni multiflori tức rễ cây Hà Thủ Ô phơi khô.

Hà Thủ Ô còn gọi thủ ô, giao đằng, dạ hợp, địa tinh.

Trong bản thảo cương mục ghi lịch sử cây Hà Thủ Ô như sau: *"thứ thuốc này vốn có tên giao đằng, sau này mới có tên Hà Thủ Ô. Theo truyền thuyết Hà Thủ Ô, người huyện Nam Hà, thuộc Thuận châu. Sinh ra yếu ốm. Mãi 58 tuổi mà vẫn chưa có vợ có con. Ông thường đi ngao du sơn thủy, theo đạo sỹ đi học đạo. Một hôm uống rượu say nằm ở sườn núi thấy hai cây leo nằm cách nhau mấy thước, bỗng dưng cuốn lấy nhau rồi lại rời nhau ra. Ông thấy lạ đào lên đưa về. Một vị lão thành từ xa thấy thế mới bảo ông đó là điềm lạ. Ông tán ra ngâm rượu uống một tuần. Tự nhiên thấy người ông trở lại bình thường, rồi tiếp tục uống thấy người cường tráng khỏe mạnh. Uống cả năm thấy đầu tóc bắt đầu đen lại. Sau ít năm ông lấy vợ hạ sinh được mấy người con. Cha con tiếp tục dùng củ này, rồi sau người con sinh ra đứa cháu, đặt tên Thủ Ô! Người bạn của Thủ Ô học được bài thuốc, đem về uống, sống trường thọ nên thuật lại truyện này. Vì thế cây được gọi Hà Thủ Ô".*

Cây Hà Thủ Ô mọc nơi rừng núi, nhiều nhất ở các tỉnh tây bắc Việt Nam, rồi đến Thanh Hóa, Nghệ An, Hà Tĩnh, Lào Cai, Lai Châu. Ở Tàu người ta thấy tại Giang Tô, Quảng Đông, Tứ Xuyên, Hồ Bắc, Phúc Kiến. Tại Nhật cũng có Hà Thủ Ô.

Hà Thủ Ô vị đắng, hơi ngọt, tính ấm. Có nhiều tinh bột, alcaloide và anthraglucoside, lecitin.

Dược năng: thanh lọc khí huyết, điều hòa âm dương, bồi bổ ngũ tạng. Trong dân gian thường có những bài thuốc dùng cho người già yếu, thần kinh suy nhược, ăn uống kém tiêu, làm cho tóc đen, khỏe gân xương, bền tinh khí, sống lâu. Có thể dùng từ 10gr sắc uống rồi thêm bớt tùy theo nhu cầu của cơ thể.

Theo L.M. Vũ Đình Trác thì Hà Thủ Ô có dược năng thanh lọc khí huyết, điều hòa âm dương, bồi bổ ngũ tạng.

Hà Thủ Ô chủ trị táo bón, đầy hơi, thanh lọc dạ dầy, bồi bổ ruột, gan, mật. Giúp sáng mắt, tỉnh tai, da đẹp, lại nữa trị phong thấp nhức mỏi, nhức mỏi.

Toa thuốc thông dụng trị bá chứng: hà thủ ô 100gr, thổ phục linh 50gr, thục đậu 100gr, phòng phong 50gr, cam thảo 30gr ngâm trong 2 lít rượu, lấy nước thứ nhất ra, đổ thêm hai lít nữa ngâm một tháng lấy nước thứ hai. Uống trước bữa ăn trưa và chiều. Toa này cũng có thể nấu thành cao hay làm thuốc viên. (L.M. Vũ Đình Trác trong *100 Cây Thuốc Vạn Linh Bá Chứng*).

Hà Thủ Ô trên thị trường rất rẻ. Chỉ $5.00 một hộp uống cả năm không hết. Khi nào đi ăn tiệc hay ăn cưới về, ngày sau thấy đắng miệng, tôi thường lấy sáu bảy miếng cho vào đun trong nồi khoảng 15 phút, uống hai lần là hết đắng miệng. Tôi có người thông gia, cũng là H.O., ông xay Hà Thủ Ô, trộn với cà phê uống mỗi sáng. Tôi thấy ông gần 75 tuổi, tóc râu vẫn còn đen như trai tráng! Xin có lời khen tặng.

11. CÂY ÍCH MẪU

Cây Ích Mẫu còn gọi ích mẫu thảo, sung úy, chói đèn. Người ta gọi cây ích mẫu vì cây có ích lợi cho người mẹ.

Ích Mẫu có tên khoa học là Leonurus Heterophyllus, thuộc họ hoa môi (Labiatae).

Ích mẫu có vị đắng, the, thơm, tính mát, không độc. Có hai loại hoa tím và hoa trắng.

Thành phần hóa học: ích mẫu có tannin, alcaloide, flavonosite, tinh dầu thơm, saponine. Loại hoa trắng có alcaloide: leonurine và leonuridine.

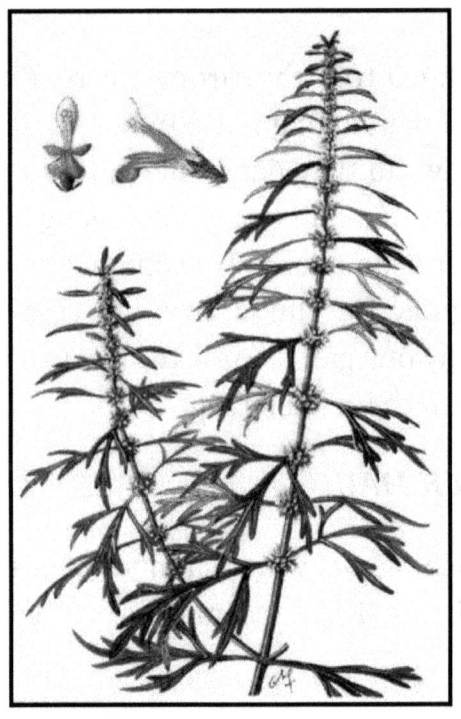

Hình 41. Cây Ích Mẫu

Ích mẫu có dược năng tán ứ huyết, thông kinh mạch, làm giảm tác dụng của adrenalin trên mạch máu. Tác dụng đối với hệ thống thần kinh, tác dụng kháng sinh đối với một số vi trùng ngoài da. Ích mẫu chữa khỏi một số trường hợp viêm thận và phù thủng.

Ích mẫu chuyên trị các chứng hậu sản và ngưng trệ khí huyết, giúp an thần, an tim, ấm cơ thể, tăng âm lực.

Trong dân gian có câu:

Nhân trần Ích mẫu đi đâu,
Để cho bà đẻ đau lâu ốm dài!

Người ta cũng nấu cao dùng trong dân gian. Công thức ở Thanh Hóa hay ở Nghệ An hơi khác nhau. Hiện nay người ta thống nhất cách nấu cao ích mẫu như sau: ích mẫu 800gr, ngải cứu 200gr, hương phụ 250gr, tá dược (xirô, cồn 15 độ) vừa đủ 1000gr.

Người ta cũng làm cao hương ngải gồm: hương phụ (cỏ gấu), ngải cứu, ích mẫu, lá bạch đồng lượng sắc kỹ dùng.

12. ĐƯƠNG QUI

Đương qui có tên khoa học là Angelica Sinensis, thuộc họ Hoa Tán Apraceae. Người ta cũng gọi Radix Angelica Sinensis là rễ phơi hay sấy khô của cây Đương Qui.

Qui có nghĩa là **về**, vì loại thuốc này có tác dụng điều khí, nuôi huyết, làm cho huyết đang loạn xạ trở về tình trạng bình thường của nó, nên mới có tên như thế!

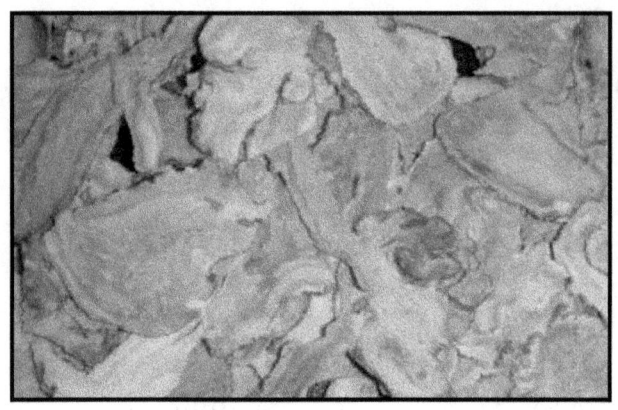

Hình 42. Đương Qui

Qui có khí bình, vị cam và tân, không độc. Đương qui có tinh dầu.

Trên thị trường, người ta phân biệt **quy đầu** là rễ chính và một bộ phận cổ rễ. **Quy thân** hay **quy thoái** là phần dưới của rễ chính hoặc là rễ phụ lớn. Rễ phụ nhỏ gọi là **quy vỹ**.

Gọi tên chung là **toàn quy**.

Người ta cũng bán quy theo củ nguyên, có khi thái ra buộc thành từng miếng lớn từ năm miếng một, hoặc những củ trung bình thái đóng hộp như hình bên trên. Kể cả quy vỹ cũng để nguyên hay thái ra từng miếng mỏng buộc thành từng gói chứ không có vẻ trịnh trọng như miếng quy đầu. Quy vỹ được bán với giá rẻ hơn, thường dùng cho việc xoa bóp.

Về tác dụng dược lý: đương quy có hai tác dụng trên tử cung: một là gây kích thích, hai là gây ức chế. Quy giúp cho tăng thêm cho cơ trơn trong tử cung. Nó cũng giúp cho các cơ trơn trong thành đường ruột, tránh táo bón. Đương quy cũng có tác dụng giúp cho các bà mẹ sau khi sinh, tử cung co lại trạng thái bình thường như trước khi có bầu.

Đương quy giúp cho máu huyết người đàn bà trở nên tốt, tiêu huyết cũ, sinh huyết mới. Nó có khả năng trị bệnh suy nhược yếu đuối ở người đàn bà, điều kinh, trị bệnh hậu sản.

Tất cả những nguyên do sinh bệnh cho đàn bà nên dùng đương quy. Trong trường hợp gặp bệnh tình khó khăn, thì nên tham khảo với các đông y sỹ có khả năng giúp chúng ta trong những trường hợp cần thiết.

Sau đây một số bài thuốc được sưu tầm của một số lương y:

i. Chữa thiếu máu, cơ thể suy nhược, kinh nguyệt không đều, đau ở rốn, sinh xong vẫn ra huyết: Đương quy, thục địa mỗi vị 12gr, bạch thược 8gr, xuyên khung 6gr, đun với 600ml nước khoảng 45 phút cho tới khi còn 200ml, chia ba uống trong ngày. (Tiến sỹ Đỗ Tất Lợi, cựu dược sỹ tây y).

ii. Bài đương quy kiện trung thang của Y sỹ Trương Trọng Cảnh dùng chữa bệnh phụ nữ sau khi sinh thiếu máu, đây là thuốc bổ huyết: Đương quy 7gr, quế chi (ở vùng nóng nên bỏ đi) sinh khương, đại táo mỗi vị 6gr, thược dược 10gr, đường phèn 50gr, sắc 600ml nước khi còn 200ml lấy ra chia 3 uống trong ngày.

iii. Bài thuốc bóp chữa đau nhức, sưng khớp xương, sưng đầu gối, đau bả vai: 15gr hồng hoa, 15gr quy vỹ, bỏ nửa chén rượu ta (rice wine) chưng khoảng 15 phút, lấy ra bóp những nơi đau. Đương quy và hồng hoa đều có tác dụng chữa viêm (anti-inflamation).

13. SINH ĐỊA (REHMANNIA GLUTINOSA)

Trong dân gian, chúng ta nghe nói nhiều tới cây sinh địa.

Sinh địa (Rhizoma Rehmannia) là thân, rễ phơi khô của cây địa hoàng hay cây sinh địa.

Thục địa là sinh địa đem chế biến theo một phương pháp riêng (thục là nấu chín).

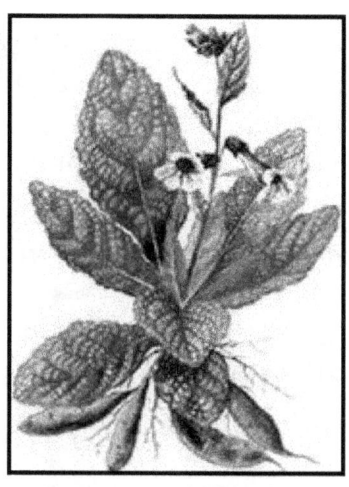

Hình 43. Cây Sinh Địa

Sinh địa là cây thuộc thảo cao 10-30 cm, toàn thân có lông mềm. Rễ mấy tháng sau biến thành củ. Thân lúc đầu mọc thẳng, sau đó mọc ngang. Trồng trong sáu tháng thì có thu hoạch.

Củ sinh địa hái về đem vùi vào cát gọi là sinh địa tươi hay sinh địa hoàng có mầu vàng trông như củ nghệ.

Khi người ta thả củ sinh địa vào nước: củ nổi trên mặt nước là Thiên hoàng, củ nửa nổi nửa chìm là Nhân hoàn (hai thứ này không dùng được), chỉ những củ nặng chìm dưới đáy gọi Địa hoàng thì mới dùng được.

Trên thực tế, đa số chúng ta mua thục địa, tức sinh địa đã được chế biến bán trên thị trường.

Sinh địa khí hàn, vị cam, không độc. Tác dụng hạ huyết đường, tác dụng đối với huyết quản, tác dụng lợi tiểu, cầm máu, ức chế đối với một số vi trùng.

Sinh địa là vị thuốc bổ đệ nhất: bổ ngũ tạng, thông huyết mạch, ích khí lực. **Những người tỳ vị yếu kém không nên dùng.**

Trong thang thuốc bổ hay thuốc ngâm rượu những vị chính vẫn là thục địa, hà thủ ô, đỗ trọng, hoàng kỳ, và thêm một số vị khác.

Bài thuốc trong dân gian: **lục vị địa hoàng hoàn** chữa trị đau đầu, chóng mặt, cổ khô đau, miệng lưỡi lở loét, tai ù, răng lung lay, lưng đau gối mỏi, di tinh mộng tinh, mồ hôi trộm, phụ nữ kinh nguyệt không đều.

Bài thuốc như sau: Thục địa 320gr (8 lạng), sơn thù du, sơn dược hay hoài sơn mỗi vị 160gr (4 lạng), mẫu đơn bì, bạch phục linh, trạch tả mỗi vị 120gr (3 lạng). Năm vị sau sấy khô tán nhỏ, giã thục địa cho thật mềm nhuyễn, trộn đều, thêm mật ong viên thành viên bằng hạt ngô. Ngày uống 20-30 viên (8-12gr) chia hai lần, uống 15 phút trước bữa cơm. (Theo **Những Cây Thuốc và Vị Thuốc Việt Nam**, Đỗ Tất Lợi, 2001).

14. ĐỖ TRỌNG

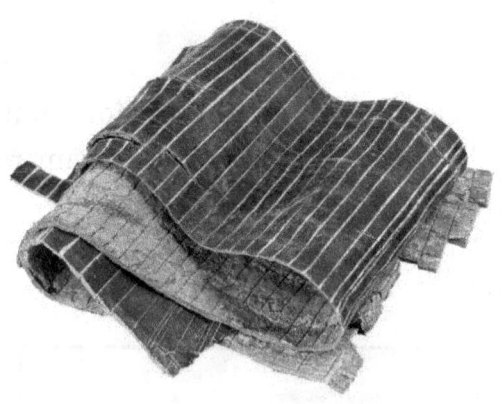

Hình 44. Đỗ Trọng

Đỗ trọng có tên khoa học là Eucommia Ulmoides thuộc họ Đỗ Trọng Eucommiaceae.

Vỏ cây đỗ trọng là vỏ khô hay sấy khô (Cortex Eucommiae). Theo truyền thuyết: khi xưa có người họ Đỗ tên Trọng đã dùng cây này có kết quả khả quan nên gọi là cây Đỗ Trọng.

Đỗ trọng vị ngọt hơi cay, tính ôn vào hai kinh can và thận. Có tác dụng bổ gan, thận, mạnh gân cốt, an thai, dùng chữa đau lưng, đi tiểu nhiều, chân gối yếu mềm.

Đỗ trọng được sắc hay dưới dạng ngâm rượu với hà thủ ô, thục địa là những bài thuốc thông dụng trong dân gian.

Đỗ trọng cũng được chế cô đọng như cao lỏng gọi là cao đỗ trọng hay dưới dạng ngâm rượu gọi là rượu đỗ trọng.

15. KỶ TỬ

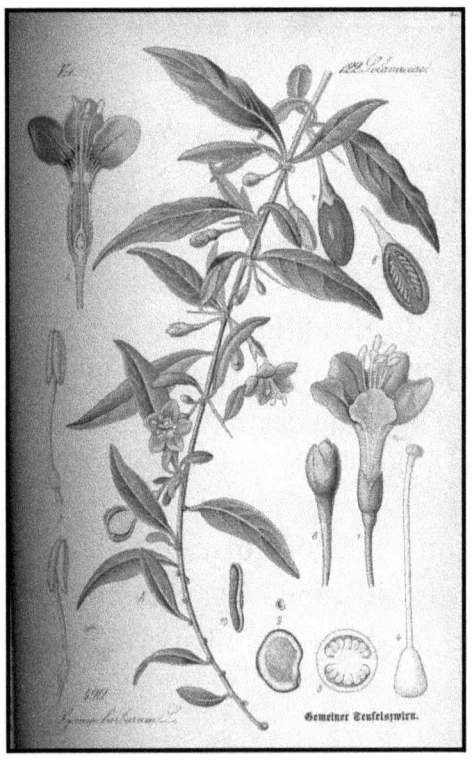

Hình 45. Cây Kỷ Tử

Kỷ tử có tên Lycium sinensis, người ta còn gọi cẩu kỷ tử, cẩu khởi, khởi tử. Theo tục truyền: mùa xuân người ta gọi là thiên tinh tử, mùa hè gọi cẩu kỷ diệp, mùa thu gọi khước lão, mùa đông gọi đông cốt bì.

Trái kỷ tử (fructus Lycii) là quả chín của cây kỷ tử. Trên thị trường thường hay bán trái kỷ tử.

Kỷ tử là loại cây nhỏ có thể cấy trong vườn. Một khi đã cấy trong vườn rồi nếu không để ý, nó có thể lan ra rất rộng. Kỷ tử là loại cây có dây, lá nhỏ, ở đốt có gai. Người ta thường trồng trong vườn lấy lá nấu canh, vị gần giống như vị lá rau ngót (có người gọi bồ ngót). Lá kỷ tử có công dụng chữa trị ho, sốt. Người ta cũng nấu lá kỷ tử như nấu trà uống. Kỷ tử có hoa vào mùa xuân, thu hoạch trái từ tháng 6-9. Mùa đông cây kỷ tử phát triển rất mạnh. Cũng vì thế lá của nó được thịnh hành dùng trong dân gian vào lúc những cây rau nấu canh khác vào lúc này đã tàn lụi.

Kỷ tử có tính chất khí hơi lạnh, vị đắng và ngọt, không độc. Có công dụng như thuốc bổ toàn thân dùng trong các bệnh tiểu đường, ho lao, viêm phổi, mệt nhọc, gầy yếu, bổ tinh khí, giữ cho người trẻ lâu.

Rượu kỷ tử: 600gr trái kỷ tử giã nát, cho vào 2 lít rượu, ngâm hai tuần lễ, lọc lấy rượu mà uống.

16. BỒ CÔNG ANH

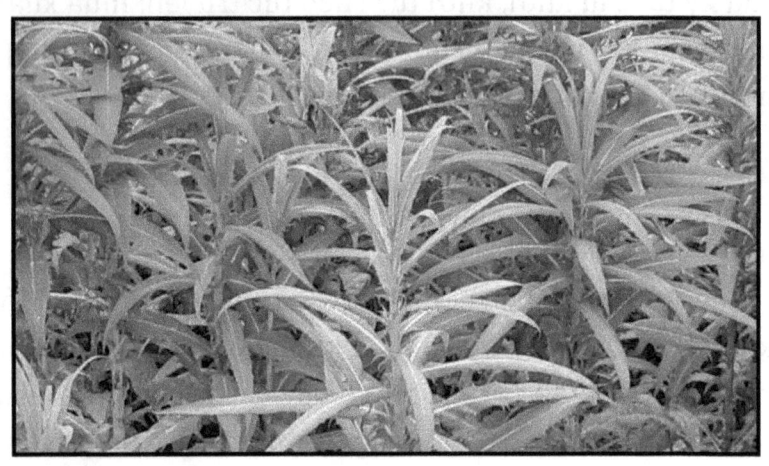

Hình 46. Bồ Công Anh

Cây bồ công anh có tên khoa học là Lactuca indica L. thuộc họ cúc Asteraceae, loại cây nhỏ cao 0.60m, nhưng cũng có khi cao tới 1-3m. Thân mọc thẳng, nhẵn không cành hay có rất ít cành. Lá có răng cưa hầu như không có cuống. Cây có hoa vàng (hoàng hoa địa đinh) hay cũng có cây hoa tím (tử hoa địa đinh, tử là tím).

Trong cây rau diếp chúng ta thường hay ăn, người ta tìm thấy chất lactuca, cùng tên với cây bồ công anh mà hiện nay chưa có những nghiên cứu chính xác về cây bồ công anh.

Bồ công anh không những được tìm thấy ở Việt Nam, Tầu mà trên khắp các lục địa vùng ôn đới và nhiệt đới. Người Âu châu dùng rất nhiều loại cây bồ công anh này dùng ăn như ăn rau diếp.

Về dược tính: bồ công anh được dùng trong dân gian để chữa bệnh sưng vú, tắc tia sữa, chữa mụn nhọt đang mưng mủ hay bị mụn nhọt, đinh râu. Người ta cũng dùng chữa bệnh con nít mất ngủ hay bị ho.

Bồ công anh cũng dùng chữa bệnh đau bao tử, ăn uống kém tiêu. Người ta có thể dùng ăn sống 20gr-40gr lá tươi. Có thể dùng lá khô, cành khô phối hợp với những vị thuốc khác. Bồ công anh có tính lợi tiểu, thông huyết.

Đơn thuốc trong dân gian (trích ***Những Cây Thuốc và Vị Thuốc Việt Nam***, Đỗ Tất Lợi, 2001):

> *i. **Đơn thuốc chữa đau dạ dày:*** lá bồ công anh tươi 20gr hay lá khô 15gr, lá khổ sâm 15gr, thêm 300ml nước sắc 15 phút, cho ít đường vào uống (chia 3 uống trong ngày), uống trong 10 ngày, nghỉ ba ngày rồi uống tiếp.
>
> *ii. **Chữa ăn uống kém tiêu hay mụn nhọt:*** lá bồ công anh khô 10gr-15gr, đổ 3 bát nước

(600ml), nấu còn 1 bát, uống từ 3-5 ngày, có thể kéo dài hơn.

iii. Chữa sưng vú, tắc tia sữa: lấy 20gr-40gr lá tươi, giã ra vắt nước uống, bã đắp lên vú.

17. NGHỆ

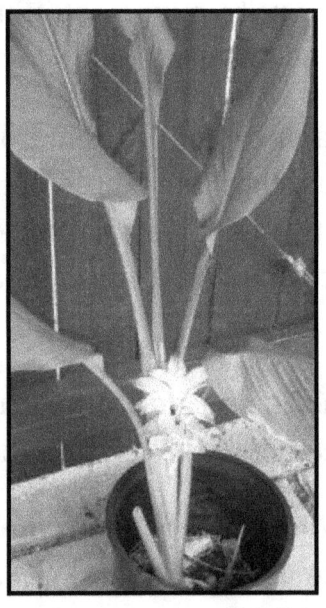

Hình 47. Cây Nghệ

Nghệ là cây rất quen thuộc trong gia đình Việt Nam. Người ta trồng nghệ trong vườn chủ yếu dùng trong việc nấu ăn. Chẳng hạn lá nghệ dùng nấu canh cá, hay kho cá cho đỡ tanh. Người ta cũng dùng lá nghệ ăn gỏi cá. Bột nghệ dùng ướp cá như chả cá Thăng Long. Củ nghệ dùng xát vào vết mụn vừa lành để tránh thẹo.

Nghệ có tên còn có tên **khương hoàng** (khương là gừng) để gọi tên cho lá hay rễ (Rhizoma Curcimae longae) tên **uất kim** để gọi củ nghệ (Radix Curcumae Longae).

Cây nghệ có hình trên để thay cho cách diễn tả nó. Nếu quý đọc giả muốn cấy nghệ, chỉ cần ra chợ mua một đồng thì đủ trồng trong vườn.

Trồng nghệ như thế nào? Có hai cách hoặc chúng ta đào một lỗ cấy trong vườn, rồi đặt củ nghệ xuống sâu 3 inches sau đó lấp đất lên trên. Một hai tuần sau nghệ nảy mầm lên cây. Nếu cấy đầu mùa xuân, vào khoảng cuối tháng bảy, đầu tháng tám nghệ có hoa. Hoa nghệ trông rất đẹp.

Cách thứ hai: lấy chậu mủ 3 hay 5 gallons, trộn đất tốt cho vào chậu khoảng ⅓ đất, sau đó đặt mấy củ nghệ trên rồi thêm đất vào khoảng 3 inches, sau một hai tuần chúng ta có cây nghệ mọc lên.

Nghệ rất yếu chịu lạnh, thường cuối thu đầu mùa lạnh, nếu gặp trời đông đá, củ nghệ sẽ thối. Cũng chính thế chúng ta phải đào nghệ lên vào cuối thu, lúc này nghệ có một chùm củ, những củ nhỏ mọc chung quanh củ chính rất lớn. Ta để củ nghệ vào nơi ấm, đợi mùa xuân trở lại, cấy củ những không để cả chùm củ mà phải tách rời từng củ để cấy. Nghệ trồng trong chậu có lợi ở chỗ khi nào cần củ, chúng ta chỉ nhấc cả cụm ra, bẻ số củ cần, rồi lại đặt cây lại vị trí cũ, cây tiếp tục sống và sinh thêm củ.

Ngoài việc dân gian trồng nghệ cho việc nấu nướng trong gia đình, nghệ còn được dùng làm thuốc.

Nghệ được trồng nhiều tại Ấn Độ, Tàu và vùng Đông Nam Á châu, Hawaii. Nghệ có chất mầu vàng curcumae tinh thể nâu đỏ, tinh dầu có curcumen, ngoài ra còn có tinh bột, oxalate, calcium và nhiều hóa chất khác hiện nay còn cần nhiều nghiên cứu.

Nghệ có vị cay, đắng, tính ôn vào 2 kinh can và tỳ. Nghệ có tác dụng phá ác huyết, huyết tích, chữa trị các vết thương, khiến vết thương chóng ăn da non. Nghệ cũng chữa bệnh viêm bao tử và đường ruột. Dùng nghệ có thể ngăn ngừa ung thư, ngăn ngừa bệnh lãng trí (Alzheimer), làm giảm bệnh tiểu đường 2.

Chất curcumen có tác dụng thông mật, bài tiết mật, gây co bóp túi mật, nó cũng có tác dụng phá chất cholesterol trong máu. Chất tinh dầu có tác dụng diệt nấm và sát trùng với bệnh nấm và những vi trùng khác.

Nghệ cũng có tính cách trị viêm (anti-inflammation) trừ độc (antioxidant), chống vi trùng (anti-bacteria).

Lưu ý: đàn bà có thai, hay hậu sản không nên dùng nghệ.

18. GỪNG

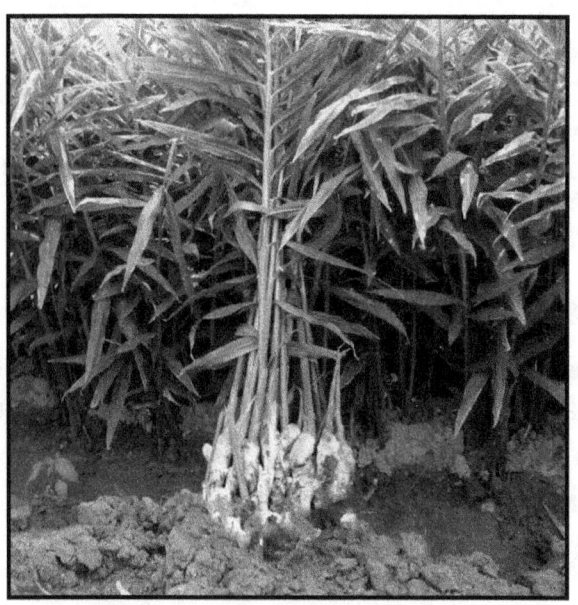

Hình 48. Cây Gừng

Gừng còn gọi *khương, sinh khương* (củ tươi), *can khương* (thân rễ phơi khô). Gừng có tên khoa học là zingiber thuộc họ gừng zingiberraceae.

Trong dân gian trồng gừng nhiều để tiêu thụ trong gia đình vừa dùng làm gia vị trong khi nấu ăn, vừa dùng chữa bệnh.

Trồng gừng cũng giống như trồng nghệ. Có một điều: cây gừng, nhất là củ của nó có sức chịu lạnh khá hơn cây nghệ. Gừng ra nhiều củ hơn nghệ và có củ lớn hơn, nhiều hơn nghệ.

Gừng có vị cay, khí ấm tác dụng vào ba kinh phế, tỳ, vị. Có tác dụng phát biểu tán hàn, ôn trung, làm hết nôn, tiêu đàm, hành thủy, giải độc. Dùng gừng chữa ngoại cảm, bụng đầy.

Can khương vị cay tính ôn, **bào khương** (can khương đã bào chế rồi) vị cay đắng, tính đại nhiệt, tác dụng vào 6 kinh: tâm, phế, tỳ, vị, thận và đại tràng, có tác dụng ôn trung tán hàn, hồi dương, thông mạch, dùng chữa thổ tả, đau bụng, chân tay lạnh, mạch nhỏ, hàn ẩm suyễn ho, phong hàn thấp tỳ.

19. TÍA TÔ

Tía tô có tên khoa học là Perilla Ocymoides L., thuộc họ **Môi** Lamiaceae. Tía tô có những tên gọi khác như sau:

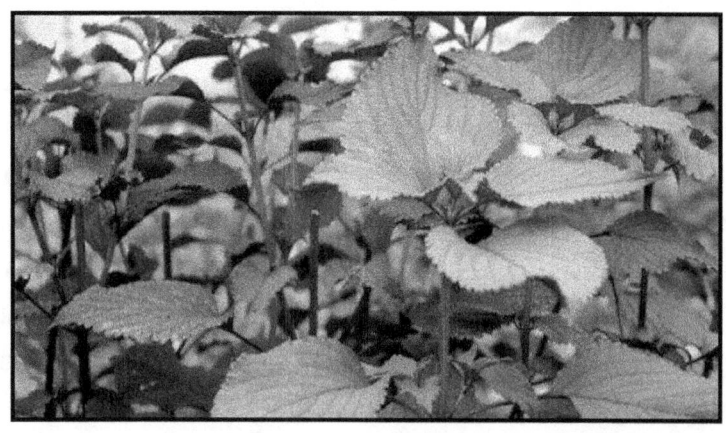

Hình 49. Cây Tía Tô

Tử Tô Tử (Fructus Perillae): quả chín phơi khô hay sấy khô.

Tử Tô (Herba Perilae): cành non có mang lá đã phơi khô hay sấy khô.

Tử Tô Diệp (Folium Preillae): lá phơi hay sấy khô.

Tô Ngạnh (Caulis Perillae): Cành non hay già đã sấy khô hay phơi khô.

Tía tô là một trong những loại rau thơm trong vườn người Á châu thường dùng. Hầu như những người có vườn đều trồng tía tô. Cây tía cao từ 0.50m tới 1.50m, có lá mầu xanh trên và mầu tím phía dưới.

Nếu đã trồng một cây tía tô trong vườn rồi thì năm sau có rất nhiều triển vọng có những cây con mọc lên do hạt của nó còn sót lại từ năm trước. Tía tô mọc rất mau và lan ra vườn, nếu không kiểm soát. Nếu thấy mọc nhiều quá ta chỉ nên để vài ba cây đủ ăn thôi. Nhà nào không có tía tô, ta có thể xin cây con từ bạn bè hay đi chợ mua một bó nhỏ, về nhà dùng, ngắt hết lá, cành còn lại ngâm trong ly nước, mấy ngày sau ra rễ, ta đem ra vườn trồng.

Ngoài việc dùng lá tía tô ăn với rau trộn, người mình còn dùng lá cho vào những món canh cà hay cà xào, rau trộn ăn với canh cua. Việc quan trọng khác: lá tía tô được dùng lẫn với lá xả, lá chanh, lá khuynh diệp, v.v... để xông khi cảm cúm. Việc xông này không nên làm nhiều kẻo bị ra mồ hôi nhiều quá không tốt. Khi cảm, chỉ nên xông một hai lần là đủ.

Tía tô có vị cay, tính ôn vào hai kinh: phế, tỳ. Có tác dụng phát tán phong hàn, giải uất, hóa đàm, trị cảm, chữa ho, giảm đau, chữa cảm mạo, an thai và giải độc khi ăn cua cá.

20. ĂN GỎI

Nói tới ích lợi rau cỏ giúp cho chúng ta giữ gìn sức khỏe mà không nói tới ăn gỏi là một thiếu sót lớn, là bỏ quên những món quà quý do nguồn sống thiên nhiên cung cấp và văn hóa ẩm thực do ông cha để lại từ ngàn năm.

Trong sách vở cũng ít phổ biến món ăn khoái khẩu này. Trong cuốn Văn Hóa Ẩm Thực Và Món Ăn Việt Nam, tôi có tìm mà không thấy nói gỏi cá, chỉ thấy một câu thơ như sau:

Sáng ngày bồ dục chấm chanh,
Trưa gỏi cá cháy (cá chép), tối canh cá chầy.

Trong bài này cũng nói tới con cá cháy trông giống con cá mè! Chỉ vỏn vẹn có thế! Khi nói tên những con cá này, tôi thấy hồi còn ở Bắc, bố tôi và các anh thường hay bắt cá từ ao lên làm gỏi. Thứ cá quý để làm gỏi là cá mè, cá chép, cá chầy, cá vược (cá chẽm), cá chệch. Sau này vào trong Nam vì không tìm được cá tươi, tôi thường thấy ông anh cả ra chợ, tìm mua những con cá chệch còn sống bơi trong chậu được bày bán. Anh mua về làm gỏi và khen cá ăn ngon, thịt dòn.

Thực ra thì con cá mè hơi giống con cá chép, nhưng bề ngang to gấp đôi, mình lại mỏng. Muốn ăn gỏi cá mè phải tìm một con thật lớn mới đỡ tanh. Có một điều tôi không bao giờ quên. Vào mùa hè 1950, khi đi thăm nhà người anh rể ở Cách Tâm, phía đông bắc Phát Diệm khoảng 4-5km. Ông anh hậu hỹ xuống ao bắt được một con cá mè lên làm gỏi và nấu canh chua cho tôi ăn. Thường khi còn bé, tôi không bao giờ ăn gỏi mà chỉ nhìn người ta ăn gỏi thôi. Lần này chiều ý anh, tôi cuốn gỏi, tức miếng cá cuốn vào mấy thứ lá, rồi lấy một muỗm cà phê múc chẻo đổ lên trốc, cuốn gọn cho vào miệng ăn. Mùi lá thơm, mùi chẻo vừa ngọt vừa cay, mùi thính bám vào miếng cá đã đưa lại mùi vị thật lạ đối với tôi và tôi thấy thật thích thú.

Thế nhưng sau khi ngủ trưa dậy, với khí hậu nóng nực của mùa hè năm đó, mồ hôi toát ra. Tôi thấy mồ hôi tiết ra mùi tanh cá mè. Cũng nhân dịp này tôi mới hiểu người ta nói tanh như cá mè. Mùi tanh kéo dài cả mấy ngày, khiến tôi không bao giờ dám ăn gỏi cá mè nữa.

Nói về con cá cháy mà người Bắc gọi cá chép. Con cá chép có mắt đen, môi đỏ như son, vảy lớn, vây cũng đỏ, trông đẹp, ăn cũng ngon khi ta ướp gừng với nước mắm, nướng than, chấm với nước mắm gừng, còn gì bằng! Con cá chầy giống như cá chép nhưng mình gọn hơn, có ít xương hơn cá cháy. Cá vược là loại cá sống ở chỗ giao nước mặn và nước ngọt. Cá vược còn gọi cá chẽm, lớn rất mau, chỉ từ mùa xuân sang thu, con cá đã có cỡ hai ba ký. Cá vược ăn rất ngon. Trong chợ ở đây người ta bán cá bass đề là cá vược. Có thể là cũng giống nhưng không giống thứ chúng tôi ăn từ Việt Nam.

Ngày 17 tháng 3 năm 1975, buổi sáng toán công tác dân vận của chúng tôi được căn cứ cung cấp cho một cặp chiến đỉnh (PCF) do hai trung úy và thủy thủ đoàn, mỗi chiếc khoảng 5 người đi làm công tác tại ấp hai Năm Căn. Khi nghe radio mất Ban Mê Thuột, tôi buồn quá! Nói với sỹ quan trưởng đoàn: tụi em cho tầu vào rạch, kiếm mấy chú cá chẻm về kho và nấu canh chua. Đến trưa chúng tôi quây quần dùng bữa. Chưa bao giờ tôi có được bữa ăn như thế. Chúng tôi ít nói, hầu như tâm trạng của mỗi người đầy đăm chiêu. Tôi nói với mọi người: có thể đây là bữa cơm chót chúng ta ăn với nhau để rồi không bao giờ còn gặp nhau với hoàn cảnh chiến tranh mỗi ngày trở nên quá lo ngại. Bây giờ nghĩ lại mà thương các sỹ quan và thủy thủ đoàn hồi đó còn quá trẻ!

Sau bữa đó tôi được lệnh công tác tiếp cư đồng bào tỵ nạn từ Đà Nẵng. Chuyến công tác đó khi chưa khởi sự đi thì sắp mất Nha Trang. Tôi được lệnh ở lại Sài Gòn.

Có dịp nào một trong các em thuộc cặp chiến đỉnh đi công tác tại Năm Căn hồi đó, đọc được câu chuyện này, xin nhớ nhau và cầu chúc các em an bình!

Chỉ có việc ăn gỏi mà câu chuyện lôi thôi như thế! Dù sao thì chúng ta cũng phải trở lại cách làm gỏi như thế nào.

Làm Gỏi Cá:

Chọn cá: việc quan trọng trong việc làm gỏi cá là chọn cá tươi, cá còn sống, cá bơi trong hồ. Ở đây chúng ta có thể mua cá bơi trong hồ ở chợ. Chúng ta cũng có thể khi câu được cá, giữ cá tươi trong thùng có sẵn đá. Khi về tới nhà là sửa soạn làm gỏi.

Loại cá tốt để làm gỏi là: Cá bass, stripes bass, cá trout, red snapper, cá salmon, cá tilapia.

Cách Làm Cá Để Ăn Gỏi:

i. Lấy con cá tươi nhúng vào chậu nước có pha dấm và muối để rửa cá cho sạch.

ii. Lau sạch cá bằng napkin, lau thật khô, sau đó lấy dao sắc lạng lấy hai lườn, rồi lấy napkin thấm khô, sau đó gói napkin bỏ tủ lạnh ½ tiếng cho nước từ cá thấm vào napkin. Lấy cá ra, lạng vất da đi, thấm cho cá thật khô rồi bỏ vào tủ lạnh khoảng 20 phút.

iii. Khi lấy cá ra, lấy một chút muối một thìa dấm hòa với một chút nước, dội hết lên miếng cá, lấy napkin thấm khô. Sau đó bỏ tủ lạnh chờ khi ăn mới đưa ra thái cá thật mỏng từng miếng. Thái xong trộn cá với thính (loại gạo nếp mới rang rồi tán nhuyễn) và bột riềng vừa phải. Trộn thật kỹ để mỗi miếng cá đều có đủ thính và bột riềng bám vào. Rồi dọn ăn.

Cách Làm Chẻo (Nước Sauce):

i. Sau khi lạng cá, chúng ta còn lại đầu và sườn, bỏ vào luộc với một ít nước vừa phải. Nước vừa sôi một chút, lấy cá ra gỡ lấy thịt, băm nhỏ để làm chẻo.

ii. Sửa soạn làm chẻo: lấy hành tím củ nhỏ thêm mấy ánh tỏi băm nhỏ. Lấy chảo nhỏ cho một muỗm dầu bắp, cho hành tỏi đã băm, phi hành vàng rồi cho thịt cá vào xào lên, sau đó lấy sour cream, bột me (dùng thay cho trường hợp không có mẻ), ớt băm nhỏ, cho thêm đường, mắm tôm, một chút bột mì hòa vào nước cá luộc bỏ vào nồi quậy cho nó sệt sệt, khi nếm thấy vừa chua, vừa mặn, vừa cay, vừa dôn dốt là được.

Đem ra bỏ vào những đĩa nhỏ đủ cho mỗi người một đĩa.

Cách Chuẩn Bị Hái Lá và Rửa Lá:

i. Lá được chọn để ăn gỏi gồm có: lá sung, lá mơ, lá nghệ, lá gừng, lá cóc, lá vọng cách, lá chanh, lá ổi, lá tía tô, lá húng.

ii. Sau khi hái lá rồi, lá được cho vào chậu nước có pha một muỗm dấm để tẩy sạch sâu bọ. Lấy lá ra rửa một lần nữa với nước sạch. Vớt lá ra, để cho ráo, rồi lấy giấy napkin lau từng lá cho khô là được.

iii. Gói miếng gỏi: Lấy lá lớn để dưới, lá nhỏ để lên trên. Riêng lá nghệ thì cắt nhỏ ra vì lá nghệ rất lớn, lá gừng có thể cắt đôi. Lá sung thì hái lá non gần búp. Tất cả những lá này là một bài thuốc rất tốt cho cơ thể chúng ta. So như thế thì gỏi cá tốt hơn sushi của Nhật nhiều, ông bà tổ tiên đã dạy thật kỹ lưỡng!

iv. Sắp lá xong, gắp một hai lát cá để trên trốc, múc một muỗm cà phê chẻo (sauce) đổ lên trên, gói lại cho vào miệng. Miếng gỏi như thế hơi to đấy! Tuy nhiên nếu quý vị có xem phim Đại Hàn thì kể cả những cô gái Đại Hàn cũng có khả năng đút miếng ăn ngồm ngoàm mà không thấy mắc cở!

BÀI THUỐC TRỊ ĐAU NHỨC

Cơ duyên đưa đẩy để tôi sưu tầm tài liệu và viết bài viết này. Duyên cớ như sau: Cái Nửa Tốt Lành của tôi (my better half) mấy tuần gần đây than thở là "Hân-nì ơi! Sao bả vai em đau quá, nhấc tay lên không nổi!". Tôi nghĩ có thể bà xã của tôi thường tập thể dục rồi cứ một động tác mà tập đi tập lại hoài nên có thể bị viêm khớp (rheumatoid arthritis) rồi đau chăng? Do đó tôi đã khuyên "Em tạm nghỉ tập thể dục một thời gian, chỉ đi bộ thôi, khi nào hết đau thì tập trở lại." Nhưng đã mấy tuần trôi qua rồi, tuy không đau nhiều như trước nhưng cơn đau vẫn cứ dai dẳng, không chịu dứt hẳn. Nhân một chuyến về thăm gia đình ở Houston, qua sự dàn xếp và giới thiệu của bố vợ tôi, nên bà xã của tôi đã đến thăm bác Tám Tâm Thiện (xin tạm đổi tên), một võ sĩ Judo, Akido, đang hành một nghề mà chẳng có một chút gì liên quan đến vấn đề sức khỏe, xương khớp cả: đó là nghề thợ máy sửa xe hơi. Bác Tám vừa là chủ tiệm, vừa là thợ máy chính, vừa là người chữa bịnh làm phước, không lấy tiền công. Tiệm của Bác chiếm hẳn một góc đường lớn, mấy ụ đội xe lúc nào cũng bận rộn được sử dụng tối đa. Tôi nghe nói Bác Tám sửa xe rất tận tâm và giá cả rất phải chăng (nếu không muốn nói là rẻ). Chính Bác tự mình định bịnh của chiếc xe rồi sau đó mới giao cho các thợ máy phụ để thay thế hoặc sửa chữa các bộ phận bị hư hỏng. Khi cần, chính Bác lái xe của khách hàng đi một vài vòng để xác định cho đúng bịnh trạng của xe. Bởi vậy tôi không lấy làm ngạc nhiên khi thấy tiệm của Bác lúc nào cũng đông khách như thế vậy.

Lần đầu tiên đến gặp Bác vào một sáng thứ bẩy, sau khi đã tìm đến đúng địa chỉ và đang rề rề kiếm chỗ đậu xe – vì trong sân parking xe đậu nghẹt kín hết, không còn một chỗ trống – chúng tôi đã gặp Bác khi Bác vừa lái thử chiếc xe của khách hàng về tới bãi đậu xe. Sau khi chào hỏi và giới thiệu, chúng tôi được hướng dẫn đậu xe dưới bóng mát một tàng cây lớn, và được đưa vào trong tiệm. Tiệm là một khoảng không gian rộng rãi không ngăn vách, ngoại trừ một cubicle vừa đủ trong có bàn giấy dùng làm văn phòng chính, bày biện rất bình dân với một bộ sa-lon nằm sâu vào phía bên trong, xoay mặt ra hướng cửa tiệm. Sâu hơn một chút có thêm một bộ sa-lon nữa gần một cái bàn tròn lớn trên để muỗng nĩa (tôi nghĩ, chắc có lẽ bàn này là nơi chủ và thợ của tiệm dùng làm chỗ ăn trưa, ăn tối) ăn thông qua lối ra vào bên hông, chỗ của mấy ụ đội xe. Gần đấy là một kệ thật cao chứa đầy đồ phụ tùng xe hơi. Gần cửa kiếng phía ngoài cửa chính là mấy cái bửng xe hơi còn mới bọc trong giấy báo và giấy kiếng, và một lô những vỏ xe hơi chưa sử dụng. Nói chung là tiệm được trình bày rất mộc mạc bình dân. Tuy nhiên, có một phòng thật đặc biệt chỉ có một cửa ra vào, tương đối rộng, nằm phía bên tay phải gần lối ra vào chính, trong đó có một bàn thờ Phật đồ sộ nguy nga và một bộ ghế khảm xà-cừ thật đẹp. Bàn thờ Phật lúc nào cũng có nhang khói và trái cây (sau này tôi được biết, vì Bác chữa bịnh không lấy tiền thù lao nên những bịnh nhân đến nhờ Bác chữa bịnh đã mang những trái cây này đến, trước là để cúng Phật sau nữa là để làm quà biếu Bác). Có lẽ cũng chính vì Bác sùng đạo Phật như vậy nên tôi thấy rải rác trong tiệm có những chỗ bày kinh Phật in thành những tập nhỏ khoảng bằng tờ giấy học trò gấp đôi, và vô số hình ảnh Phật Thích Ca, Phật Bà Quan Âm, v.v... được in thành những tấm bích chương cỡ lớn. Tôi nghĩ bất cứ ai đến xin Bác những hình ảnh hoặc kinh kệ này thì Bác đều vui vẻ tặng cho cả.

Mặc dù bận tiếp khách và sửa xe, Bác cũng dành thì giờ để chữa bịnh cho bà xã của tôi. Bác chữa bịnh rất đơn giản. Vì có lẽ rành về huyệt đạo và xương cốt nên Bác chỉ sử dụng dầu cù là mà Bác đặc biệt đặt bên

Thái Lan và đôi bàn tay của Bác xoa xoa, nắn nắn những nơi bị sai khớp, đưa lên đưa xuống, co vào dãn ra, rồi thình lình giật mạnh một cái để đưa khủy tay và bả vai của nhà tôi trở về đúng khớp. Ngay tức khắc, bà xã tôi có thể đưa được tay lên xuống một cách dễ dàng không còn bị trở ngại như trước nữa. Điều đó xảy ra ngay trước mắt tôi. Một phút trước đó còn đang nhăn nhó mỗi khi đưa tay lên xuống, vậy mà bây giờ có thể giơ thẳng lên trời chẳng một chút khó khăn nào. Thật là diệu kỳ! Bà xã tôi nói rằng khi Bác bấm vào những chỗ bị sai khớp, hoặc giật mạnh cho xương vào đúng khớp, ... nói xin lỗi ... đau đến xón tiểu. Những bịnh nhân của Bác mà tôi gặp lần sau này cũng nói như vậy. Tuy nhiên, cái đau này chỉ là một cái đau chớp nhoáng, một lần rồi thôi, ngay tức khắc sau đó tay chân cử động lại hầu như là bình thường. Một bịnh nhân của Bác kể cho chúng tôi nghe rằng chị ta bị tai nạn xe hơi, tay phía bên phải của chị đau đến nỗi chị không nhắc lên được quá 30 độ từ vị trí duỗi thẳng bình thường, bác sĩ đã đòi giải phẫu nhưng chị không chịu. Khi chị đến nhờ Bác Tám chữa bịnh cho thì chị đã ở trong tình trạng đó hơn 3 tháng rồi. Tôi gặp chị, chị biểu diễn cho xem là chị đã đưa được tay thẳng lên quá đầu. Quý vị có thấy hay không? Một chủ báo nổi tiếng ở Houston (tạm không nhắc tên) qua lời kể của một nhân viên trong tiệm cũng nói tương tự như vậy khi đến nhờ Bác Tám chữa cho cánh tay. Muốn tạ ơn Bác, vị này có nhã ý viết bài nói đến tài chữa bịnh của Bác, nhưng Bác ngăn đi vì mặc dù đã không quảng cáo mà đã có nhiều người đến nhờ Bác chữa bịnh như vậy rồi, huống hồ bây giờ nếu quảng bá rộng thêm nữa thì Bác lấy đâu ra thời giờ để làm ăn. Bởi vậy vị này chỉ viết bài quảng cáo tiệm sửa xe của Bác mà thôi.

Lần thứ hai khi chúng tôi có dịp về lại Houston gặp Bác, chúng tôi có đưa một người bạn đến nhờ Bác chữa cho cái lưng. Bạn chúng tôi bị đụng xe cách nay khá lâu, 3 đốt xương cuối cùng của cột sống đã bị rạn nứt và biến dạng nên những khi trái gió trở trời cái lưng của bạn chúng tôi hành đau có khi đi không nổi; hoặc những khi ăn trúng phải thức ăn gì không hạp là cái lưng của bạn chúng tôi đau đến cả tuần lễ. Bạn chúng tôi cũng nhờ Bác chữa cho cái vai, sao mấy hồi sau này hay bị mỏi quá! Như thường lệ, bố vợ tôi gọi lấy hẹn với Bác giùm chúng tôi và hẹn khoảng trưa trưa chúng tôi sẽ đến. (Vì phép lịch sự nên chúng tôi gọi lấy hẹn vậy thôi, chứ Bác đâu cần phải có hẹn, cứ đến là Bác chữa cho. Nếu đến mà Bác mắc bận thì bịnh nhân chờ, hoặc Bác chạy ra chạy vào, lợi dụng một vài phút chờ đợi đang lúc sửa xe để chữa bịnh cho bịnh nhân.) Cũng như lần trước, khi chúng tôi đến Bác đang bận rộn tiếp khách và sửa xe cho khách hàng nhưng Bác cũng dành thì giờ tiếp chúng tôi. Sau khi coi lại cái bả vai, xoa nắn lại cái lưng, và hai đầu gối của bà xã tôi,

Bác chạy đi sửa xe. Một lát sau Bác trở lại chữa cho người bạn của chúng tôi. Cũng giống như bà xã tôi, người bạn của chúng tôi cảm thấy dễ chịu ngay khi tay và vai được đưa trở lại đúng khớp. Còn cái lưng vì bị tai nạn đã khá lâu nên Bác không thể chữa khỏi ngay được. Tuy vậy, có điều đáng nói là sau khi đã được Bác xoa nắn người bạn của chúng tôi cảm thấy lưng bớt đau hơn và đi đứng có phần thoải mái dễ dàng hơn trước. Bác còn có nhã ý cho thuốc để về xoa nắn ở nhà. Vì thuốc không có sẵn nên Bác đã nhờ tôi cắt nhỏ dược thảo dùng để chế thuốc. Tôi đã có cơ hội được học hỏi cách nấu thuốc một cách trực tiếp nên đây mới chính là chủ đích của bài viết này. Tôi muốn viết ra để giới thiệu với độc giả một bài thuốc đơn giản để chữa đau nhức khớp xương. Tôi cũng không nghĩ Bác Tám muốn giấu nghề. Nếu Bác muốn giấu nghề thì đã Bác không bỏ thì giờ chữa bịnh không công để cứu nhân độ thế, và đã không dạy tôi cách sắc thuốc. Và chắc chắn một điều là trước khi bài viết này đến tay quý vị thì nó đã được Bác Tám chấp thuận rồi. Vậy thì giờ đây chúng ta đi vào việc chế thuốc thoa bóp, trị đau nhức.

Dược thảo Bác nhờ tôi cắt nhỏ ra là rễ cây Đương quy hay gọi tắt là Quy (tên khoa học của nó là Radix Angelicae Sinensis). Loại Quy Bác Tám dùng ở đây là những rễ phụ, rễ nhỏ, đường kính của nó dầy bằng chiếc đũa ăn cơm, dài khoảng một ngón tay, giá khoảng 6 đến 10 đô một cân Anh (lb). Loại này có bán tại các tiệm thuốc Bắc hoặc tại các siêu thị Á Đông ở những vùng đông dân cư Á châu. Không cần phải xài loại Quy tốt (Quy thân, giá khoảng 18 đô một lb). Quy được cắt ra từng khoanh nhỏ dầy cỡ gấp đôi đồng bạc cắc 25 xu, khoảng 50 gram cho vào xoong và đổ khoảng một nửa lít rượu làm bằng gạo dùng để nấu ăn (Bác Tám dùng Michiu cooking wine). Một cách tổng quát, xoong dùng để chưng thuốc Bắc tốt nhất là loại làm bằng đất sét hoặc bằng thủy tinh, kẹt quá thì dùng loại xoong bằng sắt không bị rỉ sét (stainless steel) cũng được nhưng tuyệt đối không bao giờ dùng xoong bằng đồng, nhôm, gang, hoặc sắt vì thuốc có thể tác dụng với các kim loại này và làm cho thuốc bị biến chất, có khi còn trở nên độc hại nữa. Trở lại việc chưng thuốc, sau khi cho hỗn hợp rượu và Quy lên bếp điện, điều chỉnh độ nóng của bếp ở mức trung bình (medium), và dùng muỗng stainless steel hoặc đũa tre đảo qua đảo lại cho đều đến khi rượu và Quy sôi lên nhè nhẹ. Kiểm soát lại nhiệt độ để làm sao hỗn hợp rượu và Quy tiếp tục sôi nhẹ, đều đều khoảng chừng 5 phút nữa trong khi tay vẫn quậy cho đều. Sau đó cho thêm vào trong hỗn hợp đang sôi một nhúm tay lớn (cỡ ½ cup) một loại dược thảo nữa có tên gọi là Hồng hoa (tên khoa học là Carthamus tinctorius L.). Quậy đều thêm khoảng 5-8 phút nữa cho đến khi màu vàng tiết ra từ Hồng hoa đã rõ và xác Hồng hoa đổi màu từ đo đỏ sang màu vàng tai tái. Sau đó nhắc ra khỏi bếp và để nguội. Với cách điều chế này, quý vị đã chế tạo được khoảng nửa lít hỗn hợp thuốc thoa bóp trị đau nhức (khoảng 16 oz) có thể dùng được trong nhiều ngày. Khi cần sử dụng, quý vị lấy xác của Quy và Hồng hoa cùng với chất rượu đã có thuốc tiết ra xoa nắn chỗ bị thương 2 đến 3 lần một ngày.

Ngày xưa võ sĩ Nhật cũng dùng hỗn hợp này để trị vết thương, nhưng họ còn cho thêm một vị thuốc nữa là thân cây Tô mộc (tên khoa học là Caesalpinia sappan). Công dụng của cây Tô mộc là giúp máu luân chuyển đến vết thương và làm tan máu ứ nơi vết thương, trong khi đó Quy và Hồng hoa trong hỗn hợp này có tác dụng làm giảm đau, giúp tiêu viêm trừ mủ, ngăn ngừa vết thương làm độc.

Vì muốn tìm hiểu thêm để biết rõ về những dược thảo này nên chúng tôi đã bỏ thì giờ ra để sưu tầm tài liệu. Nay xin được chép lại cống hiến quý đọc giả những gì chúng tôi đã học hỏi được bằng chính mắt thấy tai nghe và bằng tra cứu, tìm hiểu qua sách vở và qua hệ thống tin học trên mạng toàn cầu.

* *
*

1. ĐƯƠNG QUY

Đương quy sử dụng trong bài thuốc này là phần rễ phụ (Quy vĩ) của cây Đương quy (Angelica sinensis (Oliv.) Diels) thuộc về họ Hoa tán (Apiaceae hoặc có một tên khác là Umbelliferae).

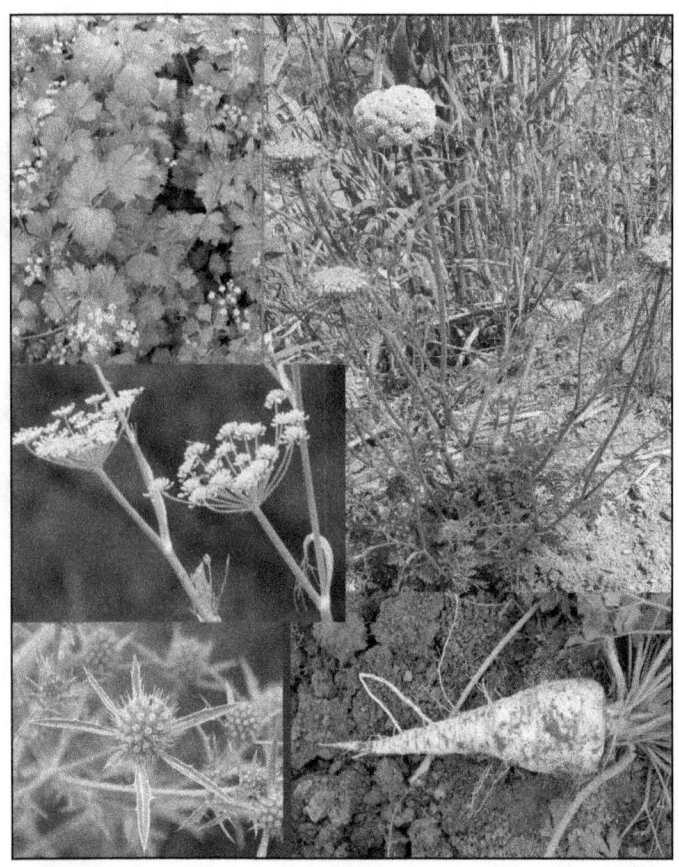

Hình 50. Họ Hoa tán (Apiaceae/Umbelliferae): Cần tây, Cà-rốt, Đương quy, v.v...
(wikimedia.org)

A. NHỮNG TÊN GỌI KHÁC

Đương quy (Angelica sinensis) còn có những tên gọi khác, ví dụ như là dang gui, dong quai, handanggui, hashyshat almalak, kara toki, langdu danggui, min-gui, tang-kuei, tangkuei tần qúi, v.v...

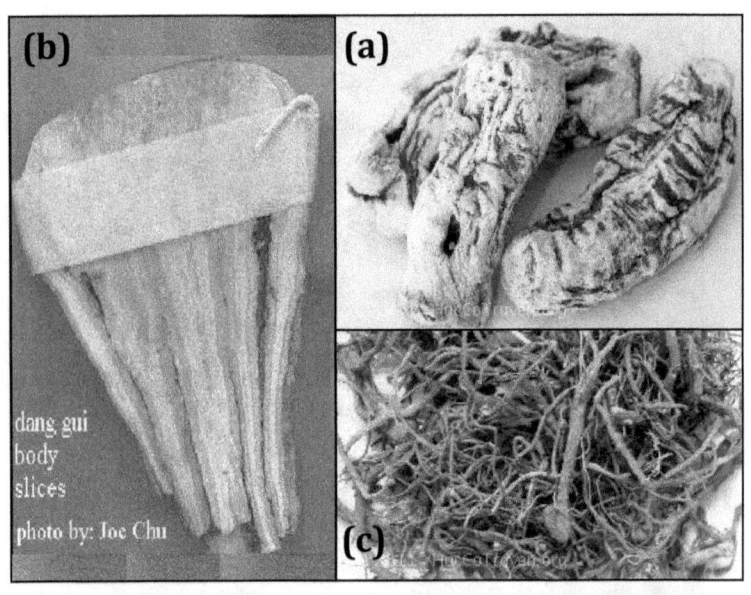

Hình 51. (a) Quy đầu. (b) Quy thân xắt mỏng. (c) Quy vĩ. (thedao.com, yhoccotruyen.org)

B. MÔ TẢ

Cây Đương quy là loại thảo mộc có mùi thơm nhẹ, cao từ 0.5 đến 1.0 mét. Thân nhẵn màu tía với những sọc thẳng chạy dài theo thân. Hoa màu trắng 5 cánh, nhẵn, cong vào bên trong ở đầu chùm hoa. Hình dạng của rễ (củ) gần giống như củ cà-rốt, dài 15-25 cm, gồm một rễ (củ) chính và nhiều nhánh (3-5 hoặc nhiều hơn) ở phần dưới, thường phân biệt thành ba phần: phần đầu gọi là Quy đầu, phần giữa gọi là Quy thân, phần dưới gọi là Quy vĩ. Đường kính Quy đầu từ 1.5-4.0 cm, đường kính Quy thân và Quy vĩ từ 0.3-1.5 cm. Mặt ngoài màu nâu nhạt, có nhiều nếp nhăn dọc. Mặt cắt ngang màu vàng ngà có vân tròn và nhiều điểm tinh dầu. Tính vị: mùi thơm đặc biệt, vị ngọt, cay, hơi đắng. Quy kinh: vào các kinh Tâm (tim), Can (gan), Tỳ (lá lách).

C. THÀNH PHẦN HÓA HỌC

Thành phần hoá học đặc trưng của rễ Đương quy là gốc kiềm phthalides đơn (ligustilide, (Z)-ligustilide, (Z)-6,7-epoxyligustilide, angelicide, (Z)-butylidenephthalide, butylphthalide, 2,4-dihydrophthalic anhydride) cũng là thành phần chủ yếu của tinh dầu trích ra từ rễ. Những thành phần hoá học đặc trưng khác có chứa trong tinh dầu Đương quy là chất terpenes có công thức tổng quát là $(C_5H_8)n$ (b-cadinene, carvacrol and cis-b-ocimene). Thành phần không phân hủy được ghi nhận là phenylpropanoids ((E)-ferulic acid, coniferyl ferulate); benzenoids valerophenone-o-carboxylic acid và vanillic acid); và coumarins (angelol G, angelicone và umbelliferone).

Công thức hóa học của các thành phần đặc trưng nêu trên được ghi lại ở dưới đây.

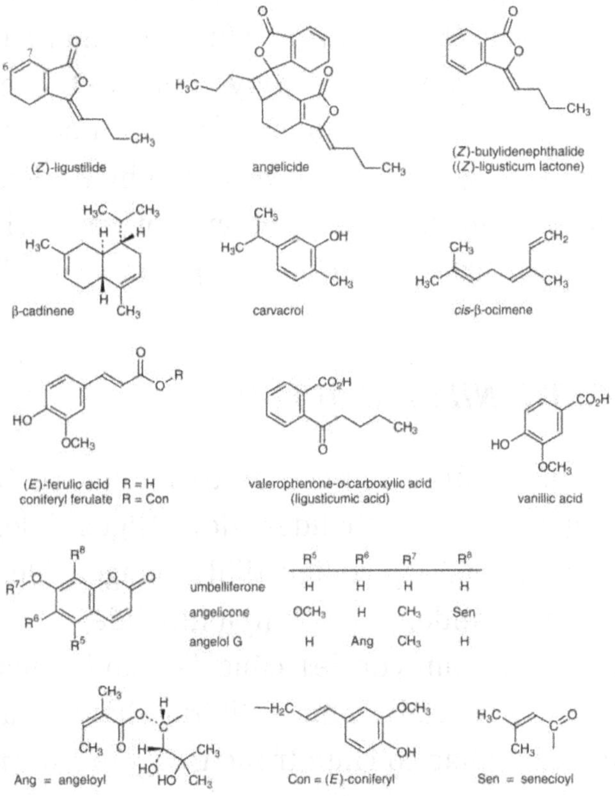

Hình 52. Cơ cấu hóa học của các thành phần tiêu biểu của rễ Đương quy
(World Health Organization)

D. DƯỢC NĂNG

Rễ Đương quy có công dụng bổ huyết (chữa những bịnh do huyết hư sinh ra như thiếu máu, mất máu, cơ thể suy nhược sau khi mắc bịnh lâu ngày: sắc mặt vàng xanh, da khô, hoa mắt, chóng mặt, ù tai, kinh nguyệt không đều, nhuận tràng do thiếu máu gây táo bón, v.v...) và hoạt huyết (chữa những bịnh do huyết ứ gây ra như phong thấp tê đau, sưng đau do chấn thương, viêm nhiễm do co mạch, giãn mạch, v.v...)

Đương quy chích rượu: Dùng điều trị bế kinh, đau bụng kinh, phong thấp tê đau, sưng đau do chấn thương.

Toàn quy: Hoà huyết (vừa bổ huyết vừa hoạt huyết)

Quy vĩ: Hoạt huyết

Quy thân: Bổ huyết

Quy đầu: Chỉ huyết

E. CÁCH DÙNG VÀ LIỀU LƯỢNG

Dùng từ 6 đến 12 grams mỗi ngày, dưới dạng thuốc sắc (để uống) hoặc thuốc ngâm rượu (để xoa bóp).

F. KIÊNG KỴ

Trẻ em, bịnh nhân đang bị tiêu chảy hoặc có bịnh máu loãng, phụ nữ có kinh kỳ dài bất thường, hay phụ nữ đang mang thai hoặc trong thời kỳ cho con bú không nên dùng.

* *
*

2. HỒNG HOA

Cây Hồng hoa (tên khoa học là Carthamus tinctorius L.) là một loại của họ Cúc (Compositae hoặc còn có tên khác là Asteraceae) được sản xuất chủ yếu để lấy dầu từ hạt của nó. Dầu này có thể dùng để nấu ăn, và hạt có thể sử dụng để làm thực phẩm cho chim chóc. Từ lâu đời người ta trồng cây Hồng hoa chủ đích là để lấy hoa dùng trong việc trang trí và làm tăng thêm khẩu vị của thức ăn, cũng như dùng để làm thuốc nhuộm trước khi loại thuốc nhuộm aniline được sản xuất với giá rẻ mạt. Hoa của cây Hồng hoa cũng còn được dùng để làm thuốc, mà bài thuốc này là một ví dụ điển hình.

A. NHỮNG TÊN GỌI KHÁC

Hồng hoa (Carthamus tinctorius L.) còn có những tên gọi khác như cây rum, da hong hua, flos carthami, safflower, american saffron, baharman, barre, bastard saffron, benibana, biri, centurakam, chôm pu, dok kham, dyer's saffron, esfer, fake saffron, false saffron, hong hua, hong-hua, honghua, huang hua, hung hua, hung-hua, Hungarian saffron, ik-kot, Indian safflower, kafi shah, kajirah, karizeh, kazirah, kanar, kasube, kasubha, kasumba, kembang pulu, kham, kham foi, kham yong, khoinbo, kouranka, kusum, kusuma, kusumba, kusumphul, lago, qurtum, rum, saff-flower, saflor, safran bâtard, sáfrányos szeklice, saffron, saffron thistle, Safl or, senturakam, shawrina, sufir, usfur, wild saffron, za'afran.

B. MÔ TẢ

Cây Hồng hoa là loại thảo mộc chỉ sống được một mùa, thân có nhiều nhánh, gống như thân cây cỏ, cao từ 0.4 đến 1.3 m, lá có nhiều gai nhỏ, và hoa mọc ra từ một chùm lá biến dạng thành đài hoa.

Sau khi hạt cây Hồng hoa đã nảy mầm là giai đoạn phát triển chậm của lá, mọc giống như hình hoa thị sát mặt đất, rễ phát triển mạnh và mọc sâu vào lòng đất, nhưng thân dài lúc này chưa phát triển. Trong giai đoạn phát triển hoa thị (rosette stage) này, cây Hồng hoa con có khả năng chịu lạnh rất hay, ngay cả đến sương giá (frost) cây cũng không chết, nhưng dễ bị lấn áp bởi những loại cỏ dại có khả năng phát triển nhanh chóng. Bởi vậy, cây Hồng hoa sau giai đoạn phát triển hoa thị sẽ mọc dài ra một cách nhanh chóng và trổ nhánh mạnh mẽ, mau lẹ. Phần cuối của mỗi nhánh là chùm hoa hình cầu 2.5-4.0 cm, được bao bọc bởi lá đã biến dạng thành đài hoa, mà thường là có gai.

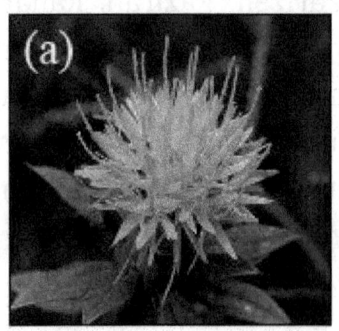
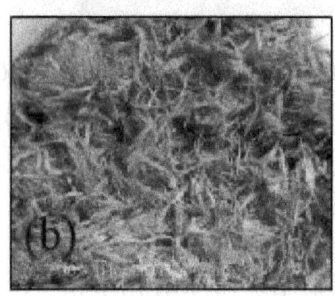
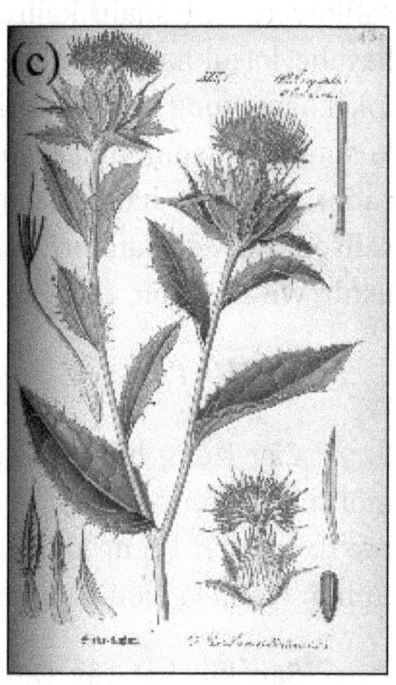

Hình 53. (a) Hoa Hồng hoa. (b) Hoa Hồng hoa phơi khô. (c) Toàn cây Hồng hoa: thân, hoa, lá, hạt. (yhoccotruyen.org, wikimedia.org)

Hạt có 4 mặt, vỏ dầy, màu trắng, mịn - mà trong một số giống - có số lượng khác nhau về những chùm lông mọc tiếp giáp ở phần cuối của hạt, nặng trung bình từ 30 đến 45 mg. Hạt dùng để ép lấy dầu, hoặc làm thực phẩm cho chim chóc.

Hoa dài 1-2 cm, mặt ngoài màu vàng đỏ hay đỏ. Tràng hoa hình ống thon, phía trên xẻ làm 5 cánh hẹp, dài 0.5-0.8 cm, có 5 nhị. Bao phấn dính liền thành ống, màu vàng, núm nhụy hình trụ, hơi phân đôi, nhô ra khỏi cánh hoa. Tính vị: chất mềm, mùi thơm nhẹ, vị đắng nhẹ. Quy kinh: vào các kinh Tâm (tim) và Can (gan).

C. THÀNH PHẦN HOÁ HỌC

Thành phần chính là chalcone C-glucoside earthamin (lên tới 8.5%). Những thành phần quan trọng khác bao gồm acid béo, chalcone hydroxysafflor màu vàng A; đạm chalcone tinctormine; quinoid C-glucoside safflor màu vàng A và safflor màu vàng B; flavonoids neocarthamin, quercetin, rutin, kaempferol và các phụ chất hydroxyl và glucoside liên hệ; dotriacontane-6,8-diol, erythrohentriacontane-6,8-diol, heptacosane-8,10-diol, triacontane-6,8-diol và các alkan liên hệ.

Cơ cấu hóa học của các thành phần tiêu biểu chalcones, quinoid C-glucosides và flavanone được trình bày trong Hình 54.

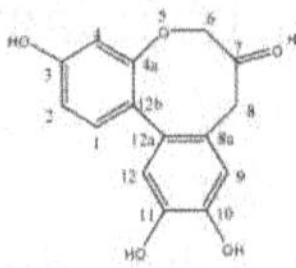

protosappanin A
(1, $C_{15}H_{12}O_5$)

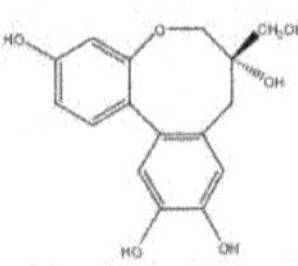

protosappanin B
(11, $C_{16}H_{16}O_6$)

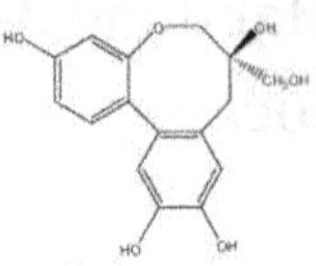

isoprotosappanin B
(12, $C_{16}H_{16}O_6$)

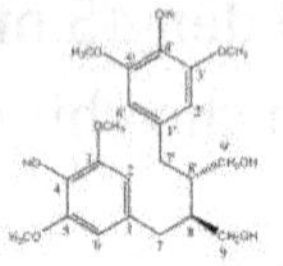

(+)-(8*S*,8'*S*)-bisdihydrosiringenin
(6, $C_{22}H_{30}O_8$)

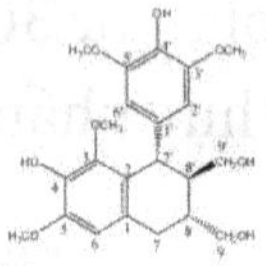

(+)-lyoniresinol
(9, $C_{22}H_{28}O_8$)

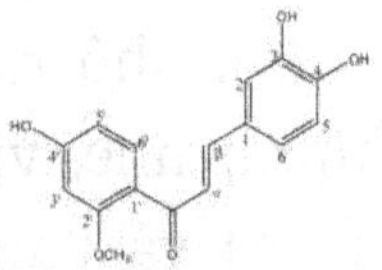

sappanchalcone
(2, $C_{16}H_{14}O_5$)

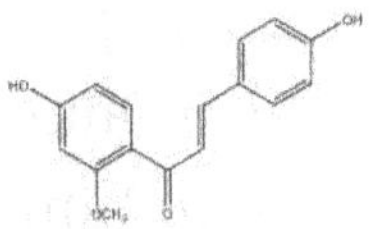

3-deoxysappanchalcone
(8, $C_{16}H_{14}O_4$)

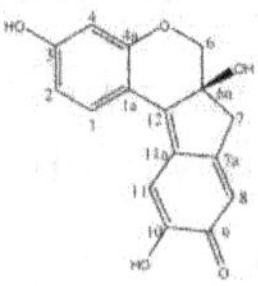

brazilein
(7, $C_{16}H_{12}O_5$)

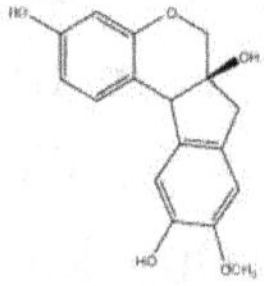

3'-*O*-methylbrazilin
(13, $C_{17}H_{16}O_5$)

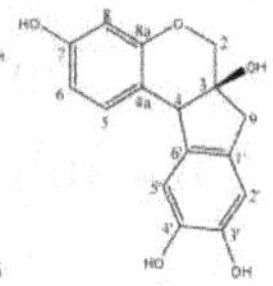

brazilin
(14, $C_{16}H_{14}O_5$)

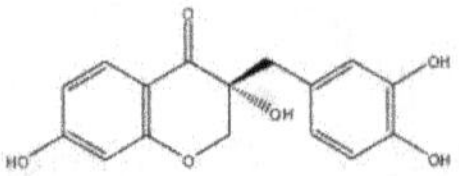

sappanone B
(3, $C_{16}H_{14}O_6$)

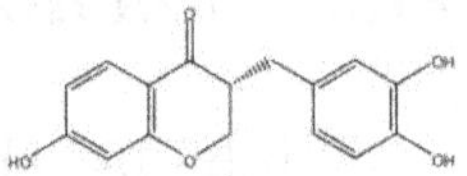

3-deoxysappanone B
(10, $C_{16}H_{14}O_5$)

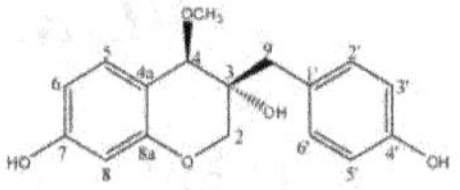

3'-deoxy-4-*O*-methylepisappanol
(4, $C_{17}H_{18}O_5$)

Hình 54. Cơ cấu hóa học của các thành phần tiêu biểu của hoa Hồng hoa.
(World Health Organization)

D. DƯỢC NĂNG

Hoa Hồng hoa có công dụng hoạt huyết (xin xem phần về Dược Năng của Đương quy) thông kinh, tán ứ huyết, giảm đau. Chủ trị: phụ nữ vô kinh, bế kinh, đau bụng khi hành kinh, hành kinh ra huyết cục, chấn thương gây tụ huyết, sưng đau, mụn nhọt.

E. CÁCH DÙNG VÀ LIỀU LƯỢNG

Ngày dùng 4 đến 12 grams, dạng thuốc sắc (để uống) hoặc thuốc ngâm rượu (để xoa bóp), thường phối hợp với các vị thuốc khác.

F. KIÊNG KỴ

Căn cứ trên cách dùng của Hồng hoa trong y học cổ truyền như là một chất có tác dụng để tống kinh và hiệu ứng kích thích của nó trên tử cung, phụ nữ có thai không nên dùng. Ngoài ra người mắc bịnh máu loãng, lở loét bao tử, cũng như phụ nữ kinh nguyệt dài bất thường cũng không nên dùng.

* *
*

3. TÔ MỘC

Tô mộc (tên khoa học là Caesalpinia sappan L.) thuộc về họ Đậu (Fabaceae). Gỗ lõi để nguyên hay chẻ nhỏ được phơi hay sấy khô của cây Tô mộc được dùng làm vị thuốc trong Đông Y.

A. NHỮNG TÊN GỌI KHÁC

Tô mộc còn có những tên gọi khác như cây vang, tô phượng, vang nhuộm, sappan lignum, brazilin, sappanwood, false sandalwood, Indian brazilwood,

Indian redwood, sappanwood, bois de sappan, sapang, sibukao, soga jawa, secang, kayu sekang, kayu cang, bokmo, bakan, patungam, vakum, vakam, patunga, ngaai, faang, fang som, teing-nyet, v.v...

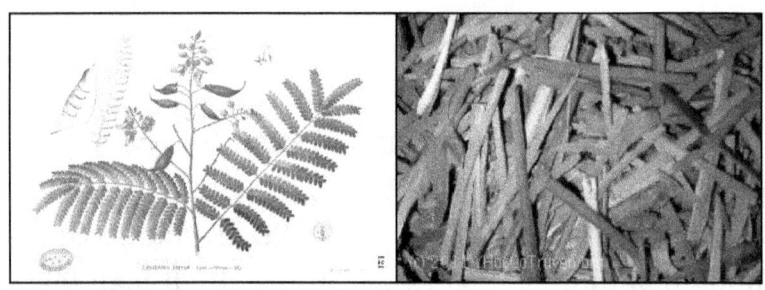

Hình 55. (a) Nhánh cây Tô mộc. (b) thân cây Tô mộc (dược liệu)
(yhoccotruyen.org, wikimedia.org)

B. MÔ TẢ

Tô mộc là một loại cây có dáng dấp từ nhỏ đến trung bình, cành lá mọc lùm xùm, chiều cao từ 4-10m; đường kính của thân cây có thể lên đến 14 cm, vỏ cây có những vết sần sùi đặc biệt và có nhiều gai, có màu nâu xám; cành non và nụ có lông mịn màu hơi nâu, dần dần trở nên nhẵn và có gai nhỏ. Lá giống lá me, sắp xếp so le đều đặn dọc theo trục thẳng ở giữa nhánh cây dài từ 20-50 cm, rộng 10-20 cm, có khoảng từ 8-16 cặp trong một nhánh lá. Hoa 5 cánh màu vàng, mọc thành chùm ở đầu cành, từ khoảng tháng 6 tới tháng 9 hàng năm. Cuống có lông màu nâu sắt rỉ. Quả thuôn dẹp, vỏ rất cứng, có sừng nhọn ở đầu, trong chứa 3-4 hạt màu nâu vàng. Kích thước quả: dài 7–10 cm, rộng 3–4 cm.

Tên chung của cây Tô mộc (Caesalpinia sappan) được đặt để tưởng niệm nhà y sĩ kiêm thực vật học người Ý A. Caesaloini. Thân cây Tô mộc được dùng trong y học Đông Phương, tính bình, có vị ngọt, mặn. Quy kinh: vào các kinh Tâm (tim), Can (gan), Tỳ (lá lách).

C. THÀNH PHẦN HOÁ HỌC

Thành phần hóa học chính của cây Tô mộc là 3'-Deoxy-4-O-methylepisappanol, một loại phẩm phái sinh của chất 3-benzylchroman, mới được khám phá và trích ra từ cây Tô mộc, và 13 loại hóa chất khác đã được xác định là protosappanin A, sappanchalcone, sappanone B, palmitic acid, (+)-(8S,8'S)-bisdihydrosiringenin, brazilein, 3-deoxysappanchalcone, (+)-lyoniresinol, 3-deoxy-sappanone B, protosappanin B, isoprotosappanin B, 3'-O-methylbrazilin và brazilin.

D. DƯỢC NĂNG

Tô mộc có công dụng làm tan huyết ứ, giảm sưng, giảm đau, chỉ huyết. Chủ trị: sản hậu huyết ứ, kinh nguyệt bế, ung nhọt, chấn thương ứ huyết, ly cấp tính, viêm ruột, tiêu chảy do nhiễm trùng đường ruột.

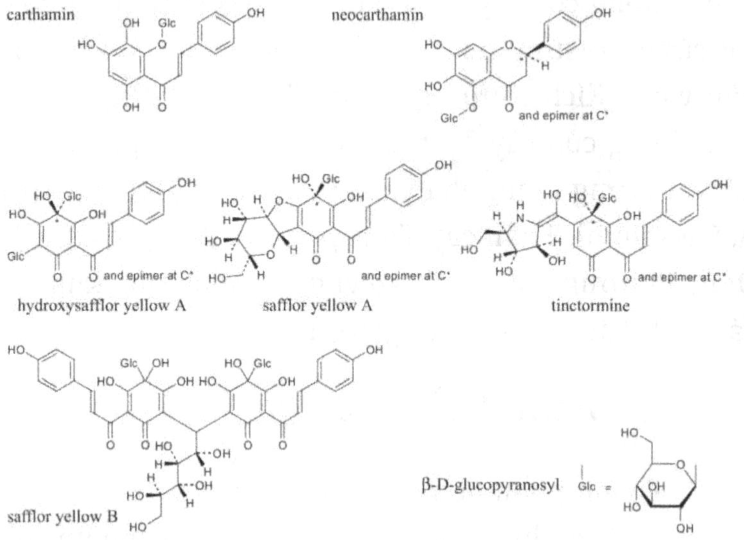

Hình 56. *Cơ cấu hóa học của các thành phần tiêu biểu của cây Tô mộc*
(Multidisciplinary Digital Publishing Institute)

Tô mộc dùng chung với Đương quy, Xích thược và Hồng hoa để trị huyết ứ (biểu hiện rối loạn kinh nguyệt), mất kinh và đau bụng sau khi sanh nở. Ngoài ra Tô mộc còn được dùng chung với Nhũ hương và Mộc dược để trị sưng đau do ngoại thương.

E. CÁCH DÙNG VÀ LIỀU LƯỢNG

Ngày dùng 3 đến 9 grams, dưới dạng thuốc sắc (để uống) hoặc thuốc ngâm rượu (để xoa bóp).

F. KIÊNG KỴ

Phụ nữ có thai không nên dùng.

* *
*

4. NHẬN XÉT

Bài thuốc thoa bóp chữa đau nhức của Bác Tám Tâm Thiện chỉ dùng 2 trong 3 dược thảo nêu trên (Quy vĩ và Hồng hoa), cả hai đều có tác dụng làm tan huyết ứ và giảm đau, chống viêm nhiễm. Vì thuốc thoa bóp chữa đau nhức này là loại thuốc thoa ngoài da nên một điều rất quan trọng và cần thiết là chất thuốc này phải được tiếp xúc với da càng lâu càng tốt.

Một trong những công dụng của làn da con người ta là tạo thành một lá chắn tự nhiên có khả năng chống sự xâm nhập và khuyết tán của các ngoại tố. Do đó, độ thẩm thấu của da rất thấp. Tuy nhiên có những trường hợp mà người ta muốn tăng độ thẩm thấu của da để những ngoại tố có thể thấm nhập qua làn da một cách dễ dàng hơn, ví dụ như trong trường hợp sử dụng loại thuốc thoa bóp này. Nhưng làm cách nào để tăng độ thẩm thấu của da?

Các nhà sinh học nghĩ rằng nếu lớp ngoài cùng của da bằng cách nào đó bị phá hủy đi thì da sẽ mất bớt khả năng chống xâm nhập của các ngoại tố, có nghĩa là độ thẩm thấu của da sẽ được cưỡng bức tăng lên. Tuy nhiên, gần đây các khoa học gia tìm ra những phương cách đơn giản hơn để tăng độ thẩm thấu của da: ví dụ như dùng tia cực tím (ultraviolet radiation) để tạm thời gây tổn hại bề mặt của da để cho phép sự xâm nhập của ngoại tố trong một khoảng thời gian ngắn mà khoảng thời gian này lâu hay mau tùy thuộc vào sự tổn hại nhiều hay ít của da dưới sự bức xạ của tia cực tím trước khi làn da tự điều chỉnh lại sự tổn hại này.

Một vài cách khác để tăng sự thẩm thấu của da là cách lột da bằng băng keo (tape stripping), mài mòn da (skin abrasion), và sử dụng chất hóa học.

Lột da bằng băng keo là cách dùng băng keo dán vào da, sau đó lột ra để loại bỏ đi lớp ngoài cùng của da.

Mài mòn da là cách cạo bỏ lớp ngoài cùng của da - khoảng 5 đến 10 phần ngàn của 1 milimét (5-10 micrometers).

Và phương pháp sử dụng hóa chất là cách dùng các chất như polyvinylpyrrolidone (PVP), dimethyl sulfoxide (DMSO), hoặc oleic acid xức lên bên ngoài da. Những chất này đều được dùng trong các sản phẩm thuốc thoa bóp bán tại các tiệm thuốc Tây như Icy Hot, Thera-Gesis, dầu cù là hiệu con cọp (Tiger Balm), v.v...

Trong tinh dầu được trích ra từ hạt của cây Hồng hoa mà chúng ta đã nói tới ở phần trên thì có chứa rất nhiều chất oleic acid. Nếu ta dùng thêm dầu hạt Hồng hoa trong hỗn hợp thuốc thoa bóp chữa đau nhức nêu trên thì sẽ làm cho thuốc thấm qua làn da mau lẹ hơn, do đó thuốc sẽ có tác dụng tới vết thương một cách nhanh chóng hơn. Một điều cần lưu ý là khi sắc thuốc chúng ta cần phải dùng rượu thay vì nước lã vì ít nhiều trong thuốc có các chất dầu, mà những chất dầu này sẽ không bao giờ hòa tan được trong nước nhưng chúng hòa tan trong rượu một cách khá dễ dàng.

Trên đây là những gì chúng tôi học hỏi và tìm hiểu được, xin viết ra để cống hiến quý độc giả. Trước khi áp dụng bài thuốc này xin quý vị tham khảo với các vị Đông Y Sĩ. Và cũng vì kiến thức về các loại dược thảo rất giới hạn, chúng tôi rất mong có được sự chỉ giáo của các vị am tường Đông Y Dược Liệu. Xin cảm ơn trước.

Nguyễn Đức Việt

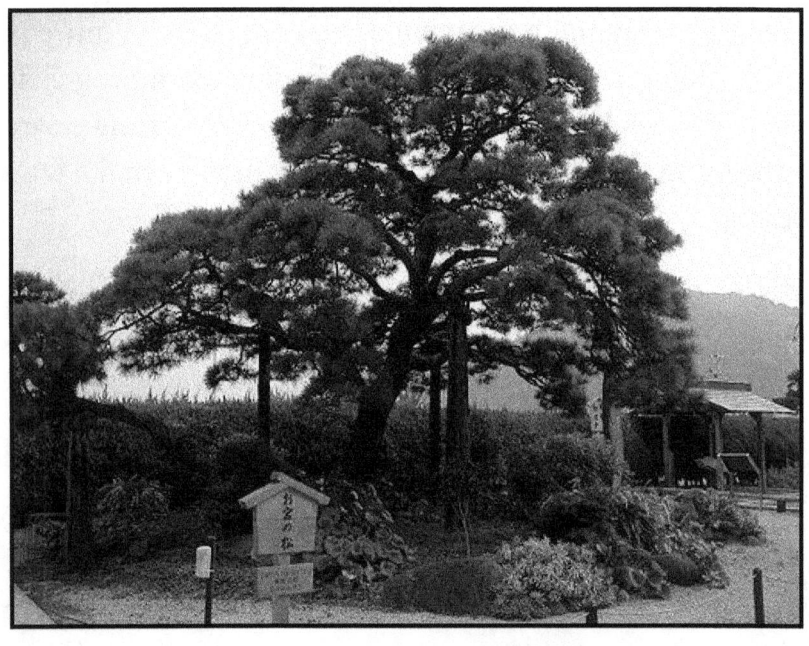

Hình 57. Cây Tùng (loại loblolly pine)

PHẦN IV

BỐ TRÍ CĂN NHÀ MỚI

Chúng ta định cư tại Hoa Kỳ tới nay cũng trên dưới hai chục năm, hay trên dưới mười năm, tùy mỗi hoàn cảnh mỗi người đến định cư sớm hay muộn. Trong thập niên này đa số các gia đình Việt Nam đã tạo mãi được những căn nhà từ trăm ngàn trở lên, đó là chưa kể tới nhiều người có những căn nhà cả triệu bạc. Thực hãnh diện chung cho chúng ta và cũng là một giấc mơ ai cũng muốn đạt được. Bình thường các sắc dân tới đây phải trải qua cả mấy đời người mới có được những điều kiện như chúng ta có hiện nay.

Sự thành công đó nhờ ở: tính hiếu học, sự kiên nhẫn làm việc, tình đồng hương biết đùm bọc nhau, chỉ dẫn cho nhau công việc làm ăn buôn bán, trao đổi cho nhau những tin tức cần thiết. Nay chúng ta đã đạt được vị thế vững chãi trong mọi lãnh vực, gây tín nhiệm với các sắc dân khác, tạo sự kính nể đặc biệt trong mọi tầng lớp xã hội.

Chúng tôi xin có lời chúc mừng cho những thành công vượt bực đó của đồng hương chúng ta.

Để cho mọi người dễ có một khái niệm chung về cách bố trí cây kiểng, chúng tôi xin trình bày bối cảnh những căn nhà tại các khu subdivision, là những nơi có đa số dân ta cư ngụ.

Chúng ta cùng nhau phác họa vườn cây một căn nhà mới để cho nó có thêm phần mỹ thuật, tạo sự thoải mái cho mọi người trong gia đình, cho hàng xóm láng giềng và bạn bè mỗi khi lui tới thăm viếng chúng ta.

Hầu hết những chuyên viên trang trí vườn cây đều công nhận bố trí cây kiểng trước nhà thật khó khăn và phức tạp vì tính cách cứng ngắc của nó, vì cả dẫy nhà san sát nhau, trông giống nhau. Làm sao tạo dựng được những nét uyển chuyển, mềm mại cho khác với kiểu vườn của những người khác. Ngoài ra chúng ta cũng bị trói buộc vì nhà thầu thường cấy những cây cố định cho một khu xóm.

Những loại cây chính sau đây nhà thầu trồng trước cửa nhà: thông, oak, lê hoa (bradford pear), arizona ash, v.v... Đặc tính của những cây này như sau:

1. THÔNG

Có loại thông người ta thường dùng. Loại thứ nhất là loblolly pine có thân thẳng đứng, cành tương đối ngắn so với những loại cây khác. Khi lớn thông có thể cao tới hai mươi hay hai mươi lăm feet, trông ngạo nghễ thích hợp cho những nhà cao hai ba tầng. Thông có rất nhiều loại, ít nhất khoảng bảy chục thứ thường gọi là pinus. Loblolly pine có vóc dáng thanh cảnh, những nghệ nhân thích vẻ mảnh mai nên gọi là thế văn nhân. Các cụ thường coi thông hay tùng tượng trưng cho khí thế người quân tử. Khi thân cao, cành vươn dài ra, ta có thể cắt ngắn lại. Thông là loại cây đỡ phải bảo trì nhất. Có một điều một số người không thích vì mùa thu lá rụng nên phải dọn dẹp. Thực ra lá này dùng bón cây lại rất tốt. Người ta cũng thích trồng thông chụm ba hay năm cây vào với nhau, nhưng khuôn viên nhà mới, nhà thầu không chịu chi tiền như vậy vì tốn kém. Một cây thông trồng trước cửa nhà giá từ $150.00 tới $250.00.

Loại thông thứ hai người ta cũng hay trồng là hắc tùng (black pine). Loại thông này nếu vào tay nghệ nhân, họ sẽ trổ tài uốn nắn. Khi lớn, cành thông vươn ra rất đẹp không kém gì sồi. Người Nhật rất ưa trồng loại này, nó thích hợp với kiến trúc nhà cửa của họ.

2. OAK

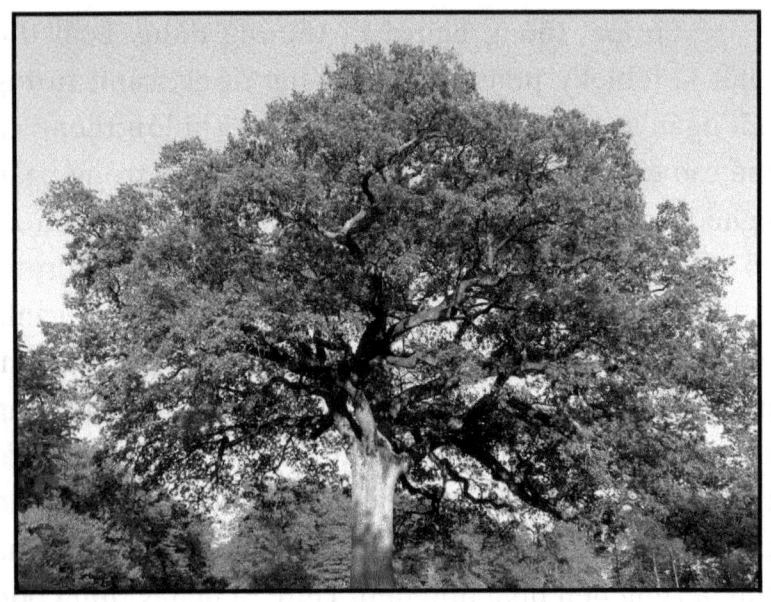

Hình 58. Cây Live Oak

Có tới khoảng 97 loại khác nhau. Các nhà thầu thường dùng loại live oak, water oak, hay red oak nhất là trong những khu lấy tên oak như West Oaks, Wood Oaks, Royal Oaks, v.v... Cây oak cũng đắt ngang với thông. Loại oak này cành vươn ra rất dài cỡ 20 feet là thường. Bởi thế khi cấy nó phải để ý cấy cách nhà ít nhất 20 ft. Khi cành vươn dài nên tỉa càng sớm càng tốt. Khi tỉa oak nên để ý sao cho nhát cắt thật đẹp. Tỉa oak cũng cần có nghệ thuật chứ không phải muốn tỉa sao thì tỉa đâu. Mỗi năm phải tỉa oak vào khoảng cuối tháng ba hay đầu tháng tư. Oak cũng có một sự phiền phức là có sâu vào cuối xuân hay đầu hạ. Trong những thời gian này phải để ý trừ sâu. Nếu thấy trên cây có những mạng nhện dầy trắng đó là dấu hiệu có trứng sâu, phải thanh toán ngay. Nếu chậm một hai tuần sâu sẽ ăn hết cả phần lớn tàn cây. Khi đó phải xịt sâu. Sâu nhiều đến độ sau khi xịt, rớt xuống cả mấy tô. Oak khi tới tuổi mười lăm hay hai mươi thân trở nên đen.

Nếu được nhà thầu cấy cây red oak thì tuyệt vì dáng cao và gọn của nó. Loại này cao ngạo nghễ thích hợp cho nhà lầu. Red oak lá đổi mầu rất đẹp khi thời tiết vào thu.

3. LÊ HOA

Lê lớn rất mau, có hoa mùa xuân, có tàn rất đẹp, thân cũng đẹp. Lê hoa cũng không kém oak, phải cấy cách tường độ 20 ft. Khi cây được 10 hay 15 năm có bóng mát rất tốt. Vì tính cách mau lớn, ta không cần trồng cây lớn.

4. ARIZONA ASH

Lớn rất lẹ, tạo tàn lớn. Vào thập niên 60 hay 70, loại cây này rất được ưa thích, nhưng những thập niên sau này, người ta ít trồng vì tính cách mau lớn của nó khiến cho khó kiểm soát nếu không năng tỉa.

Hiện nay thông và oak là hai loại thông dụng tại các subdivision. Chúng tôi sẽ có dịp đề cập tới những cây khác khi nói tới vườn cây sau nhà hoặc bố trí cây kiểng trong khuôn viên những nhà mười mẫu.

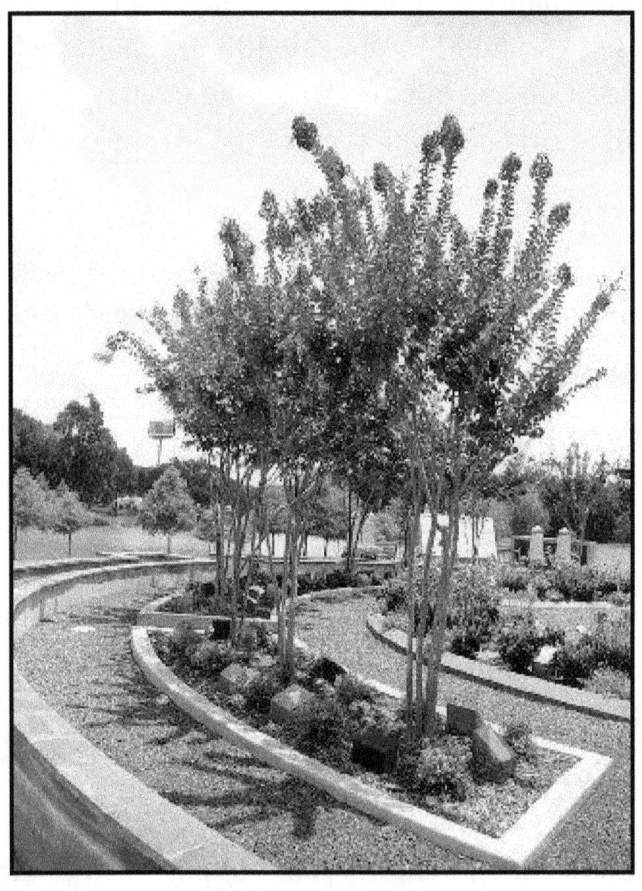

Hình 59. Cây Tường Vi

Những cây vừa kể trên là những cây chúng ta không thể thay đổi được, vì hãng xây cất bó buộc phối cảnh để tất cả khu gia cư có được một bộ mặt đúng như họ đã dự trù.

Chúng tôi cũng xin góp ý với quí vị thích mua nhà ở góc đường để có sân phía sau rộng, người mình ưa nhà nở hậu. Trong trường hợp này, sân trước thường chật hẹp. Tìm chỗ cấy cây rất khó. Nhiều khi ta phải thương lượng với nhà thầu cấy cây vào nơi thích hợp.

Tôi có người bạn mua căn nhà mới ở cuối góc đường đã gặp khó khăn như sau: nhà thầu cấy một cây oak ngay trước cửa ra vào. Khi thương lượng, nhà thầu đòi $150.00 tiền di cây. Cuối cùng anh nói với nhà thầu là khi dọn nhà anh sẽ chặt cây trước khi bước chân vào nhà, lúc đó nhà thầu mới chịu di chuyển cây. Sở dĩ di cây vì người Á châu kiêng không cấy cây chiếu vào trước cửa nhà vì sợ xui.

Loại cây thứ hai nhỏ hơn loại nói trên, nhưng cũng rất quan trọng chúng ta phải chú ý. Loại này cao khoảng 8 tới 10 ft, chúng ta có thể nói để nhà thầu cấy cho chúng ta tùy theo sự lựa chọn. Thường nhà thầu cấy loại tường vi (crape myrtle), hollywood juniper, loquat, thiên tuế, red tip, v.v... Trong những cây này nên chọn tường vi, vì nó nở hoa trong ba tháng hè, khiến cho mặt tiền nổi bật. Cũng nên chọn những mầu ta ưa thích: mầu trắng, mầu tím hoa cà, mầu hồng, mầu đỏ. Phải ký giấy kẻo sau này nhà thầu cấy cây có mầu khác ta không thích. Hollywood juniper cũng rất đẹp sau này có thể tỉa những chùm bonsai. Loquat cũng đẹp với những chùm lá lớn, lại có thể dùng quả làm mứt hay ăn tươi để trị chứng ho. Người Tàu thường rất quí loại cây này. Ngoài ra lá loquat dùng để trị bệnh cao máu hay tiểu đường. Quí vị cần tham khảo ý kiến với các vị đông y sĩ trước khi dùng cần hiểu rõ tính dược của nó. Ở đây chúng tôi chỉ gợi ý hầu chuyện quí vị, chúng tôi không chịu trách nhiệm về cách sử dụng.

Những cây này thường được cấy từng cặp phía sát tường trước cửa nhà và được coi như cột trụ cho bụi cây. Ngay chung quanh 4 cây chính này và dọc theo bờ tường, nhà thầu cấy hàng loạt những cây như azalea, yaupon, boxwood, dùng dành. Những loại cây này quí vị cũng nên lựa chọn và thương lượng với nhà thầu để họ cấy theo sở thích của ta. Trước khi ký giấy mua nhà, quí vị cần xem lại tất cả những chi tiết về vườn cây cũng như những chi tiết khác, nếu cần sửa chữa, hãy nói với họ ngay. Đừng vội ký giao kèo khi mình chưa ưng ý.

Ngoài những cây lớn, chúng ta nên để ý tới những cây nhỏ gọi là shrubs. Sau khi dọn nhà vào ở, trước khi chuẩn bị cấy cây ở sân sau, ta nên đào thử một vài cây shrubs lên xem nhà thầu cấy như thế nào. Thường họ đào lỗ, đa số là đất sét, rồi hạ cây xuống, phủ top soil và mùn cây lên trên là xong. Cách cấy những loại cây này như thế tới mùa nắng, cây sẽ rất khó chống chọi được với thời tiết. Khi đào cây lên, nếu quả thực đúng như tôi nói, tốt nhất quí vị nên trồng cây lại.

Nếu thực sự phải làm công việc này, cách dễ nhất là gọi những chuyên viên trồng cây tới, thuê họ làm việc này cho mình. Hoặc giả quí vị có thì giờ thì tự làm lấy cũng được. Trước hết đào cây lên, tìm nơi mát để giữ cây trong mấy ngày. Sau đó đào đất sét (clay) lên, đào sâu độ 12 inches, rộng khoảng 24 inches. Di chuyển đất này về vườn sau, để sau này dùng làm những đồi nhỏ cho bối cảnh phía sau. Mua top soil thật tốt, trộn thêm ⅓ mùn cây nhuyễn với soil, rồi cấy cây đã đào lên trở về vị trí cũ. Dĩ nhiên sau khi cấy cây rồi, ta phải tưới cây thật nhiều nước. Nước tưới nên pha thêm solution B1, hoặc superthrive để cây chóng hồi lại và có sức phát triển.

Nếu quí vị thích những cây có hoa thì nên chọn Azalea, với nhiều mầu sắc khác nhau. Satsuma azalea của Nhật rất đẹp. Indian hawthorn có mầu trắng hay hồng nở hoa rất đẹp vào đầu xuân, nhưng mấy năm sau loại cây này hay bị nấm (fungus). Holly và yaupon có trái đỏ vào mùa đông, holly mang lại vẻ rực rỡ của mùa giáng sinh. Hoa dùng dành (gardenia) nở vào mùa xuân. Camellia (trà my) nở hoa vào dịp tết. Hosta nở vào mùa hè và mùa thu, lá tròn đẹp hình trái tim. Hoa Mộc (sweet olive), hoa nở quanh năm, kể cả sau khi có tuyết, mùi hoa thơm quí phái. Nguyệt quế (orange jasmine) có hoa trắng rất thơm nhưng yếu chịu lạnh. Hoàng dương (boxwood) lá nhỏ rất xinh, dễ cắt tỉa. Hoa nhài thơm mát, nở quanh năm, ngoại trừ mùa lạnh. Nandina lá xinh xắn, thân hình đẹp. Liễu đào có nhiều mầu, hoa thơm. Pittosporum là loại ta thường gặp rất nhiều lan ra thành bụi rậm. Việc quan trọng vẫn là chọn được những cây mình ưa thích và hợp khí hậu nơi chúng ta sống. Nhà vườn bán cây thường cho chúng ta tin tức này.

Phía trước và bên ngoài cây shrubs là những cây cấy sát mặt đất (ground cover). Đầu xuân, quí vị sẽ thấy rất nhiều các loại này ở bất cứ chỗ bán cây. Tuy thế mùa thu và mùa đông cũng có nhiều loại dùng để trang trí khuôn viên.

BỐ TRÍ CĂN NHÀ THEO KIỂU Á ĐÔNG

Từ khuôn viên do nhà thầu làm bối cảnh, chúng ta đã dàn xếp với họ để có được những cây theo ý muốn. Bây giờ ta biến chế cho thích hợp với quan niệm Á châu khiến mặt tiền nhà thêm nhẹ nhàng uyển chuyển: chẳng hạn cấy thêm hoa kiểng hai bên đường đi vào nhà, làm hồ cá, bể cá hay thác nước, vòi phun nước, v.v... Ngoài ra người ta còn bày biện một cặp voi chầu, cặp sư tử chầu, hoặc xếp đá phía sân trước nhà.

Lối đi vào thường chạy thẳng tới hè, nhưng có nhiều người biến chế lối vào hơi ngoằn ngoèo, để những cây hoa cây kiểng có thể che một phần lối đi. Cũng có khi lối đi là đường chạy vào nhà xe, khi cách nhà khoảng 15 ft lúc đó mới có lối đi vào nhà chạy theo hình cánh cung. Người Á châu thích cấy hoa hồng hai bên lối đi. Hoa hồng vừa đẹp, vừa thơm, nhưng đòi hỏi nhiều công vun xới nhất là những nơi nóng bức như Houston. Trái lại như miền Bắc, hay miền tây Hoa Kỳ, hồng là một thứ hoa thật đẹp dùng trang hoàng lối đi. Ngoài ra người ta cũng trồng azalea đủ mầu. Azalea nở rất đẹp vào mùa xuân. Vùng đông nam Hoa Kỳ có nhiều loại hoa này.

Nếu cấy hai hàng yaupon, tỉa một cặp rồng chầu thì khỏi chê. Người Trung Hoa tin rằng những hàng cây tươi đẹp trước cửa nhà hai bên lối đi khiến cho năng lượng vũ trụ hun đúc mang lại nhiều may mắn, tăng cường sinh lực cho những người sống trong căn nhà.

1. LÀM HỒ CÁ

Cũng có những người cầu kỳ tin rằng nếu làm hồ cá trước nhà sẽ gặp nhiều may mắn. Ngay trước hàng kiểng trước nhà người ta đào hồ chạy dài theo hai bên tường trước cửa nhà, bắc cầu làm lối đi vô nhà. Lối kiến trúc này khiến chúng ta liên tưởng tới ước mong xây được một căn nhà phía trước có sông rạch. Nước lững lờ chảy trông giống như con rồng uốn khúc, hơi nước qui tụ lại, bốc lên thành mây, mây gặp lạnh sẽ mưa trên giải đất chúng ta sống, mang lại nhiều may mắn trong cuộc sống.

Điều đó đúng hay sai là tùy kinh nghiệm và lòng tin của mỗi người. Có nhiều người lại cho là mê tín dị đoan. Đa số chúng ta cứ cho là một món ăn chơi giải trí thôi. Ít nhất đào một hồ cá để vợ chồng con cái sau những giây phút làm việc, học hành mệt mỏi có dịp quây quần bên nhau giải trí vẫn hơn là mỗi người một phương tìm cái thú vui riêng của mình. Có người tiêu khá nhiều tiền để có một hồ cá đẹp. Lại có người thích mua cá, lúc đầu thì đổ thừa là mấy đứa nhỏ thích nên chiều chúng. Nhưng dần dà cả bố mẹ cũng thích nữa. Như thế là cả nhà cùng vui chung. Cái thú vui mà cả vợ chồng con cái cùng hưởng với nhau thì có sự thuận hòa, vừa dễ chi tiền vừa có dịp gia đình có những giây phút sống bên nhau. Cha mẹ con cái quây quần bên nhau ở cái xứ này thật hiếm có. Cùng hưởng cùng vui, cùng chia sẻ kinh nghiệm để đạt kết quả tốt đẹp. Nhưng quí hơn nữa là nhờ thế mà gia đình có thể chia sẻ được với nhau vui buồn, cha mẹ chỉ cho con cái những điều hay lẽ phải, con cái giãi bày những ưu tư lo lắng cuộc đời để cha mẹ giúp đỡ an ủi. Vui thú điền viên đã tạo cơ hội tốt đẹp, đưa lại hạnh phúc gia đình lúc nào ta không hay. Có bao nhiêu gia đình ao ước cái hoàn cảnh này mà không bao giờ tìm thấy. Sự thông cảm đối thoại trong gia đình thật phức tạp khó khăn đến độ nhiều khi bế tắc đưa đến tan vỡ. Cái thú vui này cũng mang thêm sự liên hệ trong gia đình cả khi con cái đã khôn lớn có gia đình nữa. Nhiều khi nó vượt cả giới hạn gia đình tới bạn bè, thân thuộc, hàng xóm, láng giềng.

Chúng tôi xin cống hiến cách làm hồ cá như sau:

Lấy miếng giấy, đo kích thước rồi vẽ hình thù hồ chúng ta muốn đào. Kích thước bình thường bề ngang khoảng 3 ft, sâu 2 hay 3 ft. Miệng hồ chãng ra, đáy hồ thu hẹp lại. Chiều dài hồ nằm dọc phía trước cửa nhà. Sau khi đào, lấy xẻng đập chung quanh từ đáy hồ tới miệng hồ cho đất nén lại. Sau đó lấy liner đã đo sẵn kích thước, trải xuống hồ, rồi kéo mép liner đặt trên miệng hồ. Dùng loại đá tùy mầu theo ý thích đặt lên trên để giữ miệng hồ, lại vừa dùng để trang trí. Lối vào, nên làm chiếc cầu đi vô nhà. Cầu có thể sơn mầu đỏ hay stain mầu red wood vừa giữ bền lâu, vừa trông đẹp mắt. Sau khi làm hồ, ta dẫn nước vào hồ. Muốn cho nước trong ta nên dùng bơm và hệ thống lọc. Trước khi thả cá vào, nên khử chlorine, chế thuốc parasite trong một tuần lễ. Cho bơm nước chạy luôn luôn. Sau đó đi tìm mua cá. Nên tìm tới những tiệm có chuyên viên tận tình chỉ dẫn để chúng ta khỏi bị thiệt hại, tốn tiền. Khi đưa cá về nên khử trùng để cá lúc nào cũng khỏe mạnh. Sau khi mua cá, nên đưa cá về thẳng nhà để cá không bị ngộp. Cá về tới nhà phải để cả bịch đựng cá vào hồ từ 15 phút tới 25 phút cho cá thích ứng với nhiệt độ trong hồ. Sau đó mới cởi bịch cá, thả chúng vào hồ. Tuy nhiên những người chuyên môn nuôi cá, thường hay tắm cá bằng nước muối trước khi thả vào hồ. Làm như thế tránh cho cá đưa bệnh vào hồ. Khi cá bị bệnh người ta cũng cho muối vào hồ, hoặc những con cá bị bệnh phải nhốt riêng trong hồ có pha muối. Muối cục thường có bán tại các chợ bán thực phẩm. Những điều chỉ dẫn này rất tầm thường, nhưng lại thực cần thiết cho bất cứ ai muốn tránh những thiệt hại cho cá. Trong hồ có thể thả sen hay súng. Điều nên nhớ là sen súng phải để trong chậu. Làm như thế ta dễ kiểm soát cả sen súng lẫn cá. Chúng ta cũng nên dùng loại bơm vừa phải không nhỏ quá không mạnh quá để dễ tạo một dòng nước chảy lững lờ thật chậm. Để bảo đảm cho cá khỏe mạnh, ta nên thả sen súng vào hồ trước khi thả cá. Sen súng nên cấy vào chậu cỡ 7 gallons là vừa. Sau khi cho đất vào sen súng, ta nên thả trên trốc chậu một lớp sỏi cỡ 1 inch để giữ hồ sạch. Khi sen súng đã lên khoảng hai ba tuần thì thả cá vào. Nếu bón phân, cứ việc tự nhiên, vì phân bón không làm hại cá. Có một điều dù bón phân hay không, ít lâu sau trong hồ sẽ có rêu. Rêu mọc ở thành và đáy hồ rất tốt cho cá. Rêu cũng là thứ đồ ăn có nhiều sinh tố và là đồ ăn cho cá vào mùa đông. Khi trời bắt đầu lạnh, cá không ăn gì ngoại trừ rêu. Phân cũng tạo ra nhiều rêu. Nhiều người không hiểu tại sao hồ đục không nhìn được cá. Quí vị phải dùng các loại thuốc làm cho nước trong. Thuốc này có bán tại các nursery bán cá, sen, súng.

2. SỐ LƯỢNG CÁ VÀ MẦU SẮC

Thường người Á Châu thích số lẻ: chẳng hạn 3 con cá thả lúc đầu để thử xem cá thích ứng được môi sinh trong hồ. Làm như thế ta tránh được những thiệt hại, cũng là để có kinh nghiệm trong các đợt thả cá sau này. Sau một hai tháng, nếu cá tốt, ta thả thêm hai con nữa, cứ thế lên tới 7 rồi 9 con là đủ. Mỗi lần đưa cá mới về đều phải làm những chỉ dẫn cần thiết để bảo vệ sức khỏe cho cá. Ta cũng không nên thả cá nhỏ quá, vì như thế rất khó chọn mầu. Khi cá lớn rồi mầu sắc có thể đổi không giữ nguyên như khi chúng ta mới mua về. Cũng nên chọn những cỡ khác nhau để trong hồ có những cỡ lớn nhỏ.

Về mầu sắc người mình thường thích mầu đỏ, đỏ trắng. Riêng cá vàng tới mùa đông mầu sắc rất đẹp, nhưng không nên thả lẫn với cá koi, vì cá vàng có nhiều bệnh. Việc quan trọng là đừng bao giờ thả những cá rởm kẻo khi nó lớn rồi, không nỡ tâm loại bỏ chúng. Cá Koi butterfly mầu đỏ mầu vàng rất đẹp.

Cá Koi có nhiều tên, mỗi tên dành cho mỗi mầu sắc khác nhau. Chúng tôi sẽ trình bày kỹ trong bài nói về cá Koi.

Nếu không thể đào hồ như chúng tôi vừa trình bày, ta cũng có thể làm những hồ nhỏ hay bể nước. Trên trốc bể có thể để hình tượng tùy theo sở thích.

Xếp đá trong vườn: Cũng có những người thích xếp đá. Có thể là một hòn đá lớn để ở một vị trí trong vườn, cũng có khi là hai hòn đá mà nhiều người gọi là hòn phu thê. Hòn phu thường cao hơn hòn thê. Như thế trông mới dễ coi. Ngoài ra có người xếp 3 hòn đá. Ba hòn tượng trưng cho tình bạn hay cho sự liên kết tạo nên sức mạnh hợp quần. Phía trước cửa, người ta cũng đặt hai con thú vật: như voi, sư tử, cọp. Người Tàu thích đặt một bên là long, một bên là phụng. Long tượng trưng cho nam, phụng tượng trưng cho nữ, hoặc giả cả hai cho Âm Dương. Ngoài ra có người còn treo những linh phong (wind chime) tạo những âm thanh hòa nhập vào vũ trụ. Người bình thường như chúng ta cứ cho là nó làm vui tai. Nhưng cũng có người cứ cho là những âm thanh thức tỉnh lòng người. Cũng có thể nó đưa ta đến một giấc mơ, giấc mộng thần tiên, hay nó xua đuổi những điều xui xẻo.

Với một vài ý kiến nêu trên, hy vọng quí đọc giả tùy nghi sử dụng cho hợp với ý thích của mỗi người trong khuôn viên nhà mình.

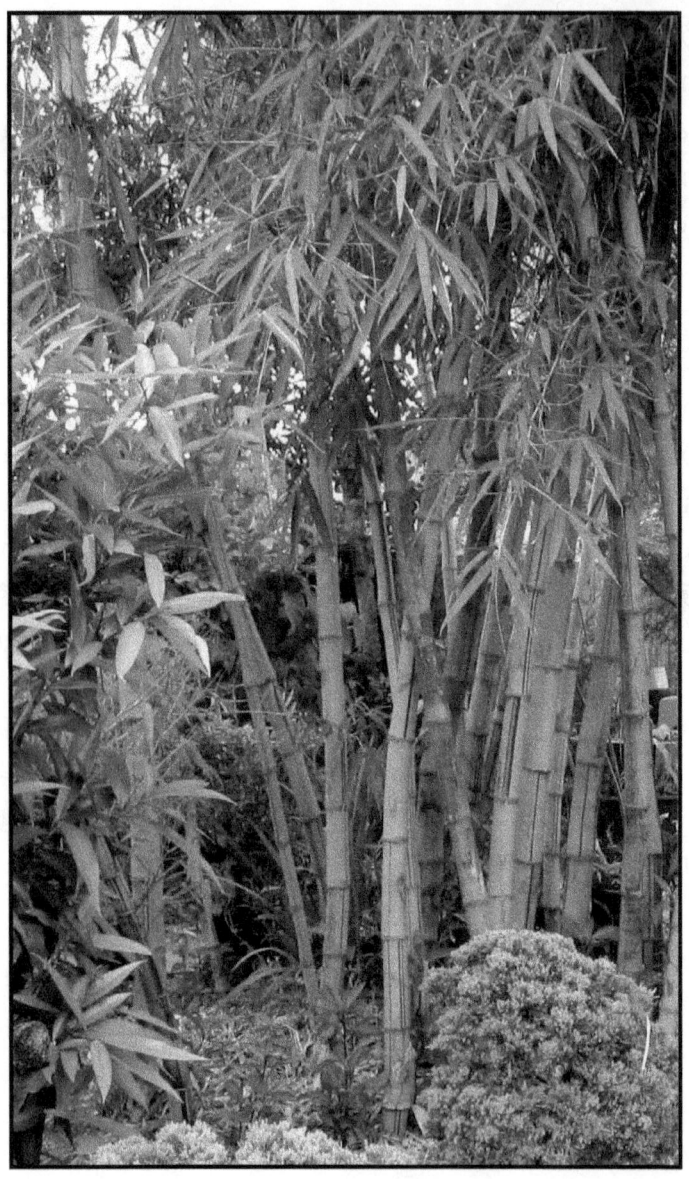

Hình 60. Bụi Tre Vàng

BỐ TRÍ VƯỜN SAU

Tôi trở về khuôn viên phía sau nhà của một căn nhà mới, tiếp theo hai bài góp ý cùng quí vị cách bố trí cây kiểng một căn nhà tại khu gia cư cỡ trung bình.

Khác hẳn phía trước, nhà thầu không cấy một cây nào phía sau vườn, tất cả ta phải tự lo lấy sau khi ký giao kèo mua nhà. Có nhiều khi thoạt nhận căn nhà mới, người chủ xót xa sau một trận mưa lớn, có nhiều đất đã trôi mất. Việc trước tiên, họ cố làm sao càng sớm càng tốt đi mua cỏ để trải khắp sân. Tiếp theo họ đi mua cây đủ loại cấy xuống, không hẳn có một dự án sẵn, mà gặp đâu mua đó, nếu được giá hạ thì tốt nhất, họ không cần biết giá trị và hình dáng chúng ra sao. Rồi những năm sau lại tiếp tục mua thêm cho kín vườn, hoặc giả theo ý bà xã để cấy thêm mấy cây ăn trái, v.v...

Để khỏi vấp lỗi lầm sau này phải thay vào những cây chúng ta không thích, hoặc giả có những cây không ăn khớp với cảnh trí chúng ta muốn tạo dựng, tôi xin đề nghị chúng ta nên thận trọng phác họa ra một họa đồ với những kích thước nhất định để từ từ chúng ta phối trí cây cảnh cho thích hợp với chính ta và cũng khiến cho người khác có dịp được thưởng thức tỏ vẻ khâm phục về tài nghệ bố trí vườn cây. Có người bố trí khung cảnh như một rừng cây, nhất là những vườn có khổ năm mười mẫu. Tôi đã có dịp chia sẻ với những chủ nhà đó và chúng tôi rất vui khi thay đổi một vài kỹ thuật rất đơn giản đã đem lại một nguồn vui gấp trăm lần mong ước. Có những người đã tạo một khung cảnh miền nhiệt đới, hoặc làm vườn rau, vườn hoa hồng, hay tạo lại những khung cảnh quen thuộc với quê hương, những khóm tre xanh, cụm trúc vàng, bố cục một số cây kiểng, một hồ cá có thác nước, hồ bơi, v.v...

Phong cảnh chúng ta đã từng ôm ấp nhiều năm, căn nhà chúng ta hằng ao ước nay đã được thể hiện, giờ chỉ còn chờ đến việc bố trí cây kiểng. Phong cảnh này sẽ giúp chúng ta trám một phần nào những khoảng thời gian trống trải không biết làm gì. Cũng có khi chính nó làm cho chúng ta bận bịu, nhiều khi không dứt ra được. Cái khung cảnh sẽ làm vơi đi những ưu phiền, hàn gắn những đau thương, gợi lên những tâm tình đẹp. Những buổi chiều tà, sau một ngày làm việc cực nhọc, ngồi thả hồn nhìn theo ngọn tre vật vờ trước gió. Biết đâu nó đưa ta vào một giấc mơ lúc nào mà không hay để nhìn lại một quãng đời đầy vẻ thần tiên, mơ mộng hay ôm ấp một tình yêu nhẹ nhàng như cơn gió thoảng của buổi chiều thu, hay thưởng thức ánh trăng vàng, thả hồn vào vũ trụ bao la. Cái khung cảnh được phác họa để người nhìn cảnh, cảnh sinh tình.

Những ý tưởng trên có khi chỉ là phác họa qua cái tâm tư của ai trong chúng ta mà thực sự không có.

Một hôm hai vợ chồng người bạn đến chơi với chúng tôi. Sau một lúc chuyện trò vui vẻ, anh xin phép ra sau để ngắm cây cối trong vườn. Anh đã ngồi khá lâu cạnh khóm tre thật cao của tôi, anh cảm thấy thật thú vị. Lúc ra về anh cho biết, khóm tre đã đưa anh trở lại những giây phút thật êm đềm của tuổi thơ ấu, những tuổi còn vui đùa với anh em bạn bè bên lũy tre xanh đầu làng.

Tôi biết đa số trong chúng ta sau khi ký giao kèo khởi sự xây cất, chúng ta thường lui tới xem diễn tiến của căn nhà như thế nào cho tới khi hoàn tất. Có nhiều nhà thầu làm ăn không đúng đắn. Thay vì họ phải lượm vấn rác, cỏ dại, những cành cây, gỗ vụn, gạch vụn trong sân, họ đã dùng xe ủi, chôn vùi dưới lớp đất hay cát. Việc làm như thế sẽ gây rất nhiều phiền phức cho chúng ta sau này. Tốt nhất chúng ta khi tới gặp họ, nói với họ làm kỹ lưỡng cho, tặng cho họ một chai rượu hay một món quà tùy theo sự khéo léo của chúng ta. Nếu chúng ta không nghĩ đến việc đào hồ tắm hay xây hồ cá, chúng ta nên mua thêm đất trộn cát rải lên vườn trước khi chúng ta trồng cây và cỏ. Chúng ta ráng san đất thế nào, để khi mưa nước không bị đọng trong vườn.

Nếu quí vị dự trù làm hồ tắm hay xây hồ cá, tôi đề nghị nên dành ưu tiên cho việc này trước. Sở dĩ phải làm như thế, vì chúng ta phải lợi dụng đất đào lên, có thể dùng để làm những mô đất hay đồi, để sau này tiện việc xếp đá, đặt tượng hình trong các dự án bày biện sắp xếp khuôn viên. Hơn nữa đất có thể làm cho vườn cao lên một vài phân giúp cho tránh lụt những khi mưa lớn.

Ta nên đặt hồ tắm như thế nào? Cái đó tùy quí vị định đoạt, tùy theo những thuận tình trong gia đình. Về hình thù của hồ tắm có thể là hình trái thận, hình trái lê hay hình bầu dục. Nhà thầu sẽ đưa cho chúng ta rất nhiều mẫu. Cũng có những nhà thầu xây hồ tắm bằng cách đặt đá chung quanh hồ. Quí vị tùy sở thích chọn lựa. Nếu quí vị chú ý đến sự kín đáo trong vườn, nhất là sự kín đáo cho các bà các cô, thì nên để ý như sau: Căn nhà của chúng ta nếu một tầng hay hai tầng đều giúp chúng dùng nó chắn được một mặt như một bức tường chắc chắn che mắt cú vọ. Những mặt kia quí vị phải ngắm những nhà chung quanh để xem mặt nào cần che, tạo khung cảnh kín đáo cho hồ tắm. Tôi đã gặp trường hợp những gia đình sau khi xây hồ tắm một thời gian, đã tới tham khảo ý kiến xem cần mua và cấy những loại cây gì để giữ được vẻ kín đáo của hồ tắm.

Để khuôn viên có chiều sâu làm phông cho những hàng cây thấp hơn, hay những vườn bông hoặc cây kiểng, ta nên trồng những cây lớn phía cạnh hàng rào sau nhà. Phía sau nhà gần hồ nên trồng cây dương liễu. Cây dương liễu đứng tha thướt rủ tóc xuống mặt hồ trông thướt tha trong mọi khung cảnh của khuôn viên được coi là vóc dáng có giá trị kiểu Á Đông. Sau đó ta có thể trồng những cây lớn như oak, lê hoa, chinese elm. Chúng ta cũng nên để ý những cây chúng ta sắp cấy, nên quan sát những loại cây chúng ta định cấy đã có sẵn nơi nọ nơi kia, việc này giúp chúng ta ước tính được những khoảng cách nhau và hình dung ra khuôn viên của chúng ta sẽ như thế nào sau năm mười năm hay hai mươi năm. Khi trồng những loại cây này nên để chúng cách xa nhau ít nhất hai mươi feet. Chung quanh mỗi cây này có thể làm vồng cấy những loại cây nhỏ như cúc, vạn thọ, thược dược, v.v...

Trở về phía hồ tắm chúng ta có thể cấy cạnh hồ một vài cây kè làm thành một khóm. Những chỗ còn có vẻ trống trải có thể cấy red tips, hai ba năm sau nó trở thành hàng rào cao trên sáu bảy feet thật kín đáo cho hồ. Chung quanh hồ có thể xây những ô vuông hay hình chữ nhật nhỏ để cấy hoa, hoặc nếu không dùng những loại chậu sành hay sứ với những hình thù khác nhau thay đổi tùy theo cảnh trí.

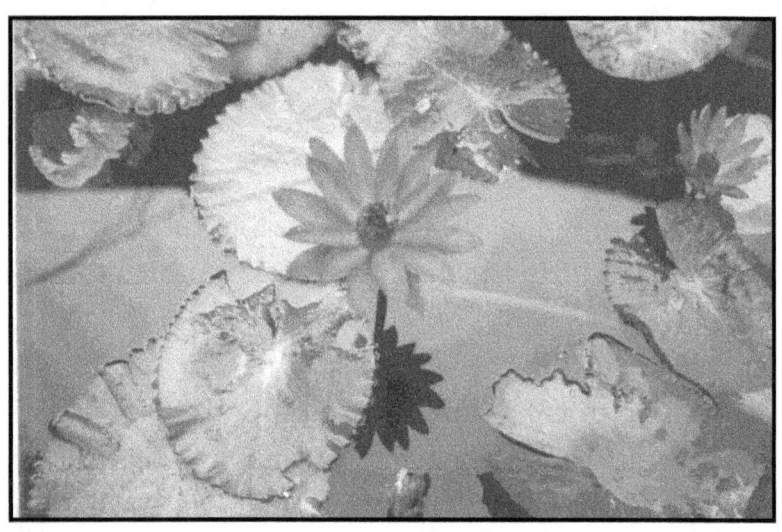

Hình 61. Hồ Sen

Sự sắp xếp tạo thêm mầu sắc vui tươi. Hồ dùng nhiều trong mùa hè, nên cấy những loại hoa thơm, hoặc cấy những cây vùng nhiệt đới. Còn gì thú vị hơn những buổi sáng sớm xuống hồ bơi để cho cơ thể có cơ hội thao dượt những cử động, những mùi hoa huệ mát như sương sa, mùi nguyệt quế làm tăng thêm hơi thơm ấm. Còn gì thú vị hơn những chiều thứ bảy hay chúa nhật vợ chồng con cái tụ tập thưởng thức buổi trà ấm, thoang thoảng đâu đây mùi thơm mát của đóa quỳnh hương. Những tiếng róc rách nước chảy phía góc vườn khiến cho tâm hồn lắng đọng, hay đưa tâm hồn tới một thế giới xa hẳn với thực tại của mình. Còn gì thú hơn khi chúng ta có những khung cảnh cống hiến cho chúng ta để thỏa mãn cả thính giác, khứu giác, thị giác và cảm giác. Đó không phải là hạnh phúc êm đềm trời ban cho chúng ta sao? Đó không phải là kết quả của bao công lao làm lụng, của sự phong phú nhờ óc mỹ thuật và trí tưởng tượng tạo ra sao!

Hồ cá là việc cần làm ngay sau khi chúng ta hoàn thành hồ tắm. Chúng ta phải chọn hồ ở vị trí nào. Thiết tưởng nếu vườn sau là hướng tây nam, chúng ta có sẵn đất từ hồ đã đào, lợi dụng số đất này rải xuống sân làm sao để nước có thể chảy xuống phía nam, tại đây chúng ta sẽ đào hồ cá và tạo thác nước. Chúng ta cũng lựa chiều đừng để cho nước chảy thẳng, mà nước cần phải được chảy vòng quanh những gò đất tròn hoặc hình bầu dục. Nói như thế có nghĩa là chúng ta sẽ phải đắp một ít mô để sau này có cơ hội đặt những hình tượng hoặc chưng bày những cây kiểng. Ta hãy vẽ mô hình làm sao tạo những đường nước chảy vòng quanh, rồi xoáy vào phía hồ trước khi nước được chảy ra ống cống. Đường nước chảy như thế sẽ tạo hình thù các cụ ta khi xưa gọi là đất kết. Đất kết theo các cụ rất tốt cho việc làm ăn, sức khỏe và sự thịnh vượng trong gia đạo. Đường nước chảy dĩ nhiên thấp để có thể dẫn nước, chúng ta nên đổ đá xanh giống như rải đường đi. Đổ đá như thế khi nước chảy vườn không bị trôi mất đất.

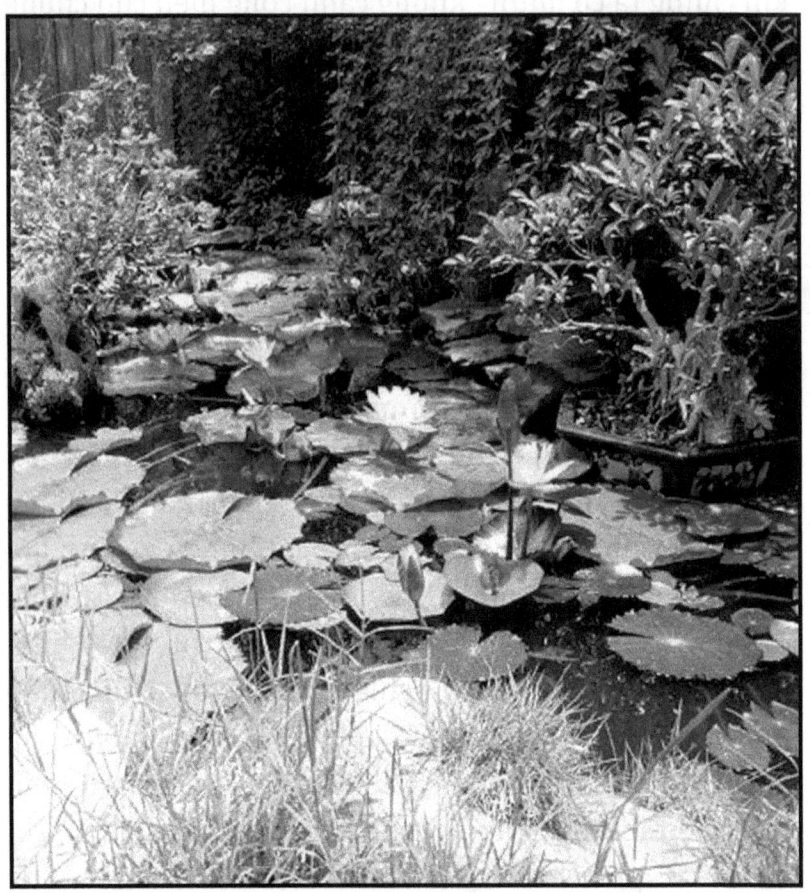

Hình 62. Hồ Cá

Trong bài trước khi nói về bố trí vườn theo kiểu Á Châu, tôi có nói qua về cách thức làm hồ cá, cách thả sen, súng, số cá thả trong hồ để làm tăng vẻ đẹp cho căn nhà phía trước, đồng thời cũng tạo nên những nhịp điệu hòa hợp với khung cảnh thiên nhiên của vạn vật. Những tiếng kêu của chiếc linh phong, tiếng chuông chùa, tiếng chuông từ thánh đường khởi xuất kinh ban chiều, tiếng sáo diều vi vu tất cả đều giúp cho chúng ta có được những giây phút đưa tâm hồn vươn lên khỏi những hệ lụy trần tục.

Cách đây ít lâu tôi có dịp xuống Austin. Tôi đã đi thăm một ngôi thánh đường của cộng đồng người Việt. Tại đây có một linh mục cai quản. Khuôn viên thánh đường trông gọn gàng, đẹp đẽ, có nhà thờ, các lớp học, phòng họp. Tôi cũng thấy một chùa Nhật cao khoảng 4 ft đặt cạnh một cây tùng phía trước phòng họp.

Tôi mừng cho đa số người Việt Nam sau những năm tháng ổn định cuộc sống, tới lúc chúng ta xây dựng các cơ sở cộng đồng, các giáo đường, các chùa chiền, các cơ sở văn hóa. Những yếu tố trên đây gắn liền vào tâm tư chúng ta, mọi khía cạnh của văn hóa Việt phải được tô điểm và phát triển mạnh mẽ. Cái văn hóa bất diệt đã ăn vào trong tâm khảm từ nam phụ lão ấu kéo dài nhiều thế kỷ. Nó vẫn tiếp tục được nuôi dưỡng trong dòng máu Lạc Việt tự chân trời góc biển, ở đâu phảng phất bóng dáng giống nòi là có cái văn hóa đó.

Trở lại bố trí khuôn viên phía sau: trước đây tôi đã nói về hồ cá, về cách dẫn nước trong vườn. Tôi cũng nói tới cách cấy những cây lớn sát hàng rào phía sau vườn. Phần còn lại trong vườn ở gần nhà phải thật thoáng để sự vận chuyển năng lượng vũ trụ được điều hòa chung quanh phía sau nhà. Về phía cửa sau nhà và lối cổng vào phía sau vườn, chúng ta nên cấy nhiều hoa có mầu sắc. Ta tránh không nên trồng cây lớn sát nhà vì có nhiều bất lợi. Lùm cây che khuất các luồng gió. Cây lớn dễ có thể làm bể nền nhà, hoặc cành cây quật vào mái nhà, hay vào cửa làm bể kiếng khi có giông tố hay mưa to gió lớn.

Phần còn lại trong vườn có thể làm những vùng cỏ hình quả trám, hay hình tròn, nên cho đất vào giữa để có mô cao lên. Ở giữa có thể cấy một cây kiểng chẳng hạn: lựu, tường vi, mộc (magnolia) hay tùng. Riêng kiểng quí vị cứ uốn nắn, lúc đầu không quen, nhưng từ từ sẽ quen. Có người uốn hình con nai, hay con công, con thỏ, con kỳ lân, con rồng. Cũng có khi uốn cây tùng có ba chùm, có thể tỉa vòng tròn như cái đĩa hay vòng cầu tùy theo sở thích. Trong cách thức trồng cây kiểng có người dễ tính nhưng cũng có người khó tính. Có người theo kiểu Nhật, người theo kiểu Tầu, người theo kiểu của các cụ ta xưa. Cũng có người này chê người kia, người cậy mình chơi nhiều năm. Cái số sàng nhất là hỏi xem: ông, hoặc bà chơi kiểng được bao lâu rồi. Chơi kiểng cũng giống như các nghệ thuật khác không thể tính lâu chóng mà còn tùy theo năng khiếu, sự học hỏi, nhờ những người chỉ dẫn cặn kẽ mới có thể tiến xa được. Ví thử chúng ta học viết chữ nho, ai lại chê con thày đồ viết không đẹp. Chữ nho khi các cụ xem chúng ta viết, các cụ biết ngay là mức cao thấp như thế nào. Nói như thế không hẳn là chê ai! Dĩ nhiên người chơi lâu sẽ rút được nhiều kinh nghiệm. Chơi lâu đương nhiên biết được đặc tính của cây, biết lúc nào có thể uốn nắn loại cây nào. Tuổi tác không hẳn là tài cao, nhưng vẫn có được nhiều sự kính nể. Vậy để khỏi mất lòng, tốt nhất chúng ta xem cây cũng giống như xem tranh. Cây nào đẹp thì khen đẹp, tranh nào khéo thì khen tranh khéo. Có ai vẽ tranh mà mười tấm đẹp cả mười đâu!

Nếu cần tham khảo, thiết nghĩ thư viện có đầy đủ sách, mặc sức tham khảo. Khi đầu kiếm một quyển sách đọc cho thật kỹ: *"doctus cum libro"*, một quyển sách cũng đủ làm cho ta thông thái miễn là đọc thật kỹ và thực hành thực kỹ. Khi đã nhuyễn rồi, những sách khác cần để được tham khảo thêm cho rộng kiến thức. Bên cạnh cây hoặc trên những mô đất, chúng ta có thể đặt đá. Cây và đá đặt sát nhau tạo bối cảnh thật đẹp và làm cho cảnh vật trở nên nhẹ nhàng. Người ta thường xếp đá theo kiểu phu thê, một hòn lớn và một hòn nhỏ hơn khoảng 80% hay 70%. Hòn phu thê thường đặt vào nơi trọng yếu chính trong vườn. Để cho thêm phần tươi mát, người ta thường cấy phía sau một cây cao hơn cho có hậu, chung quanh hòn phu thê người ta cấy bông. Hòn non bố trí như thế trông tuyệt đẹp.

Lại cũng có khi người ta xếp ba hòn đá với nhau. Xếp đá như thế diễn tả sức hợp quần:

Một cây làm chẳng nên non,
Ba cây chụm lại nên hòn núi cao.

Đá xếp thế này tượng trưng cho sự đoàn kết, hợp quần, hay diễn tả tình bạn. Nếu kiếm được một cây tùng uốn hình con rồng thì đẹp biết bao. Tình bạn liên kết có sức mạnh như rồng bay. Rồng xanh nằm ở phía nam còn tuyệt biết bao. Ta cũng có thể xếp đá một hòn lớn một hòn nhỏ để diễn tả tình mẫu tử hay tình phụ tử tùy hoàn cảnh như gà mái nuôi con hoặc gà trống nuôi con. Cái ý nghĩa một trong hai vợ chồng có một người đi về bên kia thế giới. Nếu kiếm được hòn đá giống như người đàn bà đang ngồi, rồi kiếm một hòn thật nhỏ đặt lên lòng thì tuyệt. Chơi đá cũng rất công phu, có thể bỗng dưng kiếm được hòn đá ưng ý, nhưng cũng có khi tìm mãi không được. Đá nằm một mình trông thật lẻ loi, người ta có thể cấy cây vào phía sau và trồng hoa chung quanh hòn non cho có vẻ uyển chuyển hơn.

Nói về tỉa cây trong vườn, chúng ta nên để ý ngoài những cây lớn phía gần hàng rào, cây gần nhà hoặc cây cấy trên các vùng đồi phải thật thấp. Chúng ta nên tránh tỉa cây hình tháp (pyramid) mà phải tỉa theo hình xoắn ốc (spiral shape). Theo nguyên tắc về phong thủy người ta thường đề cập tới, đó là sự vận hành năng lượng vũ trụ, sự vận hành này không ưa những góc cạnh, hay hình vuông. Cây nên tỉa theo hình tròn, lá tròn là lý tưởng nhất, vì nó lôi kéo được sức sống. Những cành cây sát gốc nên tỉa để trưng bày thân cây. Tốt nhất là tỉa cành cây làm sao để chúng ta thấy nó gọn lại, chỉ trông thấy tàn cây và thân cây. Nếu trong vườn có một khóm trúc vàng thì tuyệt. Ta chỉ nên để trúc cao độ 4 ft là vừa. Cắt tất cả cành từ dưới gốc lên độ 2 ft để chúng ta có thể nhìn ngắm thân trúc. Ngọn trúc khi tỉa, phải cắt sát phía mắt trên để khi mưa nước không đọng lại trên ống trúc. Trúc hay lan ra, ta có thể dùng máy cắt cỏ xén vòng tròn chung quanh gốc bụi trúc. Nếu có được một hòn đá đặt trước khóm trúc thì tuyệt.

Cây lựu cũng thật đẹp trong vườn, nhất là cấy trên mô đất. Lựu cũng tỉa theo hình vòng tròn trên đỉnh cây. Lựu có hoa rất đẹp lại có thêm trái, mùa hè lựu lại trổ hoa làm cho vườn thêm lộng lẫy.

Cây, đá và hình tượng lúc nào cũng đi sát với nhau và hỗ tương cho nhau. Hình tượng được người ta chú ý đến là con linh quy (rùa mầu đen), nằm phía bắc trên đồi riêng của nó. Con rồng xanh, nếu là một cây tùng như nói ở trên nằm xoải trên sườn đồi gợn sóng về phía đông. Một con hổ trắng nằm trên khu đất phẳng về phía tây và con phụng mầu đỏ ở đồi thoải về phía nam.

Sự sắp đặt tùy theo quan niệm và lối sống của mỗi người. Điều quan trọng vẫn là cảnh trí tạo cho tâm hồn chúng ta những thoải mái và ấm cúng trong khuôn viên.

BỐ TRÍ VƯỜN MƯỜI MẪU

Hôm nay tôi lại có dịp đưa quí vị đến một căn nhà được xây cất trên mười mẫu hình chữ nhật. Từ đường lộ ngoài đi vào là hàng rào phía bên ngoài, rồi đi hết hàng rào là cổng. Hai trụ cổng được xây bằng gạch mầu đỏ, cửa sắt có hai cánh sơn xanh rất thoáng có thể từ đó nhìn vào khuôn viên và nhìn vào căn nhà xây phía trong.

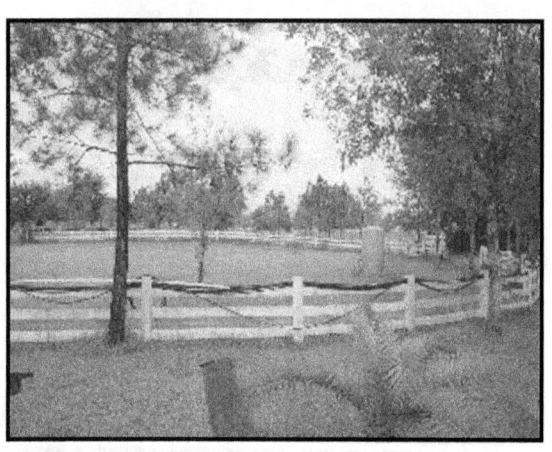

Hình 63. Vườn Mười Mẫu

Hàng rào được sơn trắng không cao lắm, chỉ cao độ 4 ft bằng gỗ sơn trắng. Mỗi ô hình chữ nhật, lại có gỗ đóng hình chữ X, vừa đủ ngăn ngừa gia súc khỏi chạy ra vào. Khi bước qua cổng, khách vào ngay lộ chính chạy dài từ phía trái thẳng tắp tới tận cùng phía vườn sau. Một con đường không lớn lắm từ phía cổng vào chạy sang phía bên phải thẳng chấm đến phía hàng rào phía tay mặt, rồi từ đó chạy dài tắp xuống phía cây tận cùng của khuôn viên phía sau, từ đó nối vào chung quanh vườn. Như thế hoàn tất con đường chung quanh khuôn viên mười mẫu.

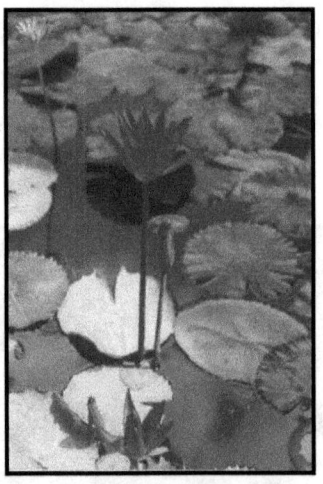

Hình 64. Hồ cá nhỏ

Ngay ở cổng vào, một chiếc hồ cá nhỏ giống như một con mắt khổng lồ có đuôi dài vuốt tới phía hông.

Có phải chủ nhà bố trí cảnh vật giống như một nửa của hình tròn âm dương mà cái ao nằm ở vị trí âm.

Tới giờ phút này vào thu mà mấy cụm súng hãy còn khoe sắc mầu đỏ thẫm, mầu hồng và trắng trông thật đẹp tô điểm cho một buổi sáng mùa thu vẫn còn ấm áp ở phần đất của Texas. Những bông súng nở về đêm đợi đến khoảng mười giờ sáng mới cụp lại để rồi sẽ nở về đêm hôm sau. Nhưng nếu trời lạnh hơn một chút vào khoảng 60 hay 70 độ thì mặc dù súng nở về đêm cũng vẫn còn nở tới hai ba giờ chiều mới chụm lại. Khác hẳn súng, sen lúc này đã tàn lụi, chỉ còn sót lại mấy cọng mầu nâu xậm. Khởi đầu vào tháng 5 cho tới cuối tháng bảy hoa sen nở rất đẹp, rồi sang tháng tám, hoa bắt đầu lụi, lá trở nên vàng úa, nhiều lá rơi rụng xuống mặt hồ. Việc nói về sen nở hay tàn ở trên theo khí hậu của Texas, những vùng nhiệt đới, vùng 10, vùng 11 sen có thể thay đổi việc nở hoa hay tàn lụi khác nhau.

Thời tiết bắt đầu lạnh, một đàn cá vàng đang lững lờ theo giòng nước trong vắt của mùa thu. Lạ thay hễ hồ càng lạnh thì loại cá vàng lại càng trở nên đỏ chói thật đẹp. Một vài con cá mầu đen cũng chậm rãi, lâu lâu giẫy chiếc đuôi ba chòm của nó, đẩy mình đi một chút, rồi lại nằm ì ra với cái thế chậm rãi thư thả: có phải mùa thu, cái gì cũng như lắng đọng xuống, từ lòng người cho tới thú vật, như những đàn cá trong hồ này.

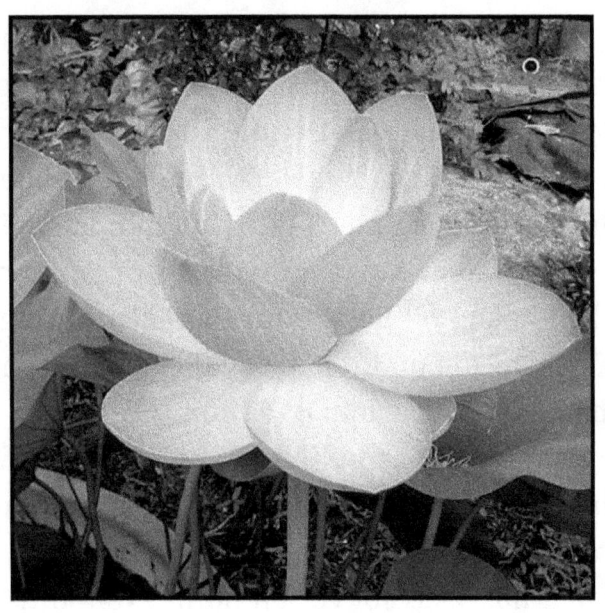

Hình 65. Sen Súng

Cặp vịt bơi lội chậm chạp, đôi khi rỉa cánh, không phải để làm sạch những bụi bặm bám vào lông, mà như một cử chỉ phản xạ làm cho trôi qua những giây phút nhàn rỗi. Cơn gió từ đâu thoảng đến làm tớn lên mấy khóm lông phía lưng vịt. Ánh nắng mặt trời dọi nổi bật mầu xanh óng ả chung quanh cổ nó. Mỗi khi gió thổi làm lăn tăn mặt hồ gợn sóng trên mỏm đá đầy rêu chập chờn lên xuống. những mảng rêu này là thức ăn quí của những loại cá trong mùa đông để có thể có đủ sinh tố, chống chọi lại khí trời lạnh lẽo cả khi tuyết rơi hay mặt hồ đông đá. Cảnh trí như đưa khách vãng lai xa lìa hẳn cái không khí ồn ào của xã hội bên ngoài để rồi ngơ ngẩn thả hồn vào giấc mơ lặng lẽ cô tịch.

Một hàng river oak xếp đôi đang đổi thân hình xám lại với tuổi đời mười bốn mười lăm (khi oak có tuổi từ 14 năm thân hình đổi xám lại) chạy dài dọc theo hai lối đi đem lại bóng râm cho cả khu vườn phía trước. Những cây oak được tỉa thật khéo từ gốc lên tới thân cao khoảng 10 ft, tạo thành vòm giống như dẫy hành lang vòng cung thật đẹp. Cũng một lối xếp đặt như thế, người chủ cấy hai bên đường những cây oak cũng cùng lứa tuổi chạy thẳng vào sân trước nhà. Xen lẫn với những cây oak là những cụm yaupon cao từ 2 ft đến 7-8 ft. Lúc này tới thời kỳ sắp chuẩn bị cho những ngày lễ lớn trong năm: lễ Tạ Ơn, lễ Giáng Sinh, Tân Niên. Không khí sắp sửa trở nên tưng bừng rực rỡ, người ta bắt đầu treo những vòng hoa nhân tạo, những đèn lớn bé ngay từ ngày mừng lễ Tạ Ơn, lễ Tưởng Niệm Chiến Sĩ Trận Vong và Cựu Chiến Binh. Chính lúc này cây yaupon có đầy trái chín khoe sắc đỏ rực rỡ làm chói chang hai lối đường đi. Những cây này tìm đâu mà không có, khi nó nằm trong rừng nó là cây dại, khi phá rừng cắt tỉa thì nó là một loại cảnh thật quí, có quả đỏ cả mấy tháng mùa đông. Thứ quả này cũng đưa lại thức ăn cho những chim mockingbird, loại chim này gần giống chim chích chòe, chim blue jade to hơn một chút, dữ dằn hơn. Hai thứ chim này ưa về đây để chia sẻ, nhưng cũng có khi giành giựt từng trái cây cho tới cả mấy tháng mùa thu và mùa đông. Cái cảnh những thứ chim này đến kiếm ăn, với chúng ta nó lại mang đến cho khuôn viên một cảnh sống động tuyệt vời và những tiếng hót có lúc thật thanh thả, nhưng cũng có lúc chạo nhau thật chí chóe tàn nhẫn với nhau nữa.

Chủ nhà để ra hai mẫu phía trước được coi như là vườn trước nhà. Ở giữa vườn có mấy cụm sycamore nằm chụm với nhau trông cao ngạo nghễ làm chủ cả khu vườn. Với dáng dấp của nó, sycamore thích hợp cho những khuôn viên thật lớn cỡ hai ba mẫu đất trở lên. Thân nó bóng lọng, lá lớn hình trái tim giống lá bồ đề, nhưng không được xanh mướt. Nói về ý nghĩa cây sycamore, nó tượng trưng sự làm chủ trong vườn, dĩ nhiên không thể có cây khác thế vào mà có được phong cách như vậy. Chủ nhà cũng thiết trí mấy hòn đá lớn khoảng hơn 200 lbs mỗi hòn. Những hòn đá này được đặt rải rác phía gốc cây để khách vãng lai có dịp nghỉ chân hoặc có thể nói chuyện riêng tư với nhau. Từ trung điểm của những khóm sycamore, những dẫy thông cao vút được chủ nhà tỉa kỹ càng từ gốc lên cao, nhờ thế cái nhìn của khách vãng lai không bị chặn lại mà có thể đưa tầm mắt thấu tận hàng rào phía hông. Những hàng thông này được cấy cách nhau khoảng 15 ft theo chiều dọc và chiều ngang, do đó ở bất cứ vị trí nào, khách vãng lai cũng nhìn được những hàng thông ở nhiều khía cạnh hoặc thẳng hay hoặc xiên, bất cứ vị trí nào cũng thấy hàng hàng lớp lớp. Một đàn cò năm bảy con tự đâu xuất hiện bay lượn trong vườn thông, nổi bật màu trắng lả lơi. khung cảnh này nhắc tôi nhớ lại khung cảnh quê miền Nam sao dễ thương thế. Những lúc dừng chân trên những cánh đồng bao la, dọc theo các bờ ruộng là những dẫy cây so đũa mảnh mai chạy dài tới mãi tận chân trời. Cũng những đàn cò trắng, nhưng đông cả mấy trăm con nối hình cánh cung, dẫn đường là một con đầu đàn. Cánh đồng rộng bao la, một làn gió thổi tạo những lớp sóng dài vô tận đuổi nhau trên những ngọn lúa con gái đương độ sắp trổ bông thật đẹp.

Sau hai mẫu trồng cây, chúng tôi lại tiếp tục vào sân ngay trước cửa nhà với bãi đậu xe, hồ cá và vườn hoa ngay sát chân tường nhà. Rồi đến nhà chính khá rộng rãi. Phía sau nhà chính là hành lang mở rộng ra phía ao hình trái lê được chấm dứt bằng hai mẫu đất còn lại cấy toàn cây Chinese elms trông xanh mát, có thân bóng láng thật đẹp. Trở lại phía trước nhà: bãi đậu xe bao trùm ngay hai bên hông nhà, đủ đậu cả chục chiếc xe. Đường xe vào nhà cũng được thiết kế theo vòng cung cho xe vào rồi đi ra không phải trở đầu. Trước vòng cung quay xe là hồ cá koi có thác nước. Cả hai bên sân đều có thể lái xe vào con đường vòng quanh khu đất mười mẫu, có thể lái xe vào phía sau hay lái xe về phía trước. Nói như thế chúng ta thấy sự di chuyển trong khuôn viên mười mẫu thực dễ dàng và hợp với cách bố trí của một thửa đất lớn. Có mấy điểm chúng ta nên để ý, đó là hồ cá với thác nước lớn, vườn bông trước nhà và ao cá lớn phía sau nhà.

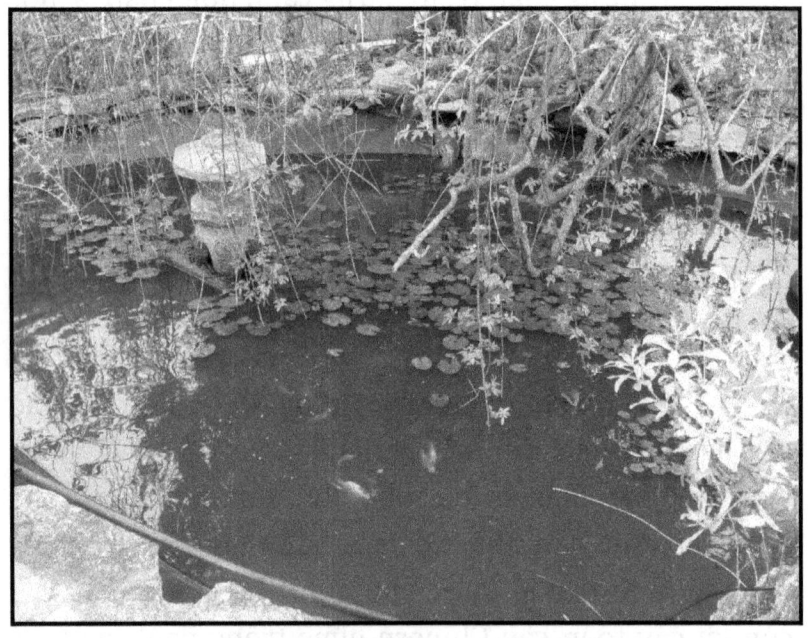

Hình 66. Hồ Cá Koi

Hồ cá được thiết trí theo hình bầu dục khoảng 20 X 30 ft. Người chủ nhà đào ao, dùng tấm trải bằng mủ không ngấm nước (liner) tránh cho nước khỏi bị rò. Nếu đứng từ phía trước nhà trông ra, người ta thấy chủ nhà xếp đá ở phía ngoài, cao khoảng 8 ft từ cao nước đổ xuống hồ. Chỗ nước chảy cũng được đào sâu tới 8 ft. Nhờ thế khi nước đổ xuống, cá có điều kiện nhào lộn sâu. Cá koi cần những vận động như thế cho thân hình thon đẹp không bị phì lộn. Từ chỗ lòng ao có mức sâu như thế, từ từ được làm cạn hơn, khi đến gần bờ, chỉ sâu khoảng 3-4 inches thôi. Phía đối diện với thác nước là phía bờ hồ nằm gần nhà, có 5 bậc thềm để có thể lội xuống ao. Mặc dầu nước ao trong vắt nhờ hệ thống lọc, chung quanh hồ và dưới đáy hồ vẫn có rêu xanh bám. Lớp rêu này giúp cho cá bơi lội gần bờ hay sát nền hồ khỏi bị trầy trụa cọ xát vào nền xi măng.

Đặc biệt trong hồ này, chủ nhà thả cá koi. Cá koi khác hẳn với cá vàng về mầu sắc cũng như tính cách bơi lội của chúng. Cá koi lớn hơn cá vàng nhiều. Trung bình những hồ lớn như thế này, người ta thường thả cá cỡ 18 đến 32 inches. Cá cũng có những tên khác nhau tùy theo cách bố cục mầu sắc. Trung bình một cặp cá koi có hạng mang từ Nhật về giá từ mười tới hai chục ngàn đô la. Hồ cá như tôi vừa kể trên với tám con mầu, một con đen, trị giá tất cả trên dưới một trăm ngàn.

Cá cũng phải lựa theo những mầu sắc khác nhau. Người Nhật đặt những tên khác nhau cho cá koi cũng như đã đặt tên cho cây bonsai để diễn tả tư thế khác biệt của chúng. Cá koi được nuôi thật kỹ lưỡng và hoàn hảo ở Nhật, mặc dầu khởi nguyên của nó ở Trung Hoa. Cá koi là loại cá chép có mầu sắc.

1. PHÂN LOẠI CÁ KOI

Hiện có cả trăm loại cá koi. Nếu chúng ta có cặp cá giống y hệt nhau, lúc ép cá để có cá con, nếu may mắn chỉ có khoảng 10% cá con có hình thù mầu sắc giống cha mẹ. Nuôi cá koi là một thú tiêu khiển vừa để đi thi đua, vừa có tính cách thương mại nữa. Từ trăm loại cá khác nhau người Nhật đã lựa những loại chính để chọn và coi là cá có tiêu chuẩn tốt. Ở Do Thái và một số quốc gia cũng nuôi cá koi và có thêm một số cá loại khác, nhưng khi đi thi đua, người ta cũng chỉ nhìn nhận có những loại có tên sau đây:

1. KOHAKU: Cá trắng có đốm đỏ. Có nhiều loại kohaku tùy theo cách sắp xếp màu đỏ.

2. TAIHO SANKI: Cá có ba mầu, mầu căn bản là mầu kohaku (đốm đỏ) cộng thêm mầu đen, mầu đen phải ít hơn mầu đỏ, dĩ nhiên đầu phải có chấm đỏ, nhưng không chấp nhận đốm đen nào trên đầu.

3. SHOWA SANSHOKU: Cũng là cá ba mầu, nhưng mầu chính là đen và có thêm cách phân phối mầu đỏ và trắng thường thấy nơi con cá đen.

4. BEKKO: Cá có hai mầu với những vết mầu đen nhỏ trên những mầu khác, chẳng hạn con shirobekko có mầu trắng và đen.

5. UTSURIMONO: Cá hai mầu, ngược lại với cá bekko, mầu đen là chính với những mầu khác.

6. ASAGI SHUSUI: Loại cá xưa giống cá chép, đặc biệt có riềm xanh, bụng và vây đỏ, shusui là loại asagi được ép với doitsu (german) cá chép Đức và như thế nó có vẩy loại cá Đức (German Scale). loại vẩy lớn rất đẹp. Cá tốt nhất là Shusui có vẩy lớn viền trên lưng và hai lằn bên lưng.

7. KOROMO: Cá có vẩy xanh. Có rất nhiều loại koromo. Con cá gọi là Aigoromo là con tiêu biểu cho loại này có vẩy xanh lẫn trên những vệt đỏ, nhưng những vệt đỏ trên đầu lại không có vẩy xanh.

8. OGON: Cá có mầu óng ánh (metallic). Thường có mầu trắng, vàng hay bạch kim (silver).

9. HIKARI MOYOMONO: Cá có mầu óng ánh cộng thêm mầu khác.

10. HIKARI UTSURIMONO: Cá óng ánh có ba mầu.

11. KAWARIMONO: Cá này khác với 12 loại kia.

12. KINGINRIN: Cá óng ánh hay có vẩy sáng như bạc.

13. TANCHO: Cá có chấm đỏ thật đẹp trên giữa đầu. Loại cá này đắt và quí nhất.

Những người chơi cá thiện nghệ thường mất công thật nhiều và thật lâu để có thể chọn được một con cá có hình thù và mầu sắc giống những loại cá vừa kể trên. Những tay chơi tài tử thường cũng cố gắng tìm cho được những con cá tương tự. Người thiện nghệ đi vào một hồ cá có thể nhận diện được cá quí và trị giá được mỗi con. Cái khổ tâm nhất cho người bán cá là những tay tài tử không biết giá trị cá nên chỉ muốn giá rẻ mạt làm cho những người bán cá nhiều khi lúng túng không biết làm sao giải thích thế nào là cá quí, cá đắt tiền.

Về đồ ăn cũng thế, Chúng ta cần cẩn thận cho cá ăn những đồ ăn có nhiều chất bổ dưỡng và có đủ sinh tố để cá có thể giữ được những mầu sắc đẹp. Cũng có những người không muốn kỹ lưỡng như thế, họ cho cá ăn đồ ăn chó đồ ăn mèo, miễn cá lớn. Làm như thế mặc nhiên đã hạ giá trị và phẩm chất của cá. Thế nhưng cũng có người không muốn đi sâu vào kỹ thuật nuôi cá, miễn sao khi đi làm về, tới gần hồ thấy cá bơi lội, họ đã cảm thấy thoải mái, quên được những mệt nhọc do công việc đưa lại.

Thường trong những hồ nuôi cá chuyên nghiệp, người ta không thích thả lẫn lộn những cá khác vào vì những cá khác, nhất là cá vàng dễ đem bệnh cho hồ cá. Kể cả sen súng, người ta cũng không muốn thả vào. Thế nhưng, những người chỉ nghĩ rằng mình cần một hồ cá có thác nước chảy, có hoa sen hoa súng, bèo cái bèo bồng. Đây lại là một chuyện khác hẳn với việc nuôi cá chuyên nghiệp.

Vào những ngày trong mùa xuân, với nhiệt độ khoảng 65 tới 70 độ, hồ cá tự nhiên trở nên huyên náo. Đó là lúc cá đẻ trứng. Khi cá đẻ trứng, những con khác theo sau để ăn trứng. Những người nuôi cá không có tính cách thương mại, thường bỏ rong để cá có thể đẻ trứng vào đó rồi người ta vớt rong đưa sang một hồ khác để ấp trứng. Khi cá lớn độ 3 inches, người ta chọn những cá tốt và loại cá xấu đi. Thường nếu may mắn ra thì 100 cá chỉ còn được khoảng 10 tới 20 con có tên tuổi để lựa chọn thôi.

Những nhà nuôi cá chuyên nghiệp thường ép cá tùy theo họ muốn hai con cá đực và cái giống nhau hay họ pha giống. Họ cũng chỉ có kết qua 10% cá họ muốn có, còn 90% cá kia cũng sẽ bị loại đi. Cũng có những cá khi còn nhỏ khoảng 7 tới 10 inches đã được đem đi để thi đua. Một con cá đã thắng giải, khi nó lớn lên chưa chắc đã đủ tiêu chuẩn để đi dự thi những kỳ tới, vì còn tùy thuộc thời gian nuôi dưỡng, thức ăn, sinh tố và môi sinh khi cá lớn lên.

Nói về sức khỏe và sự trông nom cũng rất quan trọng. Có những người nuôi cá, rồi vì phải đi công tác xa hay đi chơi, nhờ người nọ người kia coi. Chẳng may khi về, cá đã chết hết, vì bơm hỏng, vì cá bị nhiễm trùng, bị bệnh. Cá bị bệnh cũng cần phải chữa trị, nếu không sẽ bị thiệt hại lớn.

Khi nuôi cá, chúng ta phải nghiên cứu những phương pháp thích nghi để giữ cá ở tình trạng sức khỏe khả quan. Đừng bao giờ vì ham khi người khác cho cá, vì khi đưa cá từ một nơi khác vào hồ, chúng ta cũng có thể không may mắn mang bệnh vào hồ. Nên mua cá từ những nhà bán cá có tín nhiệm để có thể có cá tốt và khỏe. Khi mang cá từ nơi khác vào hồ, chúng ta phải pha muối để tắm cá. Phải bắt từng con cá nhúng khoảng mấy giây vào chậu nước muối được pha đúng cân lượng, rồi mới cho vào hồ. Nước muối giúp cho ngăn ngừa các chứng bệnh. Khi cá bị bệnh, nước từ tình trạng trong, biến thành đục lờ lờ như nước gạo. Lúc đó ta phải chú trọng việc dùng thuốc chữa bệnh cho cá tùy theo những bệnh trạng của chúng. Khi trong hồ thấy có những con cá vẩy dựng đứng lên, bụng xình lên: tốt nhất vớt cá liệng đi và bắt đầu trị liệu những cá còn lại trong hồ. Phải nghiên cứu kỹ lưỡng những phương thức trị liệu khi bắt tay vào việc nuôi những loại cá đắt tiền.

2. LỐI ĐI TỪ HỒ CÁ TỚI VƯỜN TRƯỚC NHÀ

Hồ cá đã làm đẹp cho khuôn viên trước cửa nhà. Mấy cặp cây Gold Cassia được trồng gần hồ lúc này hãy còn đang khoe sắc vàng rực rỡ của chúng. Cassia là một loại cây rất thích hợp với không khí Houston và miền nam California. khi những cây khác đã đổi mầu hoặc rụng lá, thì cây gold cassia bắt đầu nở hoa vàng rực cả một góc vườn, hoa giống như hoa mai. Cây bắt đầu trổ hoa từ tháng chín tới cuối tháng mười một hay giữa tháng mười hai. Loại cây này lá thật nhỏ giống lá me hay lá điệp. Cây cao khoảng 6 ft, có nhiều cành cấu tạo thật đẹp có thể trồng trước cửa nhà hay phía sau nhà. Mùa xuân khoảng tháng tư cây lại nở hoa một lần nữa nhưng không được lâu như mùa thu.

Tiến vào phía trước nhà, bốn cụm tường vi hai bên cạnh cửa vào và hai cây ở phía bên cạnh. Tôi được người chủ nhà cho biết hoa của chúng mầu tím hoa cà mùa hè nảy bông thật đẹp. Mầu tím làm tăng vẻ thơ mộng cho căn nhà này. Với tính cách sâu thẳm từ cổng đi vào, người ta cảm thấy những vẻ thật thơ mộng. Tôi nghĩ rằng việc chọn lựa này phải là do tay một phụ nữ có tầm vóc của một tâm hồn nghệ sĩ. Màu sắc này cũng diễn tả sự nhượng bộ, hoặc giả chiều vợ hết mình của người chủ nhà. Tôi nói như thế là vì bình thường ra với khung cảnh này, người chủ nhà dĩ nhiên sẽ chọn mầu đỏ để đem lại nhiều vui tươi và hấp dẫn cho căn nhà của mình.

Cây tường vi được tỉa rất đẹp, và lúc này gần lễ Chúa giáng sinh đã thấy được cuộn những giây đèn mầu xanh da trời để sẽ được nổi bật lên trong đêm tối những ánh đèn huyền diệu trong khung cảnh tĩnh mịch mừng Chúa giáng sinh và tân niên sắp tới.

3. BỐ TRÍ PHÍA SAU NHÀ TRÊN KHUÔN VIÊN MƯỜI MẪU

Người chủ nhà đã phải vất vả tham gia ý kiến của nhiều họa viên để có một kiến trúc kiểu La Mã cho phía trước cửa nhà. Do đó khi thoạt trông thấy ngôi nhà, nó đã hiện ra bệ vệ chững chạc với bề thế của một căn nhà trên khu đất mười mẫu. Người chủ nhà cũng không dự tính cho cả con cái dòng họ sau này sẽ cư ngụ tại đây theo kiểu ngũ đại đồng đường khi xưa. Cái ý nghĩ sau này các con cái lớn lên tùy hoàn cảnh công ăn việc làm mà tìm nơi ăn chốn ở của chúng. Chính thế căn nhà tuy khá lớn, nhưng cũng chỉ để đủ cho hai vợ chồng và các con chưa lập gia đình cư ngụ thôi.

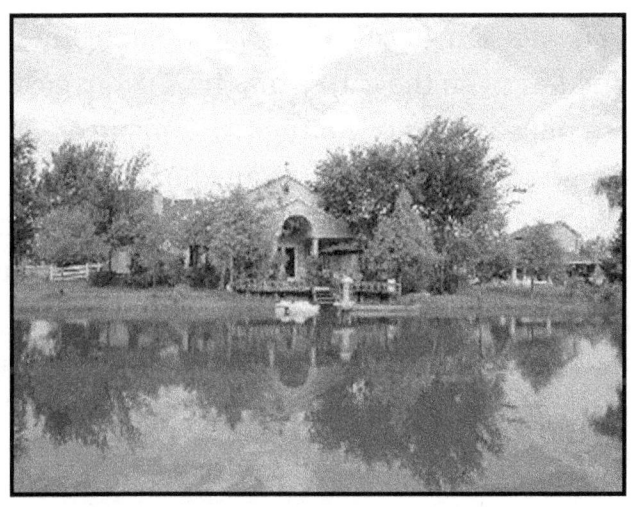

Hình 67. Cảnh chụp phía sau nhà

Theo lẽ bình thường, phía sau nhà ít ai để ý kiến trúc tỉ mỉ, thế nhưng người chủ nhà nghĩ tới căn nhà này làm nên không phải dành riêng cho gia đình mình, mà còn để có những dịp tụ tập bạn bè thân mật với những mục đích thân thiện, hoặc để trao đổi những kinh nghiệm hiểu biết, hoặc giả tổ chức những buổi hội thảo có lợi ích cho cộng đồng. Phía sau nhà do đó được kiến trúc và bố cục rộng lớn, có mái chạy dài, có những cột lớn, cao chạy ra là một sàn gỗ thật lớn có thể chứa khoảng 70 hay 80 khách tới khuôn viên này. Hai bên sàn là những cây elms bắt đầu được tỉa gọn ghẽ trông rất hợp nhãn, xen lẫn một vài cây tường vi tô điểm cho những ngày nóng nực vào mùa hè.

Từ phía sàn gỗ có những bậc đi xuống nước dưới ao. Từ đó khách có thể câu cá giải trí. Từ sàn gỗ cũng có cầu đi ra phía ao. Cầu có những trụ xi măng đúc tròn để chịu sàn gỗ trên trốc. Sàn gỗ rộng khoảng 3 ft để khách có thể ra xa chơi hoặc thả cần câu. Trong hồ có những loại cá như cá phi, cá trê, cá tra, các loại cá bass, cả những cá nhỏ li ti như loại cá bống mũn bên nhà, gọi là cá minows. Với những khổ cá to nhỏ khác nhau, cũng là những chiến trận ngầm rất dữ tợn cho những cảnh cá lớn nuốt cá bé.

Cái ao nằm phía sau này hình trái lê, vì thế cũng có ốc đảo để nuôi mấy con ngan ngỗng hay vịt, tạo cảnh sống động cho khuôn viên. Bên cạnh ốc đảo cũng có một chiếc sàn nằm gần sát nước, có mắc hai chiếc võng, để những khi thư thả, vợ chồng con cái có dịp nằm đu đưa chiếc võng, nghỉ ngơi những buổi trưa hay chiều mùa hạ.

Phần còn lại hai mẫu đất phía sau, người chủ cấy những hàng cây Chinese elms rất đẹp. Loại cây này chóng lớn, chỉ ba bốn năm đã cao lớn tạo bóng râm rất tốt cho khuôn viên. Lá elm nhỏ xinh xắn, thân bóng loáng như thân cây ổi. Những ai ưa nằm võng, thiết nghĩ đây là loại cây lý tưởng cho chúng ta. Vì hiếu khách, người chủ nhà thường cho con cái đưa bạn học hay các đoàn thể trẻ tới đây cắm trại qua đêm.

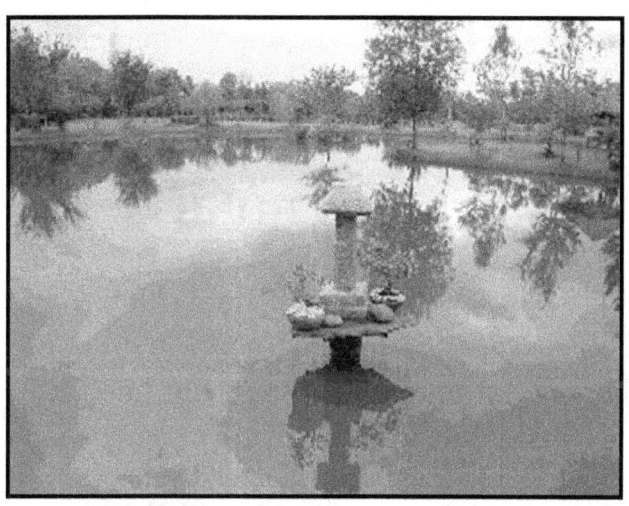

Hình 68. Ao trong vườn mười mẫu

Sự may mắn của mỗi người trên cuộc đời không hẳn ai cũng giống ai. Thế nhưng những người có cái may mắn, có cơ hội tạo dựng một căn nhà trên mười mẫu đất không phải ai cũng có thể làm được. Và nếu có hoàn cảnh làm được, chưa hẳn có nhiều người có dịp lui tới để vãn cảnh, nếu người chủ không phải là những người hiếu khách hay có tinh thần hoạt động.

VƯỜN HỒNG

Tôi vẫn còn muốn tiếp tục ít hàng nữa nói về vườn hồng trong khuôn viên mười mẫu, vì bài trước quá dài, nên tôi muốn viết riêng một bài nói về vườn hồng.

Ngay hai lối vào trước cửa nhà là hai vườn hồng. Ngoại trừ hai cặp tường vi hai bên vườn, hồng được cấy thành hai luống, mỗi luống cách nhau 3 ft, mỗi cây cách nhau 2 ft. Vì cuối mùa, hồng nở hoa lác đác nên chủ nhà đã lợi dụng lúc này cắt tỉa khá kỹ để chuẩn bị cho sự nảy nở vào mùa xuân. Những cành nhỏ yếu ớt đã được cắt tỉa, chỉ còn lại những cành thực lớn được chừa. Sau khi cắt tỉa, chủ nhà đã lấy đi một số khá nhiều đất chung quanh gốc hồng và thay thế vào bằng đất mới có trộn thêm cát, làm như thế nước không bị đọng ở gốc hồng, trên trốc phủ một lớp mụn cây khoảng 3 inches. Nếu có phân hữu cơ hay phân bò, phân ngựa đã ải thì rải mỏng trên mụn cây để từ từ phân ngấm xuống giúp cho hồng tăng trưởng và nảy nhiều hoa vào mùa xuân.

Hai bên hông nhà, mỗi bên cấy một luống hồng leo cao khoảng 8 ft. Người chủ nhà lúc này cũng đã tỉa bớt những dây hồng để cho bụi hồng thưa ra, có đủ chỗ cho những cành non đâm ra sinh nhiều hoa trong mùa xuân.

1. LAI LỊCH HOA HỒNG

Nhân tiện chúng ta cũng nên nhìn lại xem hoa hồng xuất hiện như thế nào trên trái đất. Chúng ta được biết là người La mã trồng hồng rất nhiều để trang trí, nhưng chúng ta không biết họ trồng những loại hồng nào. Trong chương trình học về cổ ngữ cho các lớp trung học nếu ai học tiếng Latin thì loại chia các danh từ đầu tiên trong sách văn phạm là thấy ngay chữ ROSA tức hoa hồng. Tiếng Latin là loại tử ngữ có từ lâu và là tiếng mẹ đẻ của những ngôn ngữ tây phương.

Vào thời đầu Trung cổ người Ả Rập duy trì các nền văn minh khá lâu dài, có lẽ loại hoa hồng đã được họ mang vào Âu châu từ miền Trung Á do lính viễn chinh. Loại hồng Pháp Rosa Gallica được trồng ở gần Balê và Provins đã trở thành trung tâm kỹ nghệ làm nước hoa.

Vào thế kỷ thứ 12 người ta đã dùng hoa hồng tượng trưng cho hình ảnh mẹ Chúa Cứu Thế. Hoa hồng được chạm vào cửa kính của các nhà thờ chính tòa, mà tượng trưng các nhà thờ đó là nhà thờ Notre Dame, Paris. Người ta cũng tìm thấy chiếc khăn trải trên bàn thờ nhà thờ chính tòa có hình hoa hồng. Khăn trải bàn này đề năm sản xuất của nó là 1430.

Hoa hồng phát xuất trên bắc bán cầu từ các vùng băng giá cho tới phía nam bắc bán cầu như bắc Phi, Nam Ấn Độ, Thái Lan, New Mexico, nhưng ở nam bán cầu không thấy có. Có rất nhiều loại hồng người ta tìm thấy nhiều nhất ở phía tây lục địa Trung Hoa.

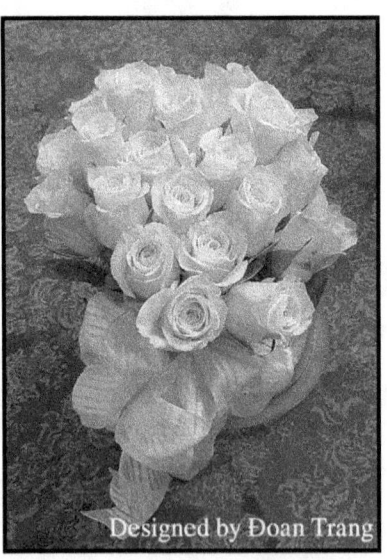

Hình 69. Bouque Hoa Hồng

Nếu ở Thái Lan có hồng thì khỏi sao Việt Nam không có. Chúng ta cũng thấy phảng phất trong ca dao về hoa hồng như sau:

Trèo lên cây bưởi hái hoa,
Bước xuống ruộng cà hái nụ tầm xuân.
Nụ tầm xuân nở ra xanh biếc,
Em lấy chồng rồi anh tiếc lắm thay...

Vào những năm 1792, 1793 hoa hồng Trung Hoa được giới thiệu vào Âu Châu đã làm thay đổi lịch sử của nó, rồi đến những năm 1810-1824 với những loại Tea roses. Hoa hồng trở thành thời trang với Josephine, vợ của Napoléon, hoa được trồng và trang trí ở Malmaison từ 1799 cho tới khi nàng chết tức 1814.

Rồi sau đó các chuyên viên trồng tỉa hồng đã pha giống để tạo ra nhiều giống hồng và những tên khác nhau như chúng ta thấy hiện nay.

2. MỘT VÀI CHI TIẾT TRỒNG HỒNG

Hoa hồng có thể trồng vào nhiều loại đất và điều kiện khác nhau, nó có thể sống tương đối không cần chăm sóc nhiều. Thực ra hồng ưa được trồng ở chỗ thoáng, có nhiều nắng, có đất mầu mỡ và có ít chất acid. Hoa hồng cần cấy ở chỗ ráo nước là nhất, nếu là đất thấp không có thể thoát nước dễ dàng, ta nên đánh luống cao lên trước khi cấy hồng. Khi không mưa, chúng ta phải tưới hồng. Khi hồng đã được trồng xuống luống vườn nào, nó có thể sống nhiều năm, miễn là chúng ta năng bón mùn cây và bón phân cho nó.

Đất có mùn cây để giữ độ ẩm là nhất. Trước khi trồng hồng một tháng, chúng ta đào lỗ rồi trộn vào đất khoảng ⅓ lẫn lộn mùn cây, hay phân bò đã ải, có thể cả lá cây nữa. Lúc này chúng ta chưa nên bón phân hóa học. Ta hãy để cho đất mới xới đó bở ra và có không khí ngấm vào. Nếu là đất thịt (clay) hay cát, thì cần trộn thêm nhiều mùn cây.

3. KHI NÀO TRỒNG HỒNG

Lúc tốt nhất để trồng hồng chỉ có rễ (bare roots) vào đầu muà xuân, trồng sớm như thế để rễ có thời gian phục hồi trước khi cây bắt đầu mọc. Trồng hồng vào mùa thu không tốt vì chúng ta phải bảo vệ cây trong mùa đông. Nếu mua cây chỉ có rễ (bare roots) từ nơi xa gửi về hay tại các vườn bán cây, gặp lúc trời quá lạnh có thể đông đá, ta nên cho cây vào garage, mở ngọn ra, còn gốc thì cho thêm peat moss chung quanh rễ, mở bao plastic để không khí có thể vào được, và như thế rễ không bị khô. Tốt nhất là phải cấy cây ngay xuống đất, hơn là để cây lâu không trồng. cây chưa trồng phải năng tưới nước. Nếu mua cây từ vườn bán cây, phải mua càng sớm càng tốt để cây được cấy ngay xuống đất. Với cây mua trong chậu, phải cẩn thận khi cấy, vì nhiều khi cây cấy lâu trong chậu, rễ mọc nêm chặt vào nhau, lúc cấy phải xởi rễ ra.

Khoảng cách giữa các cây hồng nên chú ý như sau: hồng nhỏ (Miniature) khoảng 12 inches, cây hồng (tree) loại lớn ít nhất 3 ft, loại hybrid 18 inches, hồng cụm (bush) 2 ft, loại grandiflora ít nhất từ 2 đến 4 ft. Hồng leo cách nhau 7 ft.

Trước khi trồng nên ngâm hồng vào chậu nước một hai giờ, nếu có B1 solution thì pha lẫn với nước theo chỉ dẫn ở ngoài lọ, hoặc có thể dùng các loại hormone như Superthrive. Khi đặt hồng xuống phải lấy tay gỡ cho rễ không cuộn vào nhau, nếu rễ dài quá, hoặc những rễ bị hư hại thì cắt bớt đi.

Cắt những cành cây đã chết hay bị hư hại, cắt bớt những cành chĩa vào phía thân cây và phải căn sao cắt ở trên cái mầm đang mọc chĩa ra phía ngoài. Việc cần thiết khi đặt gốc hồng xuống phải căn làm sao để vết tháp lòi lên trên mặt đất. Khi thả đất vào gốc hồng, phải thả ⅔ số đất cần, rồi lay gốc để đất chảy vào các khe hở, sau đó đổ tiếp cho kín gốc, rồi đổ mùn cây lên trốc.

4. SĂN SÓC HỒNG TRONG SUỐT NĂM

A. LOẠI BỎ NHỮNG NHÁNH HOA DẠI

Chúng ta lúc nào cũng phải để ý tới những nhánh hồng dại. Những cụm hồng hay gốc hồng chúng ta mua ở trại cây về, khi cấy chúng ta phải để vết tháp cao hơn mặt đất để chúng ta có thể kiểm soát được những nhánh hồng dại mọc lên hoặc ở dưới vết tháp hoặc ở dưới gốc mọc lên. Đừng bao giờ lấy kéo cắt cành dại từ dưới vết tháp mọc lên, trái lại phải đào xuống tận gốc xem nó ở đâu ra, rồi cắt đứt từ chỗ mọc ra mới có thể trừ tận gốc những cành dại. Chúng ta có cách này nhận ra nhánh dại, cọng nhánh dại có 7 lá trong khi hồng chỉ có năm lá thôi.

Lá của hồng dại gọn hơn và cành của nó không có gai. Chúng ta cũng không nên lẫn lộn với loại hồng không có gai mới được tung ra thị trường mấy năm nay do L.E. Cook farm, loại hồng này đã được sang nhượng cho nhà vườn Monrose, nhà vườn này bắt đầu bán loại hồng không có gai từ năm 2000.

B. TỈA BÔNG

Với loại hồng Hybrid tea, chúng ta tỉa bớt nụ, hoa còn lại sẽ nở lớn hơn. Loại hồng này khi vừa có lộc nở ra một chùm nụ, ta tỉa bớt cho chùm hoa thưa ra.

Cũng có loại như floribunda, ta tỉa nụ ở giữa và những chùm nhỏ còn lại, tỉa những nụ nhỏ nhất, những bông còn lại sẽ trổ bông lớn.

C. TƯỚI HỒNG VÀ XỊT THUỐC SÁT TRÙNG

Khi tưới hồng phải chú ý tưới vào gốc hồng, đừng tưới vào lá hay hoa. Ta cần thận trọng trong việc tưới hồng.

Nên tưới hồng vào buổi sáng, tránh tưới vào buổi chiều, kỵ nhất dùng những vòi xịt mạnh có thể làm bắn đất lên lá khiến cho lá nhiễm bệnh sinh ra nấm. Ta cũng có thể dùng các loại thuốc trị nấm (fungus) và sát trùng đã chế sẵn cho hồng, dùng bình xịt nhẹ lên lá và thân cây, xịt cả xuống chung quanh gốc cây. Ta nên xịt sớm khi mùa hồng bắt đầu trổ lộc và sau đó tùy nhu cầu của cây, nhất là khi thấy lá cây có những đốm vàng hay nâu úa.

D. BÓN PHÂN VÀ RẢI MỦN CÂY

Năm đầu không nên bón phân, năm thứ hai bắt đầu bón phân khi cây bắt đầu nảy lộc vào mùa xuân, khi vừa bắt đầu hết lạnh cóng tùy theo mỗi miền, thường những vùng ấm có thể bón phân vào tháng hai. Những vùng lạnh có thể bón phân khi trời bắt đầu đỡ lạnh khoảng tháng tư. Chúng ta có thể bón các loại phân dành cho hồng, cũng có thể bón blood meal, hay phosphate, nếu có phân bò hay phân ngựa ải bón hồng càng tốt. Ta cũng bón thêm phân cho hồng sau khi vừa hết một đợt trổ hoa.

Bắt đầu mùa xuân ta phủ lên gốc hồng và chung quanh gốc bằng mùn cây từ 2 tới 4 inches. Ta cũng nên tưới nước trước khi phủ mùn lên gốc hồng.

Sau những phần đề cập về trồng tỉa, chăm sóc vườn hồng, tôi xin giới thiệu một số hồng thông dụng trên thị trường như:

Loại Hồng Pha giống (Hybrid tea) càng ngày càng được bán nhiều trên thị trường. Loại pha giống có hoa kép, thường có nhiều mầu hơn loại chưa ghép: loại thông dụng đó là Chrysler imperial (đỏ), Tropicana (đỏ ngả mầu vàng), Tiffany (hồng), Voodoo (vàng ngả đỏ), Double Delight (đỏ pha trắng), Oregold (vàng), Honor (trắng).

Loại Floribunda. Loại này có hoa từng chùm nở hoa liên tiếp theo nhau và nở thật nhiều trên cành thuộc loại này. Vào thế kỷ 20, loại hoa này được giới thiệu vào thị trường, hoa tụ từng chùm, có loại hoa đơn và bán kép (semi double). Tuy nhiên những loại hồng mới có nhiều loại cũng nở hoa nhiều như pha giống, tuy vậy hoa của nó nhỏ hơn, có thể là đơn, bán kép và kép. Loại thông dụng Floribunda là: Show-biz (đỏ), Cherish (hồng), Sun flare (vàng), Iceberg (trắng), Red Gold (đỏ vàng), Angel Face (tím) và Fashion (đỏ).

Loại Grandiflora. Loại Grandiflora to lớn mọc thành bụi trông thật mạnh, nó có hình dáng nếu nhìn toàn diện thì nó ở giữa loại hybrid và loại Grandibunda. Nếu so từng hoa một thì giống loại Hybrid, nhưng nếu chụm lại trên một cọng hoa thì nó lại giống loại Floribunda. Những hoa khiến người trồng tỉa khoái đó là Queen Elizabeth (hồng), Camelot (đỏ nhạt), Arizona (hồng), Carousel (đỏ), và Love (đỏ vàng).

Loại Polyantha. Loại này có hoa nở từng chùm có hoa nhỏ cây thấp, hoa nở liên tục. Thứ thông dụng là Fairy (hồng bán kép), Cecile Brunner (hồng nhạt), Margo Koster (đỏ vàng).

Loại hồng nhỏ (Miniature hay còn gọi miniflora). Loại này thấp từ 10 đến 15 inches, hoa cỡ cân đối, thường bán kép hay là kép. Loại này khi ra hoa trông rất giống cách cấu tạo như hoa pha giống (hybrid tea). Loại miniature rose thường được cấy trong chậu. Thứ thông dụng người ta hay trồng như Beauty Secret (đỏ), cupcake (hồng), Rise'n Shine (vàng), và loại Cenderella (trắng).

Hồng Cây hay loại thông thường. Loại này thường có thân thẳng đứng trơ trọi trên trốc. Người ta dùng loại này để tháp các loại hybrid tea hay floribunda, nó có dáng thẳng đứng trông rất hấp dẫn.

Loại này thường được cấy cao khoảng 3.5 ft, cũng có loại lùn trung bình 2 ft hay loại miniature 1.5 ft.

Loại hồng cành rủ (weeping) cao hơn, khoảng 5 hay 6 ft, cành rủ xuống nhiều khi chấm tới mặt đất.

Hồng Leo. Hồng Leo (climbers) thường được cấy dựa vào những hàng dậu hay có những khung để cho hồng có thể leo. Loại hồng này có nhiều hoa và ra hoa liên tiếp nhau. Hầu hết loại hồng leo có hoa giống như hybrib tea, có khi ra hoa từng chùm giống loại floribunda. Những loại thông dụng là Joseph's Coat (đỏ), Golden Showers (vàng), Blaze (đỏ), New Dawn (hồng), White Dawn (trắng).

Hồng Bụi (shrub rose). Người ta cấy loại hồng này làm hàng rào hay thành bụi. thường ít khi chúng ta thấy ở các trại bán cây, nhưng chúng ta có thể tìm thấy nơi các loại sách catalogs, chúng ta có thể mua những loại hợp sở thích bằng cách đặt hàng. Loại hồng này thường là loại pha hồng dại và hồng hybrid. Hồng mọc chen lẫn tạo thành bụi, có khi cao tới 4-5 ft.

Tôi trình bày một số những loại hồng với tên và mầu sắc của chúng để quí vị có thể tìm mua hoặc đặt mua theo catalogs. Cách tốt nhất là chúng ta ra trại cây, tìm những chậu hồng dáng trông khỏe tốt để lựa chọn. Hầu hết trại cây cũng để những hình hoa ngoài chậu để khách hàng không bị lẫn lộn.

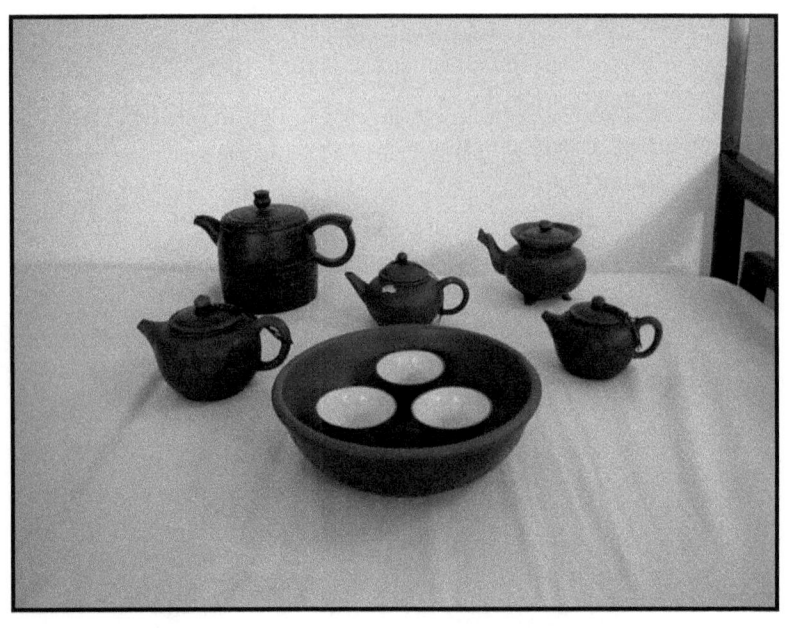

Hình 70. Ấm pha trà và chén trà

PHẦN V

VUI THÚ ĐIỀN VIÊN

UỐNG TRÀ

Đã có nhiều tác giả trong những thập niên trước đây hoặc trực tiếp hoặc gián tiếp tả lại những cách uống trà. Tuy nhiên vì những thay đổi hoàn cảnh xã hội, kỹ thuật, vì những tài liệu trước kia không còn được phổ quát đến thế hệ hiện đại, do đó tôi không ngần ngại góp nhặt, hoặc thêm vào những chi tiết cống hiến bạn đọc trong thú điền viên của chúng ta. Hy vọng đóng góp phần nào cho những ai đang muốn tìm hiểu về cách uống trà và những liên hệ của đề tài. Uống trà là một thú vui tao nhã và cũng là một nét văn hóa đặc thù của người Á Châu.

Hồi nhỏ, tôi thường được dịp quanh quẩn gần ông cụ tôi. Điều may mắn cho tôi là có dịp chứng kiến những buổi uống trà và đàm đạo lâu giờ giữa cụ tôi và cụ Hội Châu. Tôi cũng không tìm hiểu tại sao gọi là cụ Hội, đôi khi còn gọi là cụ Đồ Châu. Thực ra tên cụ chính là cụ Trương Ngọc Châu. Cụ cư ngụ tại làng Văn Đức, ngay trước núi Sơn Tiền, thuộc huyện Nga Sơn tỉnh Thanh Hóa. Người làng gọi cụ Đồ, vì cụ có dạy chữ Hán cho nhiều người trong làng. Việc chính cụ bốc thuốc bắc. Thường người ta tới cửa tiệm của cụ để được xem mạch và bốc thuốc. Ngoại trừ những trường hợp đặc biệt cụ mới đi thăm bệnh nhân.

Trường hợp đối với cụ tôi thì khác hẳn, cụ Hội có thể dành nhiều thì giờ tới thăm và uống trà với cụ tôi. Các cụ bàn luận những gì tôi không biết mà ngồi cả buổi với nhau. Thân đến độ cả hai cụ kết tình thông gia, gả con đầu lòng cho nhau.

Tôi là con út trong gia đình. Những lúc các cụ trò truyện với nhau, tôi cũng không thực sự gần kề, nhưng cũng ngồi xa xa một chút để được các cụ sai bảo: khi đun ấm nước, lúc lấy bình trà, cũng nhờ đó tôi có dịp quan sát các cụ uống trà. Cụ tôi trồng trong vườn mấy hàng cau khá cao. Phía trước nhà một hàng cây cau. Phần còn lại phía sau nhà mấy hàng nữa. Hàng cau trước cửa nhà cây nào cũng có một chiếc chum đặt sát bên cạnh. Nước hứng bằng tầu lá cau buộc chung quanh thân. Khi trời mưa, nước chảy từ tàn lá, xuống thân rồi chảy vào chum có đậy nắp, chỉ để hở lỗ cho nước chảy vào. Sở dĩ hàng cau phía trước nhà dùng hấng nước là để có sẵn nước mưa dùng nấu ăn. Nước được mang từ các chum phía trước cửa vào bếp rất tiện cho người nội trợ khỏi phải ra phía sau múc nước. Những cây cau còn lại phía sau vườn cũng có chum hấng nước để dự trữ trong những trường hợp hạn hán. Nước thường được trữ cho cả năm dùng trong gia đình. Những buổi trưa hè nóng bức, đi đâu về ra phía sau lấy gáo múc nước uống. Nước làm mát dịu cả thân mình. Chum vại được chở từ lò Chum, thuộc tỉnh ly Thanh Hóa. Làng Lò Chum bao rộng cả mấy chục cây số vuông, ngay sau cầu Hàm Rồng phía bên kia huyện Đông Sơn có di tích văn minh trống Đồng. Chum sản xuất tại đây, được chở bán khắp từ Bắc vào Nam. Vì chum dầy, nên giữ nước lúc nào cũng trong mát.

Mỗi khi có khách, cụ sai tôi ra phía sau vườn lấy nước từ mấy chum lớn nhất dành để đun nước pha trà. Nước trà thường đun trong ấm đồng. Ấm không lớn lắm, chỉ vừa đủ đun nước hãm cho hai cụ pha trà. Trà uống ba hay bốn lần pha là lại phải thay trà mới và đun nước mới. Mỗi chầu trà như thế thường kéo dài độ nửa tiếng, rồi ngưng khoảng nửa tiếng nữa mới tiếp chầu thứ hai.

Các cụ thường dùng nắp bình trà để ước tính lượng trà đổ ra từ bình cho vào ấm. Trong những dịp hai cụ tiếp trà, thường cụ tôi dùng chiếc ấm song ẩm. Gọi là song ẩm có nghĩa là ấm dùng pha trà cho hai người uống. Khi có quí khách thường cụ tôi dùng loại ấm làm bằng đất châu sa, loại ấm có mầu nâu tươi khác với loại ấm thường có mầu nâu xậm.

Nước hãm trà được đun cho tới khi nước bắt đầu reo, nghĩa là có tiếng reo nhẹ từ trong ấm dội ra, khoảng phút sau, thấy nước nổi tăm nhỏ bằng mắt tôm, tức nước nổi bọt nhỏ như mắt tôm là đúng độ nước pha trà.

Tôi đưa nước lên cho cụ tôi pha trà tiếp khách. Các cụ đổ nước tráng ấm và chén trà. Sau đó đổ trà vào ấm. Nước được đổ lưng ấm, khoảng 30 giây là rót ra nước đầu. Nước đầu rót vào chén tống, rồi đổ nước tiếp vào lưng ấm trà. Đợi cho trà ngấm nước một phút sau, cụ rót ra chén tống, rồi từ đó chuyên nước trà vào chén cho khách và cho chủ. Các cụ mời nhau dùng trà, từ từ nâng chén trà lên miệng, uống từng hớp nhỏ, nuốt chậm và nếm trà để thưởng thức hương vị trà. Tuyệt nhiên các cụ không thổi vào chén trà, vì như thế không hợp với nghi thức.

Ở miền quê như thời bấy giờ, vào thời đệ nhất, đệ nhị thế chiến, làm sao mà có nhiều loại trà quí, ngoại trừ trà Chính Thái! Các cụ giữ cẩn thận lắm trong lọ được đậy thật kín, thường loại nút bấc.

Một đôi khi đi Hà Nội hay đi về quê cụ bà ở mãi Hưng Yên, cụ Hội mang về những trà đặc biệt. Các cụ lại bàn chuyện với nhau về những loại trà quí khác. Có một lần cụ khoe đi Chùa Hương Tích, cụ mua được loại trà bằng gỗ hồng mai. Thứ trà hồng mai này quí lắm. Cụ Hội gói vào giấy thật kỹ, giấy gói tới ba lớp khác nhau. Nước trà không có mầu nâu như nước trà Chính Thái mà lại có mầu hồng. Với loại trà đặc biệt này, các cụ uống có vẻ trịnh trọng hơn, cung kính hơn như một nghi lễ. Nhiều khi thấy các cụ có vẻ trầm ngâm như đang thả hồn vào những suy tư. Rồi bỗng như tìm ra được những ý tưởng kỳ thú, lại tiếp tục đàm đạo như tâm đầu ý hợp lắm.

Một hôm theo lời mời của cụ Hội, cụ tôi sang nhà thông gia chơi. Tôi cũng được đi theo sang nhân thể thăm chị tôi. Hiệu thuốc của cụ Hội là cửa hàng được xây cất khang trang. Chung quanh tường có những kệ, trên kệ có bày đủ những dụng cụ pha chế và cắt thuốc. Phía sau có những kệ, kệ có rất nhiều ngăn kéo ô vuông để bỏ từng vị thuốc khác nhau. Mỗi ngăn có để chữ nho, khi cắt thuốc cụ tìm các vị thuốc cho dễ. Phía trước tiệm có một hàng cây hoa hòe. Vào những ngày giữa mùa xuân, sau khi cành đã trổ lộc, những chiếc lá nhỏ bằng đầu ngón tay bắt đầu tô điểm cho cây thêm phần xanh tươi. Đầu những cành lá là nụ hoa chúm chím xanh nhợt. Cụ Hội thường buổi sáng sớm ra ngắt những chùm hoa sắp chúm chím nở. Cụ mang vào sấy khô, rồi cho vào lọ, có ít chút gạo rang để giữ cho hoa khỏi bị mốc. Trong chuyến đi thăm cụ Hội, cụ tôi đã được cụ Hội mời dùng trà hoa hòe. Trà hoa hòe có một mùi hương thơm đặc biệt quyến rũ. Nước trà xanh tươi thật đẹp. Trong dịp pha những loại trà có hương này, cụ Hội phải dùng thứ ấm chuyên khác cho trà hoa hòe. Mỗi ấm thường dùng cho mỗi loại trà khác nhau. Có như thế, các cụ mới giữ được mùi vị của từng loại trà khác nhau mà không bị pha trộn mùi hương.

Uống trà xong, cụ hướng dẫn cụ tôi ra xem bể chứa nước mưa. Ngay gần đó là núi non bộ. Núi được đắp tỉ mỉ thật công trình, có chỗ lên non, có chùa chiền, có người tiều phu đang gánh củi, có ngư ông ngồi câu cá dưới gốc cây si già đầy rễ mọc ra chung quanh. Nước hồ phẳng lặng, một vài chú cá vàng bơi lội nhẹ nhàng chậm chạp ở tư thế an bình nhàn rỗi.

Chẳng mấy lâu cụ tôi thất lộc. Rồi sau đó năm bảy năm, cảnh sống êm đềm không còn nữa trên mảnh đất thân yêu của chúng tôi. Sau đó là những ngày khởi nghĩa, nạn đói giết cả hai triệu người tại miền Bắc, trong khi đó, miền Nam dùng lúa thay than đá chạy nhà máy điện, chạy xe lửa. Cụ Hội nghĩ tình thế không ổn, cụ đã bán hết những phần ruộng tại Văn Đức, Chính Nghĩa. Cụ vừa kịp đưa gia đình đi Hà Nội. Sau đó quân Pháp nhảy dù. Nhà cụ bị san bằng, cả khu xóm Sơn Tiền lúc đó trở thành pháo đài kiên cố cho quân đội Pháp chiếm đóng.

Từ khi cụ tôi mất, cụ Hội vẫn một mình uống trà với chiếc ấm độc ẩm. Lúc nào cụ cũng như tư lự, nhớ tiếc một thời vàng son. Sau khi vào Nam. Mỗi khi tới thăm cụ, tôi vẫn thấy cụ trầm ngâm bình thản trong mọi cảnh ngộ. Một lần tôi tới nhà người con thứ của cụ trong cư xá, ngay bên cạnh cầu Thị Nghè, lúc đó con cụ là sĩ quan Hải Quân, tôi gặp cụ đang uống trà. Cụ đã già, râu để dài hơn, đầu bạc phơ. Tôi có ngờ đâu đó là lần chót gặp cụ. Rồi vì bôn ba đây đó theo nghiệp binh đao, tôi đã mất cụ vĩnh viễn. Những gì còn lại trong tâm trí tôi không ngoài hình ảnh của cụ và cụ tôi nhiều năm tháng đã đàm đạo với nhau bên chén trà đầy hương vị. Cũng vì thế mà tôi biết qua về cách uống trà của các cụ.

Tôi có dịp sống ở Bảo Lộc một thời gian khá lâu, do đó tôi cũng có dịp thăm những đồn điền trà của vùng này và cũng được thưởng thức hương vị của nó.

1. TRÀ TƯƠI

Người nhà quê thường hay uống trà tươi. Người ta lấy lá trà mua ở chợ về, rửa sạch, rồi vò nhầu ra. Khi nồi nước đã sôi, người ta cho vài chục lá trà vào, đun khoảng năm mười phút cho lá trà thôi ra. Người ta rót trà vào ly hay vào chén. Nước trà lúc đó trông thật xanh và thơm. Khi tôi ở ngoài Bắc tôi thấy trà tươi thường bán ngoài chợ. Người ta mua về nấu uống trong gia đình hoặc cho những người làm uống, hay rót ra trong các đám tiệc lớn trong dân làng.

Ở trong Nam, tại nơi cấy trà, người ta bán lá trà tươi cho dân trong vùng. Trà tươi được coi như thứ trà uống lành và mát. Thay vì uống nước lạnh, đa số người mình uống trà sau bữa ăn, khi có đám tiệc hội hè trong dân làng.

2. TRÀ KHÔ

Những vùng xa các đồn điền trồng trà, người ta thường mua trà khô. Trà khô có nhiều loại khác nhau: trà khô thường, trà búp khô, trà ướp những loại hoa như trà sen, trà bông lài. Trong các loại trà khô cũng chia ra nhiều loại khác nhau. Loại trà thông dụng nhất là lá trà phơi khô rồi vò ra, cho vào lọ uống khi không có trà tươi.

3. TRÀ MỘC

Trà mộc là loại trà nguyên chất không pha trộn bất cứ hương vị nào khác với mùi vị nguyên thủy của nó. Trà mộc chính là trà khô nguyên chất. Nếu là loại trà quí, người ta thường hái những búp non, viên tròn lại trước khi sấy. Khi những viên trà tròn như thế được cho vào bình để hãm thì viên trà từ nở ra cho tới khi thành nguyên lá của nó. Những loại trà mộc thường khi lẫn lộn cả lá non và búp là loại trung bình. Cũng có những loại thường hơn chỉ có lá non hay trộn thêm những lá non lẫn với những lá khác, vì thế thiếu phẩm chất và được bán rẻ hơn.

Những người tự tay ướp những hoa vào trà, người ta thường mua loại trà mộc tốt để ướp và thưởng thức những hương vị các loại hoa. Trà từ cao nguyên miền Nam được thông dụng vì số lượng sản xuất và được phổ biến đi nhiều nơi.

Song song với trà miền Nam, người ta cũng tìm thấy loại trà tương tự từ thượng du miền Bắc như trà mạn, trà Thái Nguyên.

Những loại trà này thường các gia đình Việt Nam dùng hằng ngày trong gia đình. Người ta bỏ trà vào ấm tích một hai muỗm cà phê, đun nước sôi đổ đầy bình cho gia đình uống cả ngày. Khi xưa ở miền Bắc người ta cũng dùng những ấm đất lớn đun trà tươi, trà nụ hay trà mộc cho cả gia đình dùng. Chiếc ấm tích chúng ta thường dùng trong gia đình ở cả hai miền Nam Bắc được mô tả như sau: bình làm bằng sứ có vòi, quai, hình thù tròn và cao bằng chiếc ve chai lớn cắt đôi. Ở ngoài men có vẽ hình xanh hay nhiều hình thù khác như hình ông Thọ, hình cặp nai, hình đôi chim đậu trên cành đào đang nở hoa. Người ta cũng làm một chiếc giỏ trong có dồi bông rồi miệt vải chung quanh để giữ độ ấm được lâu. Chiếc giỏ bên ngoài có thể làm bằng gỗ, hay bằng sơn mài, hay đan bằng tre. Uống trà và hãm theo kiểu như vừa kể trên để sử dụng trong gia đình thường nhật và được phổ cập trong các gia đình Việt Nam ở trong nước cũng như ở hải ngoại.

4. TRÀ NỤ

Trà nụ cũng được phổ cập trong dân gian. Người ta lấy nụ trà phơi khô. Loại trà này thường được trữ uống trong gia đình trong những khi không tìm mua được trà tươi.

Người ta cũng hay ướp các loại hoa vào trà nụ. Tuy vậy chính trà nụ đã có hương vị của nó. Nước trà nụ thường đậm hơn các nước trà khác. Mùi vị của nó đậm đà hơn.

Người ta thường uống loại trà này trong mùa lạnh, nhất là dân miền Bắc. Khi trời lạnh, đi ở ngoài trời vào nhà có được một ly trà nụ thơm nóng khiến cho tỉnh lại người.

5. TRÀ ƯỚP HOA

Để thưởng thức những mùi vị khác, người ta thường ướp các loại hoa vào trà: những loại trà thông dụng như trà sen, trà bông lài, trà hoa sói, trà thủy tiên.

A. TRÀ SEN

Trà sen được coi là loại trà ướp hoa quí nhất, người ta cũng hay dùng trà sen để tiếp khách và tặng quà cho nhau. Người Á Đông khi đi xa về thường hay tặng nhau trà. Nó vừa có tính cách thanh tao vừa tỏ ra lòng quí mến nhau nữa. Trà sen bán trên thị trường thường được ướp bằng thuốc hóa học. Mùi vị của nó rất mạnh. Những ai không được khỏe, uống trà loại này có thể khó ngủ hay cảm thấy khó chịu cũng vì tính cách của thuốc hóa học. Thế nhưng với các cụ, đưa ra một ấm trà sen đãi nhau thì thực hậu hĩ, tỏ ra chủ hiếu khách lắm.

Trong những ngày đầu hạ là thời kỳ sen nở bông, may mắn khi tới đầm sen, hái được bông hoa vừa chúm chím nở ra mang về ướp trà thì còn gì thú vị hơn.

Cũng có cụ mang sẵn trà, khi gặp dịp may như thế này, thì mở hoa sen ra, cho vài ba ấm trà vào hoa, khẽ khép hoa lại như ấp ủ để mang về có dịp thưởng thức những loại trà thanh tao như thế này. Cái thú điền viên là ở những lúc thư thả dạo bước đây đó gặp dịp may khiến cho khách rong chơi hả dạ. Người ta cũng lấy phấn từ đài hoa cái, thêm nhụy đực của hoa, rồi ủ thêm một ít trà khoảng một ngày, trước khi sấy người ta lấy nước cam thảo rẩy vào trà để trà dịu mùi. Khi pha trà tiếp khách, mùi vị trà sen loại này chỉ thoang thoảng thơm mát chứ không hắc như trà ướp hóa học. Khách mê trà tưởng mình đang du ngoạn nơi nào gần đây có hồ sen phảng phất hương thơm nhẹ nhàng theo gió ban mai. Cái thanh tao và sành điệu của các cụ ở chỗ đó.

B. TRÀ BÔNG LÀI

Có lẽ thịnh hành trên thị trường nhất là trà bông lài. Người ta thấy trong kệ bày trà, loại trà này chiếm khá nhiều trong kệ. Không những trà của ta mà cả trà xuất cảng từ Đài Loan hay Tầu đều có bày bán khắp đó đây. Trà đã có sẵn như thế, cần chi phải học ướp làm gì.

C. TRÀ THỦY TIÊN

Loại trà này ta cũng thấy bán trong tiệm. Trà được ướp hoa thủy tiên. Hương đậm nặng. Người Tầu uống nhiều hơn người Việt. Trà loại này đối với người

Tầu cũng giống như trà sen đối với người Việt mình vậy.

D. TRÀ HOA NGÂU HAY TRÀ HOA SÓI

Người ta cũng ướp những loại hoa này vào trà. Hoa sói hoa ngâu rất thơm. Mùi nó quí phái hơn hoa nhài. Trong dân gian ít thấy bán những loại trà này, mà chỉ thấy các cụ ướp trong gia đình dùng với nhau thôi.

E. TRÀ HOA KIM NGÂN

Hoa kim ngân có mùi thơm lắm. Người ta dùng hoa kim ngân mầu trắng để ướp trà, hoa kim ngân mầu đỏ không có hương. Hoa kim ngân vừa nở ra buổi sáng thơm ngào ngạt. Bứt năm ba bông bỏ vào trong chiếc lọ nhỏ có trà mộc rồi đậy nắp lại. Có một điều chúng ta cần lưu tâm là bông hoa phải để trên trốc trà. Vì tính cách làm khô của trà, chỉ mấy ngày sau khi hoa khô và trà đượm hương là chúng ta có thể pha trà thưởng thức mùi vị của chúng. Nếu bỏ hoa vào trà, lấy trà ủ lên hoa, thì hoa vẫn khô, nhưng chúng ta thấy mùi ủng thay vì mùi thơm của hoa.

F. TRÀ HOA NGUYỆT QUẾ

Hoa nguyệt quế có mùi thơm khá thanh tao. Nếu so sánh trong vườn có ba loại hoa: hoa mộc, hoa nguyệt quế, hoa nhài, thì phải nói hoa mộc có mùi quí phái nhất rồi đến nguyệt quế, sau đó mới nói đến hoa nhài. Nếu phải để hoa nhài và hoa dạ lý hương trong vườn, thì hoa nhài để gần cửa sau hay cửa trước nhà, còn dạ lý hương phải để xa góc vườn vì mùi vị của nó có vẻ sỗ sàng trong đêm tối. Các cụ thường lấy hạt nguyệt quế phơi khô, rồi sấy trên nồi rang cho đượm mùi hương, trộn lẫn với trà mộc rồi pha uống tiếp khách. Trà này cũng ít thấy bán trên thị trường.

6. TRÀ TẦU

Uống trà theo kiểu cách thì phải nói đến trà Tầu. Người Tầu có những bí quyết ướp trà đặc biệt. Vì những bí quyết đó mà giá bán trà cũng rất khác biệt với giá trà của ta. Người Tầu cũng mua trà của ta để ướp bán ra thị trường nhất là loại trà oolong. Để có trà ngon, người ta thường cấy trà ở những nơi sườn đồi. Trong Nam chúng ta thấy vùng cao nguyên Di Linh, Cao nguyên Bảo Lộc, ngoài Bắc có những vùng như Thái nguyên, Phú Thọ, Tuyên Quang, Yên Bái. Nếu có dịp đi Đài Bắc, chúng ta cũng thấy người ta cấy chè trên các sườn đồi, hay tại Hoa Lục cũng thế. Có thể là mức độ phát triển của cây trà được cắt tỉa không cho phát triển mạnh cũng ảnh hưởng tới chất liệu trà. Cũng có thể vì tham nhiều sản lượng hơn phẩm chất mà cho cây trà phát triển mạnh, mọc xum xuê để có thật nhiều trà bán ra thị trường, khiến cho trà kém hương vị? Những câu hỏi đó cũng nên đặt ra cho những nhà trồng tỉa để chúng ta cùng nghiên cứu làm tăng sản phẩm trà nước mình. Kỹ thuật ướp trà cùng rất công phu, nếu sản xuất xô bồ quá thì làm sao giữ được phẩm lượng tốt. Người mình có đủ thông minh để nghiên cứu sao cho có được những loại trà như của người Tầu. Nếu người Tầu mua trà của ta về chế biến thành những loại trà hảo hạng thì chúng ta cũng cần nghiên cứu để nâng cao phẩm chất và giá trị của trà Việt Nam.

Trà tầu được chế biến nhiều phương thức khác nhau. Những loại trà thường bán rẻ tiền cho đại chúng để vừa túi tiền khách hàng, thì nó cũng không khác gì trà của ta, mà nhiều khi không có hương vị, khi pha nước chỉ có mầu nâu thôi. Thế nhưng những thứ trà quí bán ra thị trường với giá cao thì lại khác hẳn. Trên lục địa bao la như chúng ta thấy nước Tầu rộng lớn với nhiều sắc dân, dĩ nhiên có nhiều thứ văn hóa và trong cái văn hóa đó, trà cũng là một nét tô điểm đáng kể cho nước này. Cái lục địa với nhiều lãnh chúa hằng năm phải chọn những đặc sản triều cống nhà vua, thì trà vẫn là một thức uống hảo hạng giúp cho những chư hầu lấy được điểm tốt của thiên hoàng. Tuy vậy theo những sản phẩm trên thị trường, tựu trung lại bốn loại trà chính: Hồng trà và Chuyên trà sắc đỏ, Lục trà sắc xanh, trà Oolong mầu vàng nhạt. Những loại trà này bán với giá cao, có lẽ cả trên trăm đô la một lạng trà. Người ta không quên nhắc tới trảm mã trà. Loại trà dành cho những bậc quyền quí vương giả của nước Tầu. Người ta truyền rằng người Tầu chọn một con tuấn mã, để đói mấy ngày, rồi lấy những búp trà cho ngựa ăn. Họ căn tới lúc những dịch vị của ngựa tiết ra ngấm vào những búp trà. Rồi họ mổ bụng ngựa ra, lấy trà ra ướp tẩm, rồi dâng tiến triều.

Những loại trà quí này không hãm trong ấm tích mà hãm trong những ấm trà đặc biệt tôi sẽ trình bày trong cách hãm trà tầu và cách dùng nước, đun nước để hãm trà.

7. CÁC LOẠI TRÀ KHÁC

Những trà không phải do từ cây trà. Trong dân gian, vì người ta đa số dùng trà uống, nên những thức uống khác không từ sản phẩm từ cây trà cũng gọi là trà, chẳng hạn: trà sâm, trà vối, trà bạch quả, trà khổ qua, trà đỗ trọng, trà la hớn quả, trà hà thủ ô.

A. TRÀ SÂM

Người ta dùng những nhát sâm cao ly, sâm hoa kỳ hay sâm nhị hồng hãm uống. Mùi trà sâm thơm mát. Cũng có khi sâm được chế theo từng gói như gói trà, pha uống rất tiện. Các cụ ta xưa quí sâm lắm. Thế nhưng sâm có sức giữ chúng ta sống lâu lắm, đến độ có những trường hợp muốn đi, nhưng đi chẳng được chỉ vì uống nhiều sâm quá. Sâm chỉ tốt cho những người biết vận động, thể thao mà thôi. Những người bị cao máu nên tránh uống sâm.

B. TRÀ VỐI

Có nhiều nơi nhất là vùng quê miền Bắc, người ta cấy vối ở bờ ao xen lẫn với những cây sung, cây ổi hay cây soan. Mỗi năm vối trổ bông, người ta lấy hoa vối phơi khô uống. Người ta cũng lấy lá vối phơi khô uống vào mùa đông khi không sẵn trà tươi. Trà vối uống hơi đắng, nhưng rất quí vì nó giúp tiêu hóa. Nếu khi chúng ta ăn gì thấy đầy bụng mà kiếm được một ly nước vối là nhất. Hoa vối khi ướp với hoa sen thì lại là một thức uống quí có thể dùng tiếp những bạn hữu thân tình.

C. TRÀ BẠCH QUẢ

Người ta cũng bán lá bạch quả khô tại các tiệm thực phẩm hay các tiệm thuốc bắc. Như tôi đã nói về cây bạch quả và ích lợi của nó trong chương trước đây.

Người ta thường lượm lá bạch quả khi lá đã già vào những tháng cuối thu. Thế nhưng nếu đợi tới khi lá bạch quả rụng xuống gốc cây thì cũng không sao.

Những cây bạch quả non khi lá rụng xuống mỏng tanh, trái lại những cây trọng tuổi, lá vẫn dầy. Rửa sạch lá, phơi khô làm trà uống rất tốt.

D. TRÀ KHỔ QUA

Trà khổ qua được chế bằng cách lấy trái khổ qua xắt mỏng rồi phơi khô làm trà. Chúng ta cũng có thể dùng lá, hay dây hoặc rễ cây thái ra phơi khô làm trà uống cũng không kém công hiệu.

Các loại trà khác như trà đỗ trọng, trà la hớn quả, trà hà thủ ô thường hay được bày bán trong các tiệm thuốc hay tiệm tạp hóa. Các loại trà này giúp tiêu hóa, làm mát gan. Những khi đi ăn tiệc, dùng những món khoái khẩu tại các tiệm ăn, về nhà thấy người choáng váng, lưỡi đắng, chỉ cần uống vài lần trà hà thủ ô là thấy dễ chịu ngay.

8. DỤNG CỤ VÀ CÁCH THƯỞNG THỨC TRÀ

A. ẤM PHA TRÀ

Những loại trà quí, người ta không pha trong ấm tích, ngâm trà lâu trong ấm sẽ làm bay hết hương vị. Uống trà theo kiểu cách của các cụ, người ta thường dùng loại ấm nhỏ mỗi lần rót ra chỉ vừa đủ một chén nhỏ để uống. Loại ấm một người uống này người ta gọi độc ẩm. Khi uống trà có hai người thì dùng ấm song ẩm đủ cho hai người uống. Khi trà uống ba người trở lên gọi là quần ẩm. Uống trà mà phải pha cho ba bốn người trở lên thì khó mà pha cho ngon được.

Tôi cũng có dịp được những người Đài Loan tiếp những loại trà ngon. Người ta dùng những chén uống cà phê có ngăn phân biệt nước khỏi cánh trà. Người ta đổ nước sôi vào ly, chờ mấy phút mới uống. Tuy trà ngon, nhưng uống theo kiểu này cũng giảm một phần phẩm lượng của chúng.

Một điểm cần được lưu ý: những loại trà ngon nên dùng ấm riêng để chỉ uống một thứ trà thôi. Kỵ nhất dùng ấm hãm sâm, hay những loại trà khác có hương để hãm những loại trà tốt, vì chiếc ấm đó sẽ thay đổi mùi hương của loại trà tốt chúng ta muốn thưởng thức cái hương vị riêng của nó.

B. NƯỚC PHA TRÀ

Cũng có những người dùng phèn chua để cho vào nước giúp cho những cặn lắng đọng xuống đáy chum vại, làm cho nước trong. Đó là trường hợp chẳng đặng đừng. Trà mà hãm với nước ao tù hay nước sông làm sao ngon được.

Cách tốt nhất là nước giếng tốt. Bơm nước lên, để vào chum vại khoảng tuần lễ rồi mới dùng đun nước hãm trà. Nếu dùng nước máy có nhiều chlorine, ta nên dùng máy lọc, hoặc các loại filter tốt, để lấy nước pha trà. Quí vị cũng nên thử dùng nước máy thường, rồi lại dùng nước máy qua máy lọc để pha trà. Hai ấm trà uống thấy khác nhau hẳn. Riêng nước mưa như tôi trình bày ở trên khi xưa các cụ dùng pha trà, thứ nước mưa vào buổi đó cũng khác hẳn nước mưa hiện nay có nhiều ô nhiễm. Bình thường các cụ dùng nước giếng, nhất là nước gánh ở giếng trong núi ra. Một cách tốt hơn để giữ cho hương trà tinh khiết, chúng ta dùng nước lọc trong chai để đun nước hãm trà.

C. CÁCH PHA TRÀ

Tôi nghĩ cách pha trà của các cụ tôi trình bày ở trên rất tốt. Ấm pha trà sau khi dùng, phải rửa bằng nước sôi. Lấy hết trà ra, rồi lau thật khô. Khi pha trà cũng phải tráng lại nước sôi một lần nữa cho sạch.

Nước tốt nhất nếu đun trong bếp phải đun với ngọn lửa vừa phải đừng vặn lớn quá. Khi nước bắt đầu reo ta nên cẩn thận nhìn khi nước vừa xủi bọt nhỏ bằng đầu tăm là tốt nhất để pha trà. Nếu không căn được, mà nước đã sôi lớn có bọt như hạt ngô thì cứ đưa nước ra, nhưng đợi một hai phút hãy pha trà. Có thể đổ nước sôi đó vào chén lớn, từ đó mang lại bàn hãm trà cũng vừa lúc.

Trước khi pha trà, ta bỏ trà vào ấm tùy theo khi uống trà một mình hay hai người hoặc ba người. Trung bình một lưng muỗm cà phê là đủ cho một ấm nhỏ một người uống. Khi đổ nước lần đầu vào ấm, ta đợi khoảng 30 giây tới một phút rồi đổ trà ra chén tống. Sau đó thêm nước vào ấm đợi lâu gấp đôi lần nước trước, rồi đổ ra chén tống đã có sẵn nước lần đầu, sau đó san trà vào những chén nhỏ để tiếp khách. Đợt thứ ba đổ nước đợi lâu hơn một chút rồi cũng đổ ra chén tống tiếp sang chén con. Tôi nghĩ trà uống ba nước là đủ, nếu uống đến nước thứ tư người ta gọi là uống xái.

Nếu khách còn ngồi lâu và chúng ta muốn tiếp trà thì lấy hết trà trong ấm ra, và theo như lần trước hãm ấm thứ hai.

D. CHỌN NƠI CHỐN ĐỂ UỐNG TRÀ

Uống trà được coi như là nghi thức người Á Châu chúng ta dùng tiếp khách. Đã gọi nghi thức tức nhiên chúng ta cũng lựa nơi nào lịch sự để mời khách ngồi dùng trà. Nếu phải tiếp trà sau bữa ăn, chúng ta nên mời khách ra khỏi phòng ăn để tới phòng khách uống trà. Như vậy không còn hơi hướng những món ăn vừa dùng để chúng ta và khách có thể thưởng thức hương vị của trà. Nếu chúng ta cùng khách dùng rượu, thì trà giúp cho chúng ta tỉnh rượu, người khách khi ra về không lo sợ choáng váng. Cũng có những vị chơi cây kiểng, gặp lúc cây trổ hoa đẹp, hương thơm ngào ngạt, cũng không nên đưa nhau ra vườn hoa, vì mùi hoa sẽ đánh át mùi trà. Ngoại trừ lan và thủy tiên mùi hoa rất nhẹ nhàng không ảnh tưởng tới mùi trà.

Cũng có những khi thuận tình, chúng ta đưa hoa trái, kẹo bánh tiếp khách. Có nhiều người thích uống trà rồi nhấm nháp một vài miếng kẹo lạc, hay dùng một vài miếng trái cây. Tốt nhất uống xong trà rồi hãy dùng những thứ đó.

Trà cũng như những thú vị khoái khẩu khác dùng tiếp khách, nó vẫn dẫn đầu trong các thú vui thanh cao có đặc tính Á châu. Chúng ta cần duy trì tục lệ tốt đó và giúp cho con cháu biết tiếp tục giữ gìn cái thú vui này mãi mãi.

CHUẨN BỊ ĐÓN XUÂN

Sau những năm sống trên khắp thế giới, người Việt hải ngoại cũng hòa đồng với các dân tộc, đón mừng những ngày lễ họ nghĩ rằng tự nó có ý nghĩa cho cuộc sống và cũng cùng chia vui với những người chung quanh. Hơn thế nữa, nó có tính cách quốc tế chẳng hạn lễ Giáng Sinh, tết Dương Lịch. Riêng đối với những người sống ở bắc Mỹ, ngày lễ Tạ Ơn mở đầu cho những lễ lớn tiếp theo cho đến hết tết tây. Ngày lễ Tạ Ơn được tổ chức toàn diện trên đất Hoa Kỳ với tâm tình cảm tạ Thượng Đế vì những hoa mầu do lục địa phì nhiêu này đã đem lại cho những người sinh sống ở đây, nó mang nặng tính cách ngày mùa, do đó dân chúng giết gà tây, ăn bánh bí ngô, soạn các thức ăn từ nông phẩm. Gia đình cha mẹ con cái tụ tập từ các nơi trở về, có thể là thêm các bạn bè nữa. Sau ngày lễ Tạ Ơn, nhạc giáng sinh nổi lên khắp đó đây, rồi người ta nô nức đi mua thông và các đồ trang trí để trang hoàng chuẩn bị mừng lễ Giáng Sinh. Sau lễ Giáng Sinh một tuần là tết Dương Lịch. Nó không ồn ào như những lễ trước đây.

Với người Việt Nam trên khắp năm châu, dù có mừng lễ nào lớn đến đâu đi nữa, tết ta vẫn là một dịp mọi người đón mừng một cách trang trọng mang nhiều ý nghĩa linh thiêng từ ngàn xưa tổ tiên chúng ta để lại. Mặc dù chúng ta cũng chuẩn bị các thức ăn đặc biệt, món nọ món kia, hoặc trang trí nhà cửa. Trong bất cứ chuẩn bị nào cho ngày tết đều giống như có một ràng buộc và sự liên hệ tới tổ tiên, tới quá khứ và hiện tại để chuẩn bị cho tương lai, cho những công ăn việc làm, cho những toan tính và những mơ ước của cả năm mới. Ngày đầu xuân, người Việt chúng ta đón nó với cả tâm tình của một nghi thức đặc biệt khác hẳn với những chuẩn bị của những dân tộc khác.

Nếu ngày lễ Tạ Ơn khởi đầu cho những ngày lễ lớn ở đây, thì với chúng ta cái nghi thức cúng Táo Quân khởi sự chuẩn bị cho tết. Những gia đình Việt Nam chúng ta dù không ai nói ra, nhưng ai cũng biết những việc cần thiết phải làm cho gia đình trong dịp tết. Chẳng hạn người vợ suốt năm tháng lo nấu nướng, quanh quẩn bên bếp, nên nàng cũng nghĩ ngay đến Ông Táo. Người vợ lo đến việc kỳ cọ, lau chùi cho bếp núc sạch sẽ, rồi cũng kiếm một vài nén nhang, một đĩa trái cây hay một con gà luộc để cả con đến ngày 23 tháng chạp gọi là có chút lễ trước khi Ông Táo về chầu Ngọc Hoàng. Cũng có những người không theo những thủ tục này, hoặc theo những tín ngưỡng khác, thế mà họ cũng ít nhất lo cho bếp núc được tươm tất cũng không ngoài mục đích là làm hài lòng ông Táo.

Nếu nhìn ngược lại những thập niên trước đây, người nhà quê thường hay lấy đất đắp ba hòn hình gần giống trái đậu cao độ 8 inches, rồi đặt vào đống tro để nồi lên trốc mà thổi cơm. Sau này người ta tiến bộ hơn đã đúc kiềng 3 chân, trên trốc kiềng có một vòng tròn để giữ thăng bằng cho chân kiềng, từ vòng tròn có 3 chấu chạy dài vào trung tâm vòng tròn để có thể đặt nồi đủ cỡ trên trốc nấu nướng. Ta cũng thấy truyền tụng trong dân gian từ ngày chiếc kiềng xuất hiện trong bếp như sau:

Dù ai nói ngả nói nghiêng,
Lòng ta vẫn vững như kiềng ba chân.

Câu này vừa diễn tả sự vững chãi của cái kiềng, mà cũng nói lên sự cương quyết của lập trường mặc dù có lời kia tiếng nọ chỉ trích.

Từ hòn đầu rau tới cái kiềng đã thay đổi ý nghĩa phương tiện nấu nướng, bây giờ có bếp điện, bếp ga, lại có cả nồi cơm điện, làm sao con cháu chúng ta còn nhìn thấy cái ngày trước đây cả nhiều thế kỷ cha ông chúng ta nấu bếp như thế nào.

1. SỰ TÍCH HÒN ĐẦU RAU

Truyện hòn đầu rau còn được truyền tụng trong dân gian cho tới nay như sau. Ngày xưa có hai vợ chồng tên Trọng Cao và Thị Nhi. Hai vợ chồng lấy nhau, không có con. Trọng cao hung cục, tối ngày đánh vợ, mặc dầu vợ vẫn yêu thương chồng. Một ngày kia, Trọng Cao nóng giận đánh đuổi vợ. Thị Nhi đành phải ra đi. Thị Nhi đi tới xứ lạ, gặp Phạm Lang lấy làm chồng. Hai vợ chồng sống hạnh phúc, làm ăn khá giả. Tuy vậy Thị Nhi vẫn nhớ Trọng Cao, nhiều đêm thổn thức thương chồng. Trọng Cao cũng thế, sau này hối hận, đi đó đây tìm vợ để tạ lỗi. Đi mãi không tìm thấy vợ, lương thực cạn hết, nên phải đi ăn xin để tiếp tục đi tìm vợ. Một hôm tình cờ tới nhà Phạm Lang gõ cửa. Phạm Lang đi vắng chỉ có vợ ở nhà. Trọng Cao vào xin ăn, Thị Nhi trông thấy chồng, nhận ngay được chàng, bày mâm đồ ăn cho chồng cũ ăn, còn Trọng Cao không nhận được vợ. Khi đã no say, Trong Cao lăn ra ngủ. Chẳng may Phạm Lang về, Thị Nhi đành đem Trọng Cao giấu vào đống rơm phía sau. Chiều tối Phạm Lang ra đốt đống rơm lấy tro bón ruộng, ngọn lửa bốc cháy nơi Trọng Cao đang ngủ say. Thị Nhi thấy Trọng Cao đã chết cháy, thương chồng quá, bèn nhảy vào đống lửa. Phạm Lang không biết chuyện, nhưng vì thương vợ nên cũng gieo mình vào đống lửa chết cạnh bên vợ. Ngọc Hoàng trên cung điện thấu được lòng của cả ba người, cảm động về tình nghĩa sâu đậm của họ nên cho ba người được sống gần nhau bằng cách cho hóa thành 3 hòn đầu rau và phong cho họ chức Táo Quân trông nom việc bếp núc và những việc lành dữ trong gia đình. Hàng năm cứ ngày 23 tháng chạp Táo Quân lại về trời đệ trình lên Ngọc Hoàng những việc đã xảy ra trong suốt năm của mỗi gia đình. Vì trọng kính Ông Táo và mong được tấu lên Ngọc Hoàng những việc tốt nên các bà thường nhớ ngày này dọn dẹp bếp núc và cúng để làm hài lòng Táo Quân.

2. SỰ BẬN TÂM CỦA GIA TRƯỞNG VÀ NGƯỜI NỘI TRỢ TRONG DỊP TẾT

Việc cúng Táo Quân và dọn dẹp bếp chỉ là một phần của các bà nội trợ. Các bà còn sửa soạn muối dưa chua, làm dưa món, nén hành, nén củ kiệu, làm nem, bó giò, nấu thịt đông để có đủ đồ ăn thức uống cho ngày tết. Tuy chưa đến tết, nhưng các bà đã có sẵn trong đầu đủ thứ cần thiết cần phải sắm sửa. Các bà thường hay nói: đầu năm mua muối, cuối năm mua vôi. Muối để cho thêm phần đậm đà, còn vôi để xóa đi những gì cần bỏ qua, chả thế mà sau những ngày mùa cuối năm, các cụ thường hay quét vôi lên tường nhà để tẩy xóa những dơ bẩn.

Ngoài việc bếp núc thuộc bổn phận của người nội trợ, các ông lo dọn dẹp cây kiểng, sắp xếp vườn tược, tỉa hoa, tỉa cây trưng ngày tết.

3. HOA KIỂNG TRƯNG BÀY VÀO DỊP TẾT

Trước tết sáu tuần lễ, người ta phải tuốt hết những lá mai, để có thể có hoa nở trong ngày tết. Người Bắc thường trưng hoa đào vào dịp tết, nhưng miền trung và trong Nam, người ta trưng mai vàng cho khung cảnh ngày tết. Thực ra thì ngoài Bắc không có nhiều mai vàng, nhưng lại sẵn đào, miền Nam ngoại trừ Đà Lạt, chỉ toàn là mai. Ngoài mai vàng, cả Bắc lẫn Nam đều chơi mai tứ quí. Mai tứ quí các cụ thường uốn nắn ra hình con thú nọ thú kia hay những hình thù mà các nghệ nhân ưa thích. Miền Nam còn có mai chiếu thủy. Mai chiếu thủy có đặc tính mềm dẻo dễ uốn nắn, lá nhỏ, hoa có mùi thơm nhất là về buổi sáng sớm. Ngoài ra còn có bạch mai, lá và hoa lớn hơn mai thường. Bạch mai hiếm hơn mai chiếu thủy và các loại mai khác. Người ta cũng nói đến hồng mai sau này ở Việt Nam. Hồng mai chính là cây quince chúng ta thấy ở đây.

Quince có nhiều loại khác nhau: trắng, vàng, đỏ, đơn hay kép. Quince có loại mỗi cành đều ra hoa hồng, hoa đỏ và hoa trắng lẫn lộn. Quince có sức chịu đựng mùa lạnh hay đông đá. Chính vì đặc tính đó ta có thể dùng quince thay thế cho mai ở xứ này. Chẳng hạn Nishiki quince trắng thay cho bạch mai, vì lá bạch mai to gấp 10 lần lá quince trắng, quince đỏ thay cho đào vì hoa của nó đỏ, khi đưa vào nhà nó đổi mầu trông giống hệt hoa đào trong khi đó hoa đào để trong nhà sau mấy ngày trở thành mầu trắng.

Quince còn có đặc tính nở hoa quanh năm, tuy không nhiều như lúc nó nở vào mùa xuân. Hiện ở Texas có quince mầu đỏ cánh đơn, quince Louisiana mầu huyết dụ cánh kép. Quince lại có quả, quả dùng trị bệnh ho hoặc dùng để nấu ăn. Hiện nay chúng ta cũng có khá nhiều mai ở bên nhà đem sang, nhưng phải giữ kỹ trong greenhouse hoặc phải đem vào nhà tránh lạnh. chúng ta cũng mất nhiều công giữ cho mai đủ điều kiện phát triển, do đó nếu ai không kiếm được mai nên thử trồng cây quince, chắc chắn nó cũng nở hoa thật đẹp trong những ngày đón xuân.

Chúng ta thường thấy trong tranh tầu có những cành hoa rồi có cặp yến đậu trên cành. Nhiều người cứ tưởng đó là cành đào, nhưng không phải thế, đó là cành mơ. Những tay chơi sành điệu, hay những nghệ nhân người ta trồng mơ hoa. Chúng ta cũng thấy mơ loại ăn trái nở trắng toát hoa nhỏ xíu. Mơ hoa nở hoa lớn như hoa đào nhưng cánh ngắn. Mơ hoa có ba loại: trắng, đỏ và hồng. Mơ hoa nở lớn như đào, nhưng cánh ngắn và đẹp hơn, nhụy nhiều hơn hoa đào.

Ngoài hoa đào, mai, mơ, chúng ta phải nói đến hoa mận mầu trắng toát rất đẹp trong vườn. Vào buổi ban mai khi những lớp sương mù chưa tan hẳn còn vướng lại trên ngọn mận, cái cảnh đó trông khác nào bức tranh tuyệt tác trong động tiên. Rồi sau đó phải kể đến hoa lê. Khi nhắc tới hoa lê ai lại không nhớ lại những vần thơ tuyệt mỹ của Nguyễn Du tiên sinh khả ái:

Cành lê trắng điểm một vài bông hoa

Hoa lê mầu trắng nở từng chùm trên cành nhỏ ở đầu ngọn, có lác đác mấy chiếc lá non. Ngoài lê, ở đây chúng ta cũng thấy loại cây táo dại (crabapple), có hoa rất đẹp vào mùa xuân, hoa táo này hơi phớt hồng, ra từng chùm dầy đặc. Có một điểm đáng chú ý là vào mùa xuân mặc dầu chưa có hoa có nụ, nếu ta bứt một cành táo hoa bỏ vào lọ có nước, chỉ độ mười ngày sau cành trổ nụ rồi ra bông trong thật đẹp.

Chúng ta cũng phải kể đến những loại hoa khác như cúc đại đóa, vạn thọ, hoa huệ, hoa gladolius đỏ thường được trưng bày trong nhà. Có khi cắm vào bình chỉ một loại hoa, có khi cắm lẫn lộn. Người ta cũng tỉa thủy tiên trưng bày trong dịp tết. Giò thủy tiên được tỉa cẩn thận để hoa nở vào những ngày tết người ta cho là hên lắm. Hoa thủy tiên rất quí ở quê nhà, nhưng ở Hoa Kỳ rất sẵn loại hoa này.

Tiện đây nhân ngày xuân chúng ta cùng nhau thưởng thức một bài thơ của Lan Sơn tức Nguyễn Đức Long, một thi sĩ thời tiền chiến, diễn tả trong bài *Vết Thương Lòng* qua việc tỉa thủy tiên.

Vết Thương Lòng

Nắng sớm, em ngồi tỉa thủy tiên,
Hồn em say đám cảnh thiên nhiên.
Bóng ai thấp thoáng ngoài hiên vắng,
Em đã vô tình vội ngẩng lên.
Em vội ngừng tay vội ngó ra,
Dao cầm sẩy chạm tới giò hoa.
Giò hoa ngày lụi, màng hoa úa,
Hoa đã vì em chịu xót xa.
Rễ tuy trong trắng, lá xanh tươi,
Mầm, nhánh đều xinh, đẹp mấy mươi!
Nếu chẳng vì em hoa phải lụi,
Trời xuân sao chẳng nhởn nhơ cười!
Nhởn nhơ cười với cảnh xuân sang,
Với cả bao nhiêu khách rộn đường.
Cùng với muôn hoa đua sắc thắm,
Vì ai đành chịu kém mùi hương.

Mùi hương đã kém, sắc phai rồi.
Rồi cũng cùng ai, cũng với ai,
Cùng chịu vì em chung số phận,
Cùng nhau chất đống để hiên ngoài.
Tim anh chung phận với hoa này,
Cũng bởi vì em đã sẩy tay,
Đã vội mải trông bao cảnh đẹp,
Vết thương mang nặng vẫn còn đây.
Còn đây năm cũ vết thương lòng,
Ghi lấy tình em chẳng thủy chung.
Một phút lòng em mơ bạn mới,
Yêu anh sao nữa cũng bằng không!

4. TRƯNG BÀY CÂY TRÁI

Nói về trái cây chúng ta có một cặp quất, một chậu cam hay một chậu chanh yên thì thực quí, nếu có được một cây vật thủ là nhất. Cây quất tô sắc đỏ thắm cho ngày đầu xuân, cây cam cũng có mầu vàng thật đẹp, cây chanh yên trái chín vàng xông ra mùi thơm, nhất là vật thủ có mùi vừa thơm vừa ngon.

Các gia đình Việt Nam chúng ta cũng hay chưng những đĩa trái cây, trong đó có cam, táo, trái thơm, trái xoài xanh, một chùm nho, một nải chuối cơm, một chùm sung xanh, một trái bưởi thơm, mấy trái đào, mấy trái mận. Đĩa trái cây có thể để trên bàn ăn, trên bàn chè, hay trên bàn thờ tổ tiên.

5. GIẾT HEO ĂN TẾT

Ở miền quê, người ta thường nuôi heo, rồi chọn một con để làm thịt ăn tết. Cũng có khi giết một heo lớn mấy gia đình chia nhau gọi là đánh đụng. Thoạt đầu đun nước sôi, bắt heo tắm sạch sẽ bằng nước lạnh, sau đó một hai người giữ chặt không cho heo dẫy dụa, rồi một người chọc tiết bằng con dao nhọn. Tiết được hứng vào chậu sạch, tiết đầu được hãm riêng, cho mấy hạt muối và nước chanh để hãm cho tiết khỏi đông, tiết này được dùng đánh tiết canh cho người chủ nhà và những người làm thịt heo ăn với nhau ngay bữa đó. Số tiết còn lại hứng vào chậu để đông, rồi xắt ra luộc để ăn, hay sau khi luộc dùng bó giò lòng. Heo chọc tiết đã chết, người ta lấy nước sôi dội lên để cạo lông heo cho sạch. Tiếp theo là mổ heo: người ta lấy lòng heo để riêng ra, rồi ruột non, ruột già, bao tử. Lòng heo được luộc lên kể cả bao tử, ruột non. Ruột già được làm thật sạch để làm dồi heo. Người ta cũng xả thịt, lạng xương, để thịt, mỡ, da, thủ riêng ra cho việc sửa soạn những món ăn tết. Khác với những lần giết heo như thường lệ, ngày tết người ta giết heo với mục đích có thịt dùng vào việc bó giò, gói bánh chưng. Giò trong ngày tết là giò lụa, giò thủ, giò bì, giò lòng. Còn bánh chưng thì lấy thịt ba chỉ. Thịt ba chỉ là thịt lấy ở bụng heo có cả da cả mỡ. Thịt được cắt ra từng miếng bằng hai ngón tay dài, mỏng bằng 3 inches có trộn muối và thật nhiều tiêu đen được đặt giữa hai lớp gạo nếp. Với những sắp xếp như thế, một gia đình hai vợ chồng, sáu đứa con làm một con heo cỡ 50 lbs cũng vừa đủ.

6. NẤU BÁNH CHƯNG

Bánh chưng được gói bằng lá giong, lá rửa sạch rồi lau khô. Người ta làm chiếc khung gỗ vuông mỗi chiều dài bằng một gang tay, dầy khoảng 2 inches. Đặt lá vào khung, rải một lớp gạo nếp đã vo sạch, rồi rải một lớp đậu xanh mỏng, đặt lên bốn năm miếng thịt như đã nói trên, rải một lớp đậu mỏng, rồi một lớp gạo ngang với viền khung, sau đó gói lại vuông vít, lấy lạt tre buộc để giữ bánh cho ngay thẳng, những miếng lạt này dùng khi bóc bánh, trải dây xé nhỏ theo chiều dọc chiều ngang, nhờ thế người ta có thể xắt bánh ra từng mảnh nhỏ. Sở dĩ làm thế vì bánh rất dẻo khó dùng dao mà cắt. Sau khi gói bánh, người ta bỏ vào nồi nấu. Thường khi giết heo, rồi làm thịt, làm bánh đã chiếm nhiều giờ, vào buổi tối mới kịp nấu bánh. Bánh nấu khoảng sáu tiếng mới chín. Bánh chín đủ, thịt tơi ra, gao mềm dẻo, người ta gọi là bánh rền. Nấu bánh xong người ta trải bánh trên tấm gỗ, rồi đặt tấm ván khác lên trốc, sau đó chận đá lên trên để ép bánh. Bánh ép từ 12 giờ tới 24 giờ là sẵn sàng đưa đi biếu hay xếp lên bàn để dùng vào dịp tết.

Khi bánh chưng đã vớt ra, người chủ nhà lấy một chiếc bóc ra ăn thử để mọi người trong nhà đều nếm xem bánh có rền, có ngon không.

7. *QUÉT SÂN LAU NHÀ*

Đây cũng là việc bận tâm cho các bà. Người ta thường thu dọn nhà cửa cho gọn ghẽ. Sân nhà, hè nhà và các phòng trong nhà cũng phải xếp đặt cho tươm tất và quét sạch rác rưởi. Người ta kiêng ngày đầu năm không quét nhà. Người ta cũng để xác pháo mầu đỏ rơi tung tóe khắp nơi không quét đi trong ba ngày tết. Công việc này cũng là việc làm cuối cùng của người nội trợ, nhiều khi tối ba mươi dù khuya cũng vẫn làm cho tới trước giờ giao thừa.

Người nội trợ cũng giúp cho chồng con quần áo tươm tất để đón xuân. Thường người ta sắm sửa hay may quần áo mới, nhất là cho các bà và trẻ em. Còn các ông, nếu không sắm đồ mới, ít ra quần áo cũng giặt giũ, hồ ủi cho chỉnh tề, nhất là người chủ gia đình sẽ thay mặt cho cả gia đình để làm các nghi thức đón xuân và và nghi thức tế tự trong ngày đầu năm.

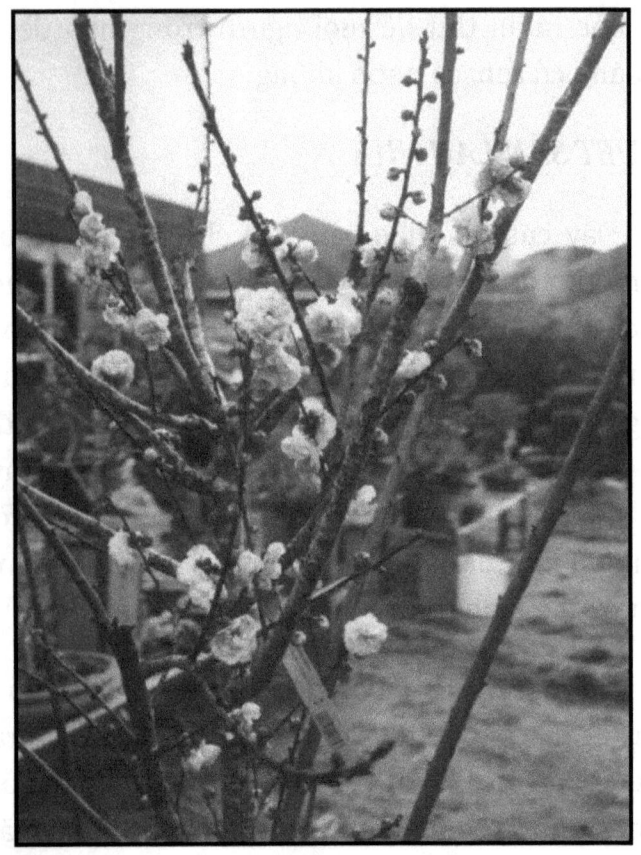

Hình 71. Hoa Mơ

Trần Khánh Liễm

ĐÓN XUÂN

Tới lúc này, những chuyện hay dở với Ông Táo đã tạm ổn. Giờ phút linh thiêng của thềm năm mới đã gần kề. Người chủ nhà và bà vợ bất cứ gia đình nào cũng cố gắng lợi dụng những giây phút chót để dọn dẹp nhà cửa cho tươm tất. Thậm chí những căn nhà trong chung cư cũng được các gia chủ lo lắng thấu đáo.

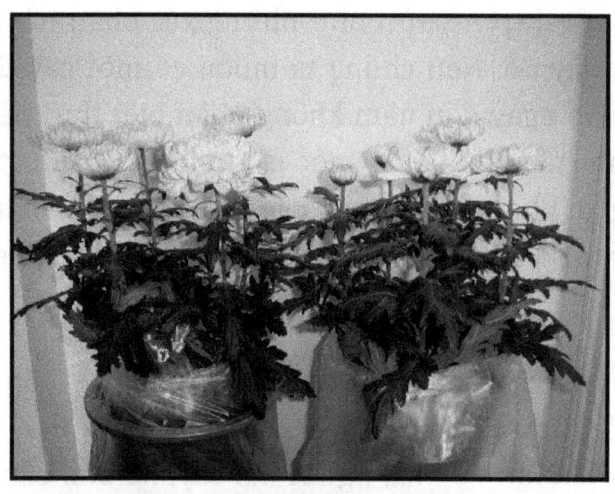

Hình 72. Cúc Đại Đóa trong ngày tết

Mặc dù phía trước nhà có tính cách công cộng, mọi người có thể dòm ngó. Thậm chí có những người không thấu hiểu được những văn hóa của các dân tộc khác nhiều khi có thái độ khó chịu. Nhưng không phải vì thế mà người mình không lo trang trí cho nó thích hợp với những ngày đại lễ. Cũng có những gia chủ đã chuẩn bị cả mấy năm mới có được một cây đào được cắt tỉa gọn ghẽ mong ngày xuân những nụ hoa nở đón chào một năm mới. Cũng có những người đã cẩn thận mua cho được một cây đào hoa lùn loại bonefire, có hoa dầy đặc nở bông trong ngày tết. Hoa đào nở mầu hồng tươi làm đẹp cả một khoảng vườn. Một vài bông đang chúm chím hứa hẹn nhiều triển vọng nở vào đúng ngày tết Nguyên Đán. Rồi đây mấy ngày sắp tới những bông hoa sẽ nở những cánh hồng bay theo cơn gió sẽ lần lượt rải trên vườn như những xác pháo nằm ngổn ngang đây đó. Nếu chúng ta muốn có một cây đào nở đúng vào ngày đầu năm không phân biệt thời tiết lạnh hay ấm, tốt nhất mua một cây đào Sam Houston về chưng ở nhà, rồi sau tết cấy ra vườn, các năm sau chúng ta sẽ có một cây đào thật đẹp chưng trong ngày tết.

Những chậu quất đỏ đang được bày bán trong các tiệm tạp hóa người Á Châu. Người ta thay phiên khuân kìn kìn về nhà, người hai cây, kẻ bốn cây. Theo phong thủy, những người Tàu đặt cặp quất trước cửa vào nhà. Cành quất nặng chĩu trái, người chủ nhà phải lấy một chiếc que tre chống cho những cành nặng chĩu trái có chỗ tựa. Mầu trái cây đỏ rực theo quan niệm người Tầu sẽ mang lại thịnh vượng và an khang cho gia đình trong cả năm. Cũng có người không thích quất, lại dùng cặp chanh yên trái lớn như trái cam sành. Cũng có người chưng một căp cam giấy nặng trĩu trái. Cam giấy có mầu đỏ tươi đẹp như quất, lại có trái lớn trông đẹp mắt hơn quất. Người ta có thói quen hay bắt chước nhau trong việc chưng cây kiểng. Nghệ nhân thường có tính phóng khoáng hơn, vả lại họ chưng những cây do chính tay họ làm nên mới có thú vị. Người ta thường nói: "của một đồng, công một nén". Cả năm nghệ nhân vun trồng, thưởng thức cái cây của mình từ lúc nảy lộc, trổ lá, ra bông cho tới khi đậu quả, đổi mầu từ xanh ra đỏ tươi. Bao nhiêu công vun trồng, hằng ngày chờ đợi cho tới khi cây có trái chín, đưa ra phía trước cửa nhà trưng bầy. Cái thú vị là như thế. Cái thú của người có tiền là mua một cây thật đẹp, bày ra phía nhà trong một vài tuần rồi lại dẹp đi. Nếu so sánh chúng ta thấy có quá nhiều khác biệt về cách thưởng thức cây kiểng trong khuôn viên. Để có nhiều tài lộc, người ta thường treo ngay vào cửa nằm ở ngoài cửa ba cái chuông nhỏ vào cỡ chuông đeo vào cổ chó con. Phía bên trong cửa treo mấy đồng tiền bằng đồng cũng vào nắm cửa. Đó là những người tin vào phong thủy. Nhất là người Trung Hoa, đa số làm như thế để cầu may cầu tài.

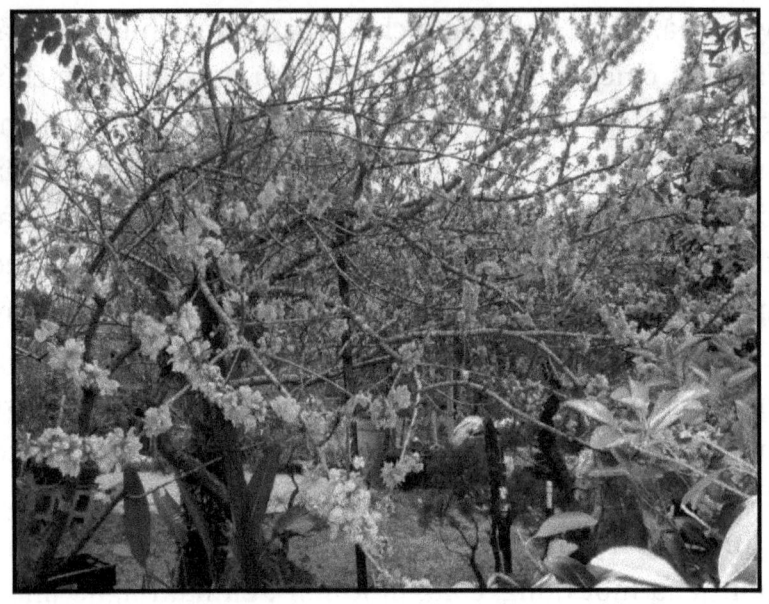

Hình 73. Hoa đào khoe sắc

Ngay trước cửa đi vào, người ta thường chưng một cặp cúc đại đóa vàng cho tươi nhà. Người Việt nam chúng ta ưa dùng mầu vàng, còn người Trung Hoa lại ưa chưng mầu đỏ. Có thể tính người mình ưa hòa nhã, nên mầu vàng có vẻ thanh hơn mầu đỏ.

Trong phòng khách một bình bông gladolius mầu đỏ thẫm, loại hoa nhập cảng từ Hòa Lan, bông lớn, giò cao trông thật sang. Cái mầu sắc ấy mang lại một niềm tin tưởng vào vẻ đẹp tuyệt mỹ của mùa xuân mà đêm nay lúc giao thừa sẽ có nhiều hứa hẹn những nụ hoa này sẽ nở ra đón chào ngày đầu của một năm.

Người vợ trong gia đình đã bày sẵn trên bàn trong phòng khách một chai rượu, một bình trà thật ngon, một khay trà tách chén và ấm để sẵn, một hộp mứt thập cẩm để ngày đầu xuân khách khứa bạn bè tới còn có món nọ món kia chúc tuổi nhau.

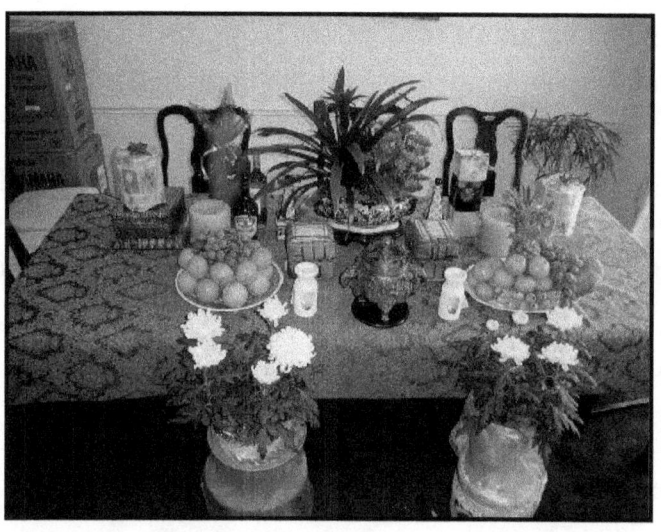

Hình 74. Hoa quả chưng đón xuân

Trên bàn thờ tổ tiên, một mâm quả đủ loại, hai bình bông nhỏ để cạnh lư hương đồng đánh bóng loáng. Phía chân bàn là cặp cúc đại đóa. Trên bàn thờ tổ tiên có chưng ảnh ông bà tổ tiên và những người thân đã mãn phần. Những năm tháng gần đây mặc dầu có sự bài bác của một số nhỏ những cá nhân còn mang nặng mặc cảm, đa số quần chúng không phân biệt tôn giáo, với tín ngưỡng và lòng hiếu thảo thờ kính tổ tiên có từ trong văn hóa dân tộc từ ngàn xưa trước khi có những tôn giáo từ những vùng đất lạ tới xứ sở này.

Vợ chồng người chủ nhà, dĩ nhiên vào lúc cuối năm và để đón xuân, họ cố tâm đầu ý hiệp, tránh những bất đồng trong những giây phút đầu năm. Hai vợ chồng cùng đi bên nhau, rảo bước trong vườn để tìm một cành bông đêm nay họ sẽ hái vào gọi là lộc đầu năm lúc xông nhà. Bỗng người vợ hí hửng chỉ cho người chồng: cành đào này đẹp quá, vừa cân đối, vừa dầy đặc nụ, cao độ 3 ft. Người chồng chiều ý vợ, lấy một băng vải đỏ cột vào cành cây chỗ ông dự trù sẽ cắt đêm nay vào lúc giao thừa, đưa vào xông nhà và mang vào những vui tươi, sung mãn cho cả năm.

Như vậy là cả hai vợ chồng tâm đầu ý hợp. Họ vào nhà nghỉ ngơi trong buổi chiều thư thả cuối năm.

Hai vợ chồng ngồi pha trà, tiếp cho nhau những hương thơm đậm đà, ấm trà được lấy ra từ bình quí của cô con gái lớn mua tết bố mẹ. Người vợ đưa cho chồng nếm thử mấy miếng mứt hạt sen vừa mới mở thử trong hộp để bày biện cho khách và cho các con cái lúc sớm mai tề tựu chúc tuổi bố mẹ.

Những làn khói đuổi nhau bay lên từ nồi xôi đặt trên bếp để ngày mai có một dĩa xôi vò vàng ánh phủ trên những hạt đậu xanh nhừ tơi. Một chiếc giò thủ đã được ép kỹ lưỡng hiện nằm trong tủ lạnh. Con gà trống đi bộ cũng vừa mới luộc do người bạn vườn gởi biếu có cặp chân co quắp diễn tả một sự hòa hợp của liên kết được đặt vào chiếc đĩa sứ có hoa xanh.

Bà xã lúc này cũng xúng xính trong đồ bộ mới nhẹ nhõm nhắm chừng đón giao thừa.

Đêm về khuya, mọi người căn cho tới lúc giao thừa. Vợ chồng lúc này ăn mặc chỉnh chạc. Người chồng mở cửa sau ra vườn, người vợ theo sau như đã có những dự tính trước, cắt cành đào đã được đánh giấu chiều nay. Con dao cắt ngọt xớt, cành đào rời khỏi cây được trao cho người vợ trịnh trọng cầm trong tay đi từ cửa hàng rào sau ra phía trước nhà để vào cửa chính. Người chồng im lặng bước theo vợ. Đúng giao thừa, người chồng mở lách cửa cho vợ vào nhà. Người chồng đỡ cành đào từ tay vợ để vào chiếc bình sứ xanh đã đặt sẵn trên bàn tại phòng khách. Thế là lộc xuân đã vào nhà kèm theo những may mắn của cành hoa hàm tiếu. Họ bắt đầu thắp nến và hương trầm trên bàn thờ tổ cầu nguyện tổ tiên phù hộ cho cả năm để gia đình có được những may mắn trong mọi công việc.

Bên cạnh hàng xóm, vợ chồng chú Tư cũng đang thắp nhang vái bốn phương trời cầu phước. Người hàng xóm cách mấy căn phố đã đưa con cái đi nhà thờ dự lễ nửa đêm để cầu cho tổ tiên trong buổi đầu xuân và cũng mong xin phúc lộc cho năm mới.

Mấy cô cậu trẻ bên hàng xóm rủ nhau đi chùa xin xâm và hái lộc cùng với những thiện nam tín nữ. Các cô các cậu bái lậy xin xâm, lượm một thẻ rớt ra rồi đọc xem có gì tốt cho hợp tuổi mình như thế nào. Nhiều cô cậu thiếu nghiêm chỉnh không hài lòng với thẻ trước, cố xóc lại một lần nữa cho chắc ăn. Có nhiều cô cậu đi chùa theo kiểu văn minh bây giờ. Nhìn lại nửa thế kỷ trước đây khi Nguyễn Nhược Pháp tả cảnh đi chùa Hương, lớp trẻ bấy giờ nghiêm trang như thế nào, mặc dầu tâm tư thời nào cũng thế thôi!

Em đi chàng theo sau.
Em không dám đi mau,
Ngại chàng chê hấp tấp,
Số gian nan không giầu.
....
Đêm hôm ấy em mừng!
Mùi trầm hương bay lừng.
Em nằm nghe tiếng mõ,
Rồi chim kêu trong rừng...

Hôm nay mồng một tết, ở đây không có đốt pháo như bên nhà. Nhà cửa đã được quét dọn từ hôm ba mươi. Gió xuân nhẹ phe phẩy cành đào đang chúm chím nở như chào đón chúa xuân. Sáng sớm không ai mở cửa. Vợ chồng ngồi pha trà chờ các con thức dậy. Tết năm nay nhằm ngày thứ bảy nên không ai đi làm, các cô cậu dậy sớm hơn mọi khi, mặc dầu đêm qua đã đi khuya hái lộc.

Các cô các cậu xúng xính trong bộ đồ trông chững chạc. Cô con gái cả thay mặt cho các em chúc tuổi bố mẹ vào buổi đầu năm với những lời tốt đẹp cầu chúc cho cha mẹ được mọi phúc lộc trong năm mới. Ông bố nhận lời chúc của các con, rồi chúc cho các con thành đạt, tiểu đăng khoa, đại đăng khoa cũng vừa lúc rồi. Bà mẹ rút trong túi những bao thư đỏ chói, lì xì cho mỗi cậu mỗi cô một chút tiền mới để lấy hên.

Một bữa ăn sáng thịnh soạn vì là ngày tết để mọi người trong gia đình có dịp thưởng thức những món đặc biệt của văn hóa Việt. Một đĩa giò thủ cắt vuông vít, một đĩa giò lụa, một đĩa thịt đông, một đĩa dưa hành, một đĩa thịt gà đi bộ luộc trên có rắc mấy lá chanh thái thật nhỏ, có rắc chút tiêu, một tô miến lòng gà, một đĩa bánh chưng đã cắt sẵn, một chén nhỏ mật mía để chấm bánh chưng.

Người chủ gia đình rót cho vợ một ly nhỏ rượu con mèo, còn các con mỗi đứa một ly nhỏ rượu cointreau. Mùi rượu thơm tỏa ra cả gian nhà. Vợ chồng con cái nâng ly chúc nhau: bữa cơm đầy vẻ dân tộc làm cho tình nghĩa gia đình thêm ấm cúng, bao bọc không khí linh thiêng của buổi đầu xuân. Các cô các cậu cũng có dịp để học những phong tục quí hóa ông cha để lại cho hậu lai.

Ba mẹ hí hửng hỏi chuyện các con về việc làm và những dự tính trong tương lai, quan trọng vẫn là tình duyên của các cô các cậu. Ráng lên nhé để ba mẹ sớm có tí cháu bồng bề trên tay.

Sáng nay ít ai dám xuất hành, chỉ trừ những người được mời đến xông nhà. Thường là những cặp vợ chồng trẻ đang gặp may mắn được mời tới hi vọng họ đem đến những may mắn cho gia đình. Cũng có khi những vợ chồng lớn tuổi, làm ăn khá giả, con cái đã thành đạt. Thường người ta phải canh để người xông nhà tới trước, nếu không chủ nhà có thể không được vui vì sợ giông. Những người có tang chế thường không dám đến thăm anh em bà con trong những ngày tết. Phải đợi mãn tang, nghĩa là sau khi giỗ người chết năm thứ ba. Ví dụ người chồng mất năm tý, tới năm dần là hết tang.

Sau khi xông nhà, người ta mới xuất hành. Khi xuất hành thường người ta xem hướng sẽ đi về đâu tùy theo hướng nào hợp với tuổi. Những người cẩn thận thường đọc lịch Tam Tông Miếu sẽ thấy những chỉ dẫn cần thiết khi ra khỏi nhà.

Trong hoàn cảnh anh em bạn bè sống xa nhau cả ngàn dặm, người ta dùng điện thoại gọi chúc tuổi nhau. Hầu hết những người trưởng thành bắt đầu gọi điện thoại từ lúc giao thừa. Người dưới thường gọi điện thoại cho người trên. Khi gọi điện thoại, thường người dưới chúc tuổi người trên trước, rồi người trên mới đáp lễ và chúc tuổi lại. Cả hai bên đều rất nghiêm trang, chọn lựa những lời cầu chúc tốt đẹp và tề chỉnh nhất để nguyện ước một năm tốt đẹp và thịnh vượng.

Những cặp vợ chồng trẻ thường xuất hành sớm để kịp về chúc tuổi cha mẹ và dùng bữa cơm trưa với gia đình. Ngày đầu xuân ít ai qua lại nhà nhau, cho đến lúc này mà cũng có người giữ: mồng một tết cha, mồng hai tết chú, mùng ba tết thày. Nhiều khi vì hoàn cảnh sinh sống không cho phép, nên cũng phải tha lỗi cho nhau, nếu không thể giữ được những tục lệ do hoàn cảnh cho phép.

Khi xuất hành đi xa, người ta thường chọn xuất hành vào ngày mồng bốn tết.

Nói về phong tục tết của chúng ta thật dài chẳng hiểu bao nhiêu giấy bút và thời giờ đâu viết cho hết được. Trong những trường hợp sống ở ngoại quốc, nhiều khi hoàn cảnh không cho phép, chúng ta cần chước giảm tùy theo hoàn cảnh. Những gia đình đã có công ăn việc làm vững chãi, thiết nghĩ chúng ta cũng nên tổ chức một cái tết chu đáo. Trước là để cha mẹ con cái có hoàn cảnh xum vầy bên nhau trong những giờ phút linh thiêng buổi đầu năm, sau nữa cho con cái còn có cơ hội học hỏi và giữ tập tục tốt đẹp từ ngàn xưa cha ông để lại.

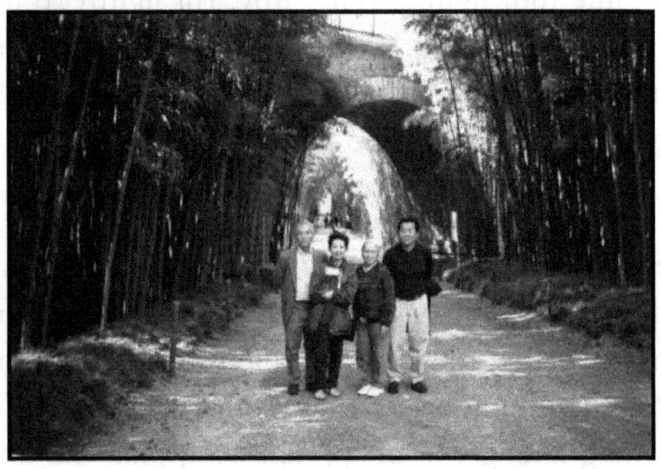

Hình 75. Xuất hành thăm rừng tre Bambouseraie, France

CÂY TRANG TRÍ TRONG VƯỜN

1. NGÀY XUÂN NÓI VỀ ĐÀO, MAI VÀ NHỮNG CÂY TRƯNG TẾT

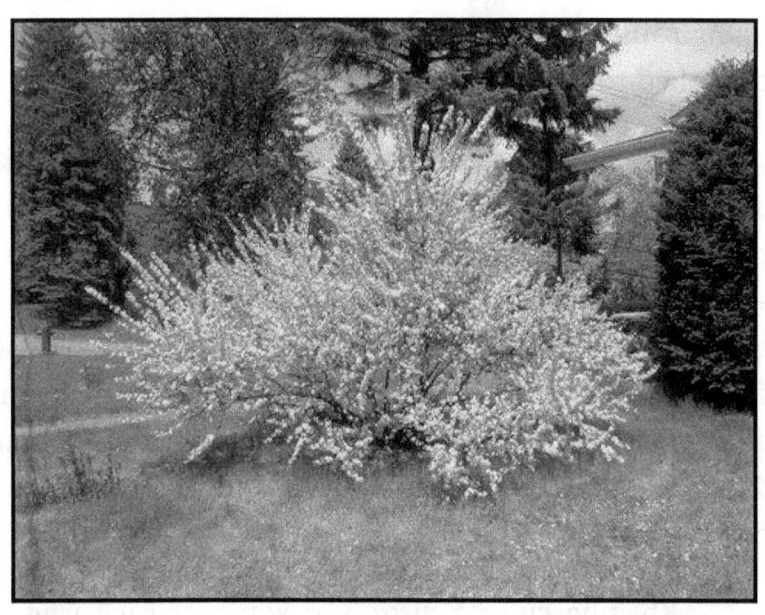

Hình 76. Cây Forthsia

Người Việt mình thường chú trọng rất nhiều vào việc đón xuân: từ 23 tháng chạp, các bà nội trợ kỳ cọ bếp lửa, dọn sẵn đĩa trái cây đủ loại, nhiều khi thịnh soạn: một con gà trống luộc còn cả đầu. Người nội trợ muốn cúng ông Táo trước khi ông về trời tâu với Thiên Hoàng. Thậm chí cả những người theo Thiên Chúa Giáo cũng giữ cái tập tục đó. Có bà nói bên đạo chúng tôi có Thánh Phêrô: thế thì ngày đó cũng dâng hoa đèn, nhang khói cúng thánh nhân để Ngài về trời tâu với Thượng Đế về những thành quả tốt đẹp để bà được nhiều may mắn trong năm mới. Nói như thế thì cái văn hóa dân tộc nó đi sâu vào tâm khảm của người Việt. Cái tín ngưỡng, cái tôn giáo đã được du nhập vào xứ sở này cũng đã đượm mầu sắc của văn hóa Việt.

Từ lúc cúng ông Táo, cái không khí trong gia đình đã bắt đầu trang trọng rồi. Nét mặt của ông hay bà trở nên nghiêm nghị. Nhà cửa bắt đầu được quét tước sạch sẽ, sơn phết lại nếu cần. Vườn tược cũng được quét dọn cho sạch. Cây kiểng được sửa soạn để một số sẽ đưa vào trưng trong nhà hay trước cửa nhà như quất, mai, trúc, đào. Thứ thì từng cặp như quất, mai, đào. Cây lớn thì một chậu như vật thủ, chanh yên hay bưởi.

Khi nhà cửa đã được sắp xếp một cách ưng ý, ngày ba mươi, rước ông bà Tổ Tiên về để cùng ăn tết với gia đình, để Tổ Tiên phù trợ cho một năm mới được an lành, thịnh vượng trong việc làm ăn.

Với quan niệm trang trọng như thế, người Việt khi có tiền, đi chợ tết hay tới những trại cây, cố làm sao mua cho được một cây ưng ý, đắt bao nhiêu cũng không quản.

Mai vàng mà được uốn nắn thành cây kiểng bonsai thì nhất. Thứ đến là đào: đào kiểng trong chậu đẹp để trong phòng khách thì còn gì quí hơn!

Để giúp cho các gia đình người Việt có được những cây chính tay mình tạo nên, do chính mình trồng tỉa cả năm chuẩn bị cho dịp tết mà tất cả chúng ta đều coi là trọng đại: linh thiêng trong không khí giao hòa của trời đất, của tổ tiên và gia đình như quyện lấy nhau, như gắn bó, như phò trợ cho nhau.

Những cây người ta dùng nhiều nhất đó là loại đào, mai thuộc họ prunus, hay chanh, cam, quất, quít bưởi thuộc họ citrus.

Họ Prunus có những loại cây quí như thế nào:

Mai vàng là loại người miền Trung và miền Nam ưa thích nhất vì vẻ đẹp quyến rũ của nó. Mai vàng nhiều khi có mọc cả vùng thành rừng mai như ở miền Trung. **Mai tứ quí** thì cả Trung Nam Bắc đều ưa thích.

Có cây cả mấy thế hệ từ ông tới con, tới cháu. **Mai chiếu thủy**, lá nhỏ, hoa nhỏ mầu trắng rất thơm, miền Nam trồng loại mai này rất nhiều, thường uốn từng cặp kiểng trân quý. **Bạch mai** là loại rất quí ở Việt Nam, thường trồng trong những chậu kiểng. Ở Mỹ khi trước ít cây mai nhập cảng, nên người mình cũng kiếm những loại mai vàng, ở địa phương, vì không có thì trưng tạm loại này cũng ra vẻ tết.

Cùng họ với mai, người ta thấy ở đây các loại quince, người Việt mình thường gọi là **Hồng mai**. Thực ra quince hơn mai ở chỗ nó có thể chịu khí hậu lạnh được. Tại Texas có loại quince mầu hồng tương tựa hồng mai ở Việt Nam. Tại Lousiana có loại quince mầu đỏ huyết dụ (burgundy) trông rất đẹp. **Mai Nhật Bản** không kém gì mai Việt Nam, điểm đặc biệt là chịu lạnh, tuyết rất hay. Mai Nhật có bạch mai, hồng mai, nếu chịu khó chăm tỉa vẻ đẹp của nó cũng rất quyến rũ. Ngoài ra cũng có mai vàng. Đặc biệt loại **Toyo Nishiki quince** có mầu trắng, hồng và đỏ hiện ra ngay trên một cành. Khi nở mầu trắng hay hồng, rồi mỗi ngày thay mầu và cuối cùng là mầu đỏ. Những cụ lớn tuổi nếu ngại không muốn chạy cây ra vào khi trời lạnh, tôi nghĩ nên tập chơi những loại quince Nhật là tốt nhất. Năm nay tôi cũng có bạch mai, mai nishiki nở vào tết trông rất thích thú.

Đào hoa: ở đây vì đang nói hoa trưng ngày tết, nên khi nói tới đào, tôi chỉ nói loại đào hoa thôi: Hoa đào kép mầu hồng, mầu đỏ, mầu trắng. Tất cả những loại này thường nở vào dịp tết tùy theo thời tiết thuận tiện. Ngày xuân được một cây đào cấy trong chậu đưa vào trong nhà, trông nó lộng lẫy như thế nào! Chúng ta cũng có thể dùng hạt của nó để cấy cây con và uốn thành cây bonsai. Sau ba năm cấy hột, cây đào bonsai đã có hoa. Đặc biệt trái đào hoa không ăn được.

Trong tranh Tàu, chúng ta thấy như cành đào có chim mào đỏ đậu. Thực ra nó là mơ, chứ không phải đào.

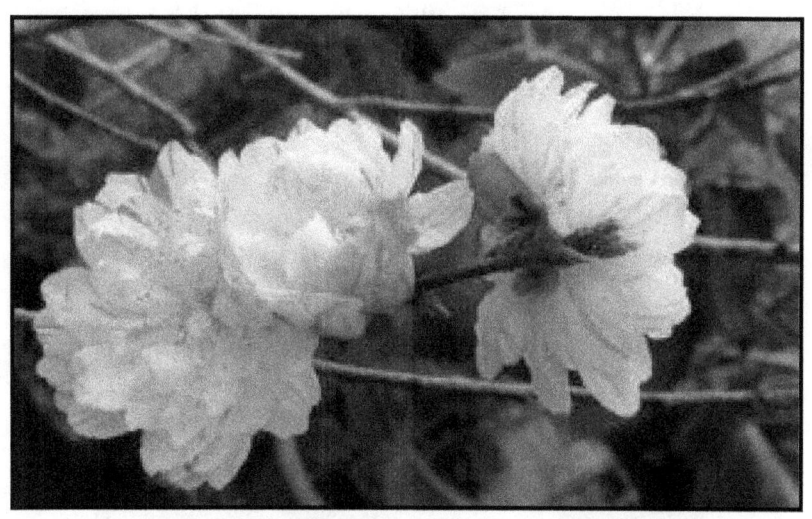

Hình 77. Đào Tía (Peppermint Flowering Peach)

Cây mơ hoa kép cánh ngắn, trông thanh lịch hơn cánh hoa đào. Những nghệ nhân rất tinh trong việc phân biệt vẻ đẹp của nó. Mơ hoa có loại mầu hồng hoa kép, loại Dawn apricot đỏ mùi rất thơm, cũng như loại Rosemary Clark apricot mầu trắng và đỏ, mùi hương thơm ngào ngạt. Những loại mơ hoa này rất khan hiếm vì ít người mua. Đôi khi đi chơi những trại bán cây, tôi cũng thấy những loại mơ hoa này bày bán. Nhiều khi cây trở thành già cội, vì bày bán mà khách hàng ít mua. Nếu may mà gặp loại này, quí vị thấy nó chỉ dưới mười đồng. Khi chúng ta đặt hàng tại những trại cây khác, có thể giá khoảng năm chục đồng một cây 5 gallons. Vậy thì lâu lâu cũng nên đi, nhất là sau tết, chúng ta có dịp ngắm hoa, cây nào hoa chúng ta ưng ý thì mua về để năm sau trưng tết cho đẹp nhà cửa.

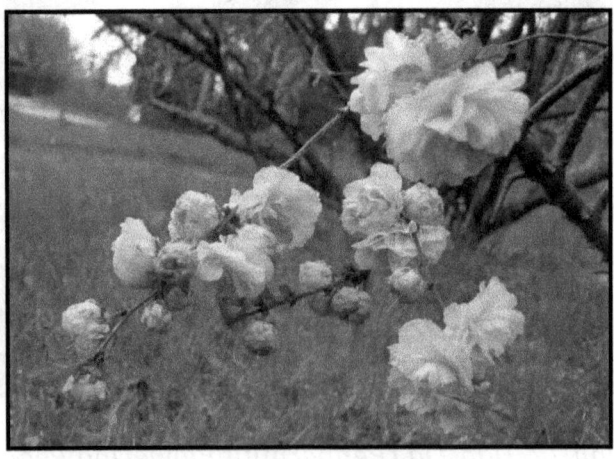

Hình 78. Hoa Anh Đào

Hoa Anh Đào là loại quí.

Nếu chúng ta đi vào mùa xuân thăm Hoa Thịnh Đốn, chúng ta sẽ có dịp thưởng thức hoa anh đào nở thật đẹp. Ở miền bắc Mỹ nhiều nơi cấy loại hoa này. Nếu có dịp đi Âu Châu vào mùa xuân, tại Pháp: nhiều thành phố cấy hoa anh đào. Các nghệ nhân thường chiết một cành hoa anh đào cho vào chậu kiểng.

Chơi kiểng có những ham muốn không thể kìm hãm được. Có người đi tới nhà ai thấy cây cũng ráng tha về nhà mình. Nghệ nhân có tư cách không bao giờ xin cây của người khác. Mỗi cây có lịch sử, giá trị của nó mà chỉ người chủ của nó mới biết rõ từng chi tiết, lịch sử của nó. Khi sang tay người khác rồi thì không còn giá trị gì mà chỉ còn vẻ đẹp của nó. Khi bạn mới chơi kiểng, có thể khởi sự một ít cây, nhưng rồi gặp cây đâu cũng tha về, chẳng mấy chốc mà đầy vườn. Thực ra thì chỉ dưới mười cây trở lại, ta mới có đủ thời giờ chăm sóc và giữ được vẻ đẹp của nó. Tôi thường giữ lễ: chẳng hạn ai cho mình hai hạt giống thì khi lên cây, trả lại một cây cho người tặng hột. Ai cho hai cây thì làm hai cây bonsai, tặng lại họ một cây. Tôi thường tiếc những cây tỉa, gây cành thành cây mới, nên ai tới cũng có những món quà tặng cho khách.

Họ Citrus. Họ này gồm cam, quýt, quất, chanh, bưởi, vật thủ.

Người ta thường trưng một cặp quất phía trước cửa vào nhà, hay khi vừa vào phòng khách. Quất có thể chịu trong nhà cả mấy tuần lễ. Nếu cấy lâu trong chậu, cây quất trở thành cây cổ thụ. Quất có hoa trái quanh năm, kể cả khi nó đang có trái, quất vẫn trổ hoa.

Cách tốt nhất khi sau tết, chúng ta mang quất ra ngoài sân, cắt hết trái, bón phân để quất trổ bông và phát triển. Cam quất và các loại thuộc họ citrus, ta nên bón phân có nhiều chất đạm, hay mua loại phân bón cho cam chanh. Bón phân vào tháng hai, tháng sáu và tháng chín là đủ. Ngoài ra có thể bón thêm phân cá hay các loại phân hữu cơ.

Ngày tết nếu có được cây bưởi, cây cam hay cây chanh yên mà trưng trong nhà, nhất là cây vật thủ thì rất quí. Trong khuôn khổ bài này chỉ nói về việc trưng cây trong dịp tết. Hi vọng một chút chia sẻ này sẽ mang lại cho quí vị một chút niềm vui êm đềm gọi là hương xuân.

2. HỒNG KÔNG ORCHID (HOA LAN HỒNG KÔNG)

Hồng Kông Orchid có tên khoa học là bauhinia blakeana. Cây Hồng Kông Orchid là một cây thân gỗ. Cao từ 20 tới 40 ft. Cây có hình thù, lá và đặc biệt hoa của nó rất đẹp. Hoa của nó có cách bố cục giống như hoa lan (orchid). Hồng Kông Orchid có thể trồng ở nam Cali hay Houston, nam Florida ở zone 8, 9, 10.

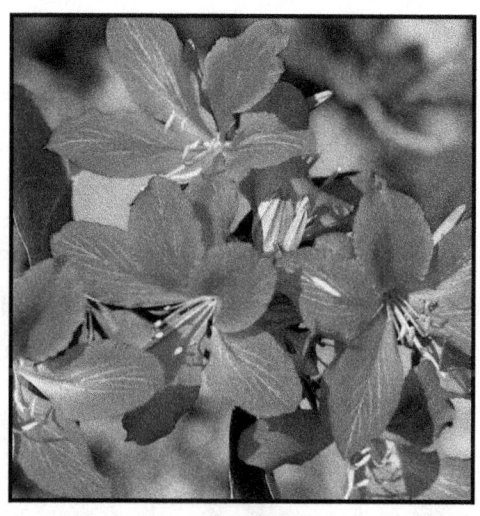

Hình 79. Hoa Hong Kong Orchid

Cây Hồng Kông Orchid có rất nhiều cành, từ những cành đó lại đâm ra những cành nhỏ hai bên cành chính. Cây khi lớn có hình tròn trĩnh rất đẹp. Thường trong vườn chỉ nên cấy một cây giữa vườn. Vào giữa mùa xuân hay trong mùa hè cây trổ bông. Lá của nó tròn trịa như cánh bướm. Cũng có người cấy cây này hai phía trước nhà để trang trí.

Hồng Kông Orchid có hoa màu trắng, hồng hay tím. Thường người ta ưa màu tím và màu hồng. Chúng ta có thể cắt tỉa cho cây gọn lại cho hợp với khuôn khổ trong vườn.

Loại cây này có thể được cấy nơi nắng chói chang hay nơi có bóng râm.

Người ta có thể cấy bằng hạt, chỉ cần hai ba năm sau cây có bông, vì cây phát triển rất mau. Cũng có thể chiết cành, sau ít tháng cành ra rễ, chúng ta cắt để trồng xuống vườn. Phương thức chiết cây chóng có hoa hơn trồng bằng hạt. Loại cây này chiết cành dễ như chiết những cành sung.

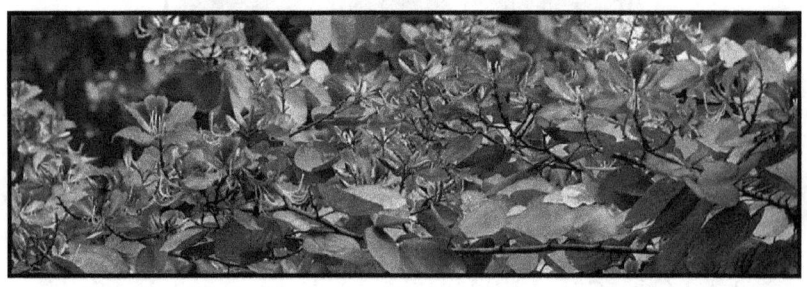

Hình 80. Cây Hong Kong Orchid

Chúng ta cũng nên để ý, trái và hạt của cây Hồng Kông Orchid có chất độc không ăn được. Trái giống như trái đậu leo dẹp. Cây Hồng Kông Orchid lúc mới trồng cần năng tưới, nhưng khi cây đã lớn, chỉ cần thỉnh thoảng tưới thôi. Cây có sức chịu hạn hán khá lâu.

3. BỤI TRE TRONG VƯỜN

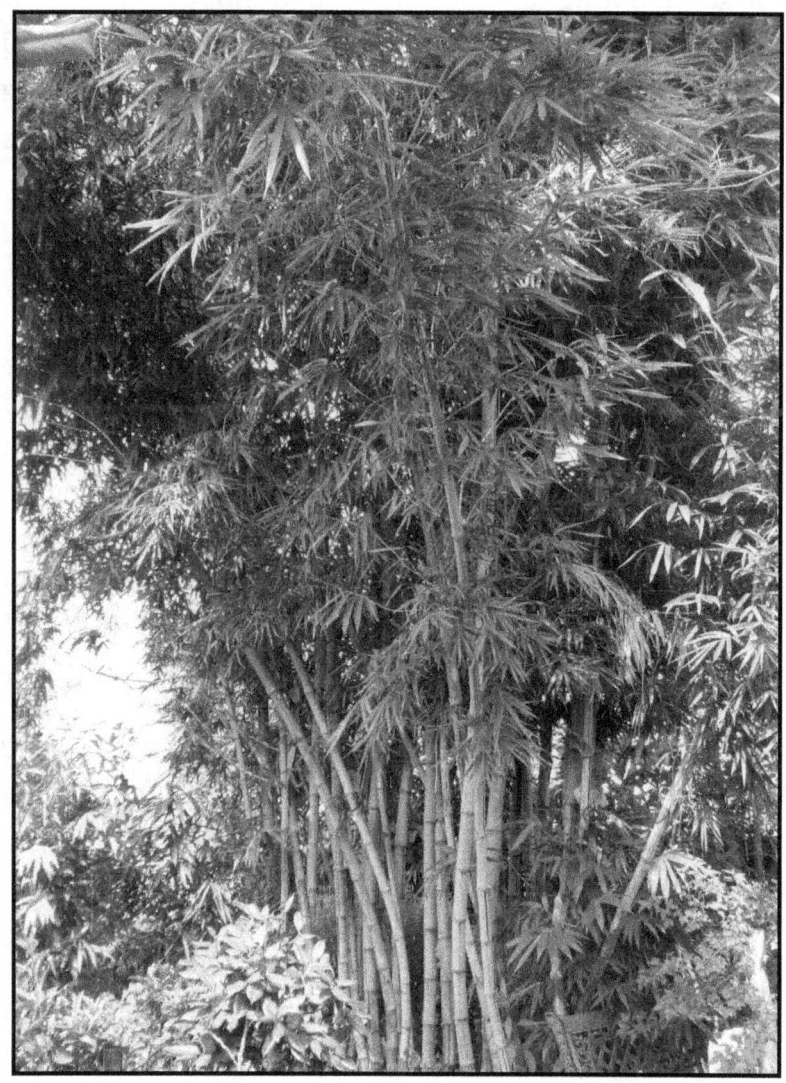

Hình 81. Bụi Tre Vàng

Xin xem hình ở trang bên. Đây là cụm tre vàng có sọc xanh. Chúng tôi trồng cụm tre từ một cây tre mua ở Home Depot về bằng cổ tay, cao 5 ft do vợ chồng cháu Nguyễn Đức Việt, con rể và con gái chúng tôi mua tặng bố mẹ. Sau ít năm cây phát triển khá lớn như quý độc giả trông thấy trong hình.

Vì khí hậu cay nghiệt vào mùa đông tại Texas, sau bảy năm cây chết trụi, rồi mọc lại trông rất xinh đẹp. Có nhiều bạn hữu tới muốn ngồi lâu dưới bóng tre, nghe những tiếng kẽo kẹt mà hồi tưởng lại khi mình còn sống ở quê nhà bên lũy tre xanh, nhất là cái khung cảnh miền Bắc từ bao năm, bây giờ khó tìm lại.

Nói về tre, chúng ta có những loại trong dân gian thường thấy ở Việt Nam: luồng, tre, trúc, hóp, nứa, vầu, v.v...

Luồng là loại tre rất lớn, cao, vững chãi thường được dùng để làm nhà. Người ta mua luồng từ miền thượng tỉnh Thanh Hóa, chở đường sông về hạ lưu. Luồng được dùng nhiều từ Bắc vào tới Trung Việt.

Tre thường được trồng ở vùng đồng bằng Bắc và Trung Việt. Người ta trồng tre chung quanh nhà vừa dùng làm hàng rào giữ trộm cướp, vừa là vật liệu thông dụng như đan rổ rá, dần sàng, thúng mẹt, rọ sọt mà hiện nay những danh từ này giới trẻ thường ít nghe nói tới.

Trúc là loại tre nhỏ thường trồng để làm cảnh. Trúc cao khoảng hai ba thước tây. Khi dùng làm kiểng, người ta thường cắt thấp xuống khoảng 1m hay 80 cm để tiện việc trưng bày. Người ta cũng tỉa trúc cho gọn lại.

Một chậu trúc muốn đẹp phải trồng nhiều năm cho tới khi thân trúc đổi thành mầu vàng. Người ta thường gọi trúc vàng. Những người chơi kiểng cũng ưa trồng loại trúc bầu hay trúc đen trong vườn cảnh.

Hóp là loại tre nhỏ nhưng lớn hơn trúc. Hóp thông dụng nhất dùng làm hàng rào nhất là phía trước cửa nhà người dân quê Việt Nam. Người ta thường cắt ngắn, không cho lên cao. Cao nhất là 1.5m hay 2m để có thể nhìn xem phong cảnh phía trước nhà. Trông giống hóp, cũng có hóp gai, cành mọc rất dài. Loại hóp này thường được trồng hai bên hông nhà và phía sau nhà. Những bụi hóp gai dầy đặc, có nhiều gai là phương tiện để phòng an toàn chống trộm cướp xâm nhập gia cư.

Nứa là loại tre rất mỏng vỏ thường dùng làm rèm che nhà, hay làm phên rải trên mái nhà trước khi lợp bổi hay lợp rạ. Đa số những mái nhà của nông dân vùng châu thổ Bắc Việt hay Bắc Trung Việt trước chiến tranh, người ta đều lợp nhà bằng rạ hay bổi. Càng đi sâu vào miền Trung và Nam, người thôn quê dùng những lớp phên làm bằng lá cây kè, có sức chịu đựng lâu dài và dẻo dai hơn. Những cây kè thường được trồng rất nhiều ở Trung và Nam Việt Nam để lợp nhà.

Vầu là loại tre có vỏ mỏng nhưng nhỏ hơn nứa. Người ta cũng dùng giống như dùng nứa. Về dụng cụ âm nhạc, người ta dùng làm tẩu để thổi. Tiếng tẩu hay tiêu nghe êm hơn tiếng sáo làm bằng tre hay hóp. Vầu hay nứa cũng dùng làm điếu gọi là điếu cầy. Bây giờ văn minh hơn, người ta dùng ống nhôm. Nhưng điếu cầy làm bằng nứa hay vầu vẫn quý hơn.

Người ta cũng trồng những loại tre để ăn măng. Chúng tôi đã thu hoạch khá nhiều măng để ăn và tặng bạn bè. Với loại măng chúng ta thấy thường bán ở siêu thị người Á châu rất ngon.

Cách đây hai năm, tôi đi chơi bên California, tới nhà người bà con thăm, thấy loại tre măng này mọc bên góc sau vườn, tôi xin mấy khúc về trồng.

Cách chiết và trồng tre: Nhân tiện tôi nói về hai khúc tre vừa kể. Vì tre lớn, lại cũng bất tiện, làm sao có thể đưa về khi chúng tôi đi máy bay? Tôi đã dùng cưa lấy hai khúc tre. Mỗi khúc dài 8 inches và mỗi khúc có ba mắt. Tôi nghĩ như thế đủ cho vào bịch chở trên máy bay.

Đưa về Texas, tôi ngâm hai khúc tre vào chậu nước mấy tiếng đồng hồ, thả vào chậu 10 giọt superthrive để thúc cây. Sau đó tôi lấy hai chậu 5 gallons, dùng cát cấy hai khúc tre trong chậu, phơi nắng để thúc cho các mắt tre nảy mầm.

Ba tháng sau cả hai khúc tre bắt đầu nảy mầm, phát triển rất khả quan. Bây giờ cây tre trồng hy vọng cấy xuống vườn để chờ lấy măng ăn. Tạm thời, tôi trồng trong chậu 15 gallons.

Tôi nói kỹ lưỡng về hai khúc tre này để quý độc giả bắt chước trồng tre cắt từ cây tre để khỏi mất công đào một gốc tre rất công trình.

Cách thứ hai bảo đảm hơn: nếu bạn bè hay ai có tre, chúng ta xin một cụm nhỏ có hai ba nhánh về trồng trong vườn hay trong chậu.

Trồng tre trong chậu rất đơn giản và dễ kiểm soát, vì khi tre mọc lan ra, thành chậu đã ngăn nên nhánh tre không thể nào đục mọc ra bên ngoài.

Nếu chúng ta muốn trồng tre trong vườn: cách tốt nhất phải định vị trí của bụi tre lớn nhỏ như thế nào. Sở dĩ phải làm như thế vì chúng ta không muốn tre lan ra trong vườn rất khó kiểm soát.

Chúng ta vẽ một ô vuông hay ô hình chữ nhật tùy theo khổ chúng ta muốn. Sau đó đi mua gạch block, đào sâu chôn xuống đất khoảng 8 inches hay 1 ft. Mục đích để những nhánh tre không mọc ra bên ngoài. Khi tre đã tốt, vào mùa thu sang đông và mùa xuân là lúc cây tre bắt đầu có măng. Ta bẻ măng dùng nấu ăn như các bà thường mua ở chợ mang về. Măng trong vườn còn tươi nguyên dĩ nhiên ngon hơn măng mua từ chợ về.

Nếu muốn vườn có một khóm trúc cao vừa phải, xinh xắn thì chúng ta trồng trúc vàng. Cụm trúc vàng cao khoảng 8 ft tới 10 ft. Khi trúc trồng được ít năm đổi mầu vàng rất đẹp. Chúng ta cũng áp dụng chôn gạch chung quanh bụi trúc để dễ kiểm soát chúng khi nó phát triển.

Đừng bao giờ trồng tre hay trúc gần hàng rào kẻo khi nó phát triển, mọc qua sang nhà hàng xóm thực rất bất tiện và ta phải mất công diệt nó.

Tỉa trúc: Trồng trúc trong vườn đương nhiên là để trưng làm cảnh. Muốn cho bụi trúc đẹp, chúng ta phải tỉa nó. Một bụi tre lớn chúng ta làm sao phải tỉa hết cành từ gốc cao tới mức trên đầu. Thân tre vàng óng ả sẽ đem lại nhiều cảm hứng cho chúng ta mỗi khi ra ngắm nó. Khi cụ Nguyễn Du viết:

Cảnh nào cảnh chẳng đeo sầu
Người buồn cảnh có vui đâu bao giờ
(Kiều)

Tôi nói như thế là vì khóm tre có lúc xanh tươi trông rất đẹp, nhưng cũng có lúc nó ủ rũ. Có lúc vờn lượn theo chiều gió, có khi đứng lặng như chết vậy. Với những thay đổi tâm tình và cảnh biến trong cuộc sống, cụm tre hay trúc cũng chiếm phần nào tâm tư chúng ta.

Đối với trúc, ta nên cắt tỉa cành từ gốc tới thắt lưng chúng ta là đủ để trật khóm thân vàng óng ả thêm phần hấp dẫn trong vườn.

Phần trên cây tre hay trúc cũng không nên để quá rậm rạp. Cây tre hay cây trúc mỗi mắt thường có một cụm cành mọc ra. Cành giữa khóm mạnh và lớn, thường mọc ra dài hơn những cành khác. Ta hãy cắt cành này khi nó mới mọc ra, đó là cách dễ nhất vì lúc đó nó hãy còn non và mềm. Thường chúng ta chỉ nên để ba cành nhỏ cho mỗi mắt trúc hay tre. Những cành mọc dài đâm vào giữa cụm cũng nên cắt bỏ. Những cành trúc hay tre nào qua dài quá, cũng nên cắt cho chúng gọn lại. Nghệ nhân thường xếp đá dưới gốc tre hay trúc. Cụm tre lớn nên có vài hòn đá lớn giá khoảng

$100.00 thì trông rất được. Xếp hai hòn cho phu thê, hai hòn lớn với mấy hòn nhỏ cho gia đình vợ chồng con cái sum họp!

Trần Khánh Liễm

PHẦN VI
CÂY KIỂNG

NÓI VỀ CÂY KIỂNG

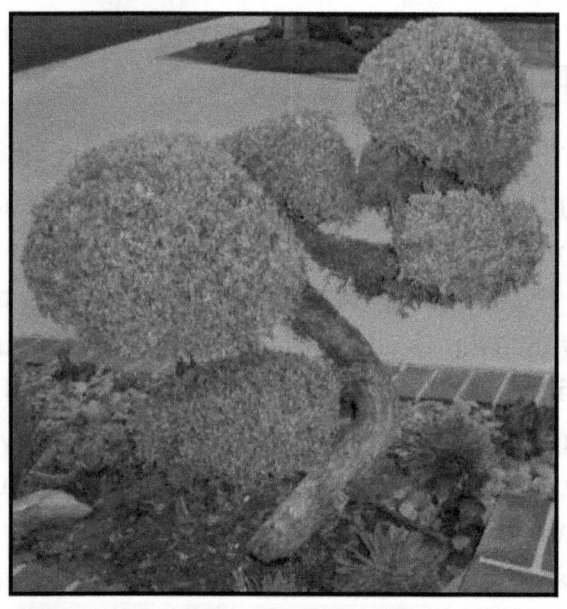

Hình 82. Cây Kiểng

Cụ Hội là một nhà nho ở làng Văn Đức, huyện Nga Sơn, tỉnh Thanh Hóa. Ông là bạn rất thân của ông cụ tôi. Tôi đã có dịp nói về cụ trong cuốn Thú Điền Viên khi đề cập tới đề tài Uống Trà. Hôm nay nói về cây kiểng, lại một lần nữa tôi có dịp nhắc tới tên cụ. Chẳng qua cũng chỉ là nhắc tới cái bể cá có núi non bộ của cụ. Trong khuôn viên của cụ, có một cái hồ vuông mỗi chiều gần ba thước tây. Cụ có đắp núi non bộ khá công phu, núi có hang nằm dưới nước để cá bơi lội ra vào, trên trườn núi có cây si khá đẹp uốn quanh, khúc khuỷu, thả rễ xuống nước. Như thế cụ không phải lo tới việc tưới cây.

Phía bên hè, cụ có hai cây lựu thật đẹp nở đầy hoa trái quanh năm.

Tôi đã có dịp theo chân ông cụ của tôi đi sang thăm cụ Hội khi còn nhỏ. Cái cây kiểng bố trí của cụ Hội vẫn không xóa nhòa trong tâm trí của tôi. Hôm nay có dịp nói về cây kiểng, tôi nhắc lại để cho chúng ta không còn có mặc cảm là cha ông mình cũng có nhiều vị chơi kiểng rất công trình. Một số quí vị đã có dịp nhìn lại khi còn sống ở quê nhà, quí vị đã có dịp trông thấy đủ mọi loại cây kiểng cấy trong chậu ở bất cứ Nam Trung Bắc. Người ta chơi kiểng khá nhiều, nhưng chuyện chơi kiểng này ít được phổ biến rộng rãi trong dân gian.

Cũng chính vì những năm đầu, khi người mình mới đặt chân tới những vùng đất định cư, hãy còn quá bận với công ăn việc làm, phải đợi tới cả thập niên sau, một số người Việt mình mới có thì giờ nghĩ tới chơi kiểng. Những người chưa chơi kiểng bao giờ ở Việt Nam, khi sang đây nghe nói tới cây kiểng thì nghĩ ngay đến cây bonsai.

Cái tên bonsai đi liền với người Nhật với những tên riêng của nó, với những gò bó uốn nắn, thiếu hẳn những vẻ uyển chuyển khi chúng ta thấy cây kiểng Việt Nam, hay người Tàu, Có một điều chắc chắn là cây kiểng từ vùng Đông Nam Á châu đã du nhập vào nước Nhật, cùng theo đà phát triển của nền văn minh Á châu. Người Nhật đã hệ thống hóa nghệ thuật chơi cây kiểng, nuôi cá thành những tiêu đề quí giá, có khuôn khổ, có tên tuổi cho từng chủng loại.

Cái khuôn mẫu đó khiến cho một số quí vị sợ, không dám nghĩ tới có một hai cây bonsai trong vườn hay trong nhà của mình. Nhìn vào thực tế, tôi nghĩ bất cứ ai trồng cây, cấy cây trong vườn, ai mà chả có mấy cây ớt, cây sứ Thái, cây hoa nhài, cây nguyệt quế trong chậu. Theo định nghĩa của người Nhật: bonsai là cây trồng trong chậu. Bon là chậu, là khay, sai là cây. Cây trồng trong chậu tức cây bonsai. Như thế có phải quí vị đã có những cây bonsai trưng trong vườn, thì tại sao lại sợ không dám rớ đến cây bonsai?

Cách đây cả thập niên, một bạn trẻ ở gần nhà, có một thuở vườn khá đẹp. Một hai khi anh mời tôi đến góp ý. Lúc đầu tôi nói vì trong vườn có cả trăm cây thông cấy hàng hàng lớp lớp, tôi bảo hãy cắt hết những cành từ mười feet trở xuống. Sau khi hoàn tất, anh bạn vui quá, vì nhìn dưới khía cạnh nào, thông có những hàng thật đẹp, phơi thân thẳng tắp tới mãi phía sau vườn. Một hôm anh nói tôi tới để góp ý tỉa cây. Anh có bốn cây du (elm) cần tỉa cho đẹp theo kiểu hình dáng cây bonsai. Sau hai tiếng làm việc, chúng tôi đã có hai cặp bonsai thật đẹp. Việc làm này đã đập vào mắt chị, khi chúng tôi nói chuyện và giải thích ý nghĩa của cây bonsai. Chị bắt đầu mua chậu, cấy nhiều loại cây khác nhau. Có những cây hoa đỏ rực như bông giấy, hay những chậu sứ đầy hoa. Chẳng bao lâu chị đã có khá nhiều cây trong chậu. Tôi cứ gọi là bonsai đi. Thế là một dịp lễ, tôi cũng đưa dao, kéo và mấy vòng thép sang thăm anh chị, biểu diễn mấy đường cắt tỉa và uốn nắn. Những cây trong chậu ấy đã trở thành một số cây bonsai thật đẹp. Chị đã đạt tiến bộ không ngờ ít người nghĩ tới. Tôi muốn nói chuyện này để khuyến khích những ai muốn chơi kiểng hãy mạnh dạn bước đi, kẻo uổng mộng ước và uổng những thời gian chúng ta cần có để tĩnh dưỡng tinh thần cho thoải mái.

Bây giờ tôi có một vài vấn đề góp ý cho những ai muốn chơi kiểng mà hãy còn do dự cách nọ cách kia: xin thưa nếu đi vào việc thì những khó khăn trở ngại không có bao!

Việc đầu tiên phải để ý là những cây nào có thể để trong nhà, những cây nào không chịu ở trong nhà mà phải để ngoài trời. Khi đi mua một cây kiểng, việc đầu ta phải hỏi đó là cây để trong nhà hay ngoài trời (indoor or outdoor plant).

Những cây trong nhà thì để ý chỉ nên tưới nước hai tuần một lần, nếu tưới nhiều cây bị úng thủy sẽ chết. Cây trong nhà hầu hết là cây nhiệt đới, chỉ có thể đưa ra ngoài khi trời nắng ấm, lúc lạnh phải đưa vào nhà kẻo cây chết giá. Khi đưa cây trong nhà ra ngoài trời, lúc vừa đưa ra tránh nắng, để trong chỗ mát. Một hai tuần sau khi cây quen ngoài trời rồi thì hãy để ra nắng. Khi trời nóng nực, cây đưa ra ngoài trời mỗi ngày ít nhất phải tưới một lần. Khi tưới cây kiểng nên dùng bình hoa sen tưới vào sáng sớm hay chiều mát. Tưới đẫm nước, tưới từ ngọn, trên tàn lá rồi tới gốc cây. Khi trời lạnh, những cây nhiệt đới lại phải đưa vào nhà. Những cây chúng ta chơi kiểng thường gọi cây nhiệt đới, cây để trong nhà như: cây si, cây sứ, cây ngâu, cây nguyệt quế, cây hoa nhài, cây duối, cây sanh, cây bồ đề, các loại mai.

Những cây sống ngoài trời, người ta thường gọi là cây evergreen: có nghĩa chịu lạnh và nóng đều được cả. Do đó khi trời lạnh, đông giá, hay trời nóng gay gắt, loại cây này không bị chết. Những cây để ngoài trời (outdoor) cũng có thể trưng trong nhà, nhưng chỉ hai ba ngày thôi, rồi phải đem ra để cây có đủ khí trời, đủ nắng mà sinh trưởng. Cây ngoài trời vào mùa nóng, ngày nào cũng phải tưới, vào mùa lạnh lâu lâu mới tưới. Khi trời mát, hai ba ngày tưới một lần.

Thường chúng ta chỉ nên có dăm ba cây kiểng để còn có thì giờ chăm sóc. Nhiều nhất mười cây trở lại. Kiểng giúp chúng ta có chút thì giờ tìm cái đẹp của cây cối. Nó cũng giúp ta có lúc thư giãn sau những khi làm việc vất vả hay tâm tư nặng nề. Có nhiều người nghĩ đợi khi nào về hưu, nhưng tôi nghĩ như thế quá muộn. Cây cũng có tuổi của nó. Cây có cả cuộc đời, có khi truyền lại tới đời con, đời cháu không chừng. Mong rằng những ai đã có kinh nghiệm trồng cây rồi, cũng nên nghĩ tới có dăm ba cây kiểng trưng bày trong vườn, tạo thêm sự quyến rũ những khi chúng ta ra vườn ngắm cây.

Những chi tiết về từng loại cây kiểng sẽ được trình bày trong những phần kế tiếp khi nói về cây kiểng.

NHẬP MÔN: CÂY KIỂNG BONSAI

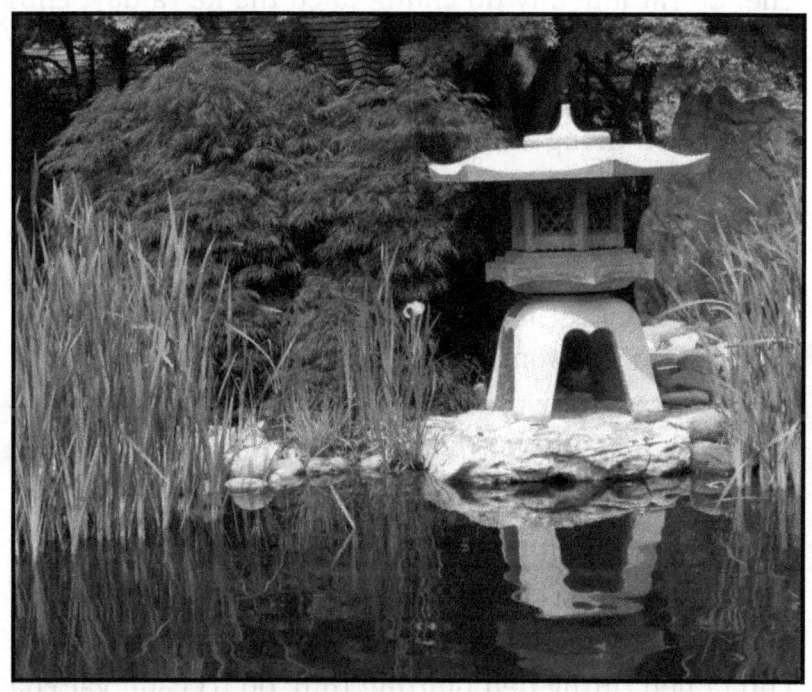

Hình 83. Bonsai Pond

Những ai còn sống sót ở thế kỷ trước đây mà biết được việc chơi kiểng của các cụ, thì thấy không nhiều cây kiểng trong khu vườn của những người Việt Nam chơi kiểng. Có thể là một hai cây, một cặp mai hay cặp lựu kiểng. Có thể một hai cây si cấy trong hồ cá như tôi đã có dịp kể hầu quí vị khuôn viên của cụ Hội Châu ở làng Văn Đức, huyện Nga Sơn, tỉnh Thanh Hóa. Vào tới những vùng miền Trung hay miền Nam, việc chơi cây kiểng được phổ cập hơn, nhưng dẫu vậy vẫn bị hạn chế. Có rất nhiều lý do chúng ta có thể kể ra đây: chơi kiểng không được phổ cập trong dân gian, thiếu hướng dẫn và nhất là không có nhiều sách vở, nhiều phương tiện truyền thông như chúng ta thấy hiện nay.

Trồng cây kiểng được phổ cập tại các quốc gia vùng Đông Nam Á châu: có thể phát xuất từ nước Tàu. Theo tài liệu về bonsai của ông Paul Lesniewicz và Hideo Kato thì trong văn hóa của người Tàu, người ta thấy bonsai có từ thời nhà Hán (206 trước tây lịch – 220 sau tây lịch). Người Tàu bố trí khu vườn của mình được thu nhỏ hẹp lại phong cảnh thiên nhiên, trong đó có cây cối, hình thù núi non, sông nước hay phong cảnh thiên nhiên đưa lại những gợi cảm cho những nhà có năng khiếu về nghệ thuật. Cái cảnh trí như thế có thể cho ta liên tưởng đến phương thức bố trí cảnh vật của một vườn kiểng bonsai.

Từ những cảnh trí đó, người ta cũng tạo nên những cây kiểng có nghệ thuật giống như hình thù của một số cây trong thiên nhiên nhưng được uốn nắn và thu nhỏ lại vào thời nhà Thanh.

Sau này do ảnh hưởng tôn giáo nên cây kiểng cũng đi theo những thiền sư vào nước Nhật hay Đại Hàn. Trong cuốn Thú Điền Viên, trong bài nói về cây bạch quả, tôi cũng nhắc tới việc nhà chùa trồng cây bạch quả để trị bệnh, vì thế bạch quả trở thành linh dược. Khi những nét văn hóa từ bên ngoài vào Nhật, nó được chuẩn hóa trở thành sở hữu riêng của người Nhật. Chẳng hạn cá nuôi trong hồ, người Nhật đặt tên riêng cho mỗi loại cá. Tới bonsai cũng thế, nó có tên, có những thế đứng riêng mà các nghệ nhân trong vùng Đông Nam Á châu ít để ý tới. Nói đúng hơn khi nó vào nước Nhật, nó trở nên tinh vi hơn, trân quí hơn và có giá trị hơn.

Cây được chọn làm cảnh lúc đầu ở Tàu là cây cúc, thường là cúc trắng, cúc vàng hoặc cúc đại đóa.

Sau cúc là những cây tùng, cây phong đủ loại ở vùng lạnh và những cây như bông giấy, cây dùng dành, cây bông nhài, cây trân châu (segeretia), cây bạch tuyết hoa (serissa hay white snow) cây du (elm), được trồng ở vùng ôn đới và vùng nhiệt đới. Xuống vùng nhiệt đới, người ta trồng những cây như: cây bồ đề, cây si, cây cam, cây quất, v.v...

Những cây này cho tới nay sau nhiều thế kỷ, chúng vẫn được những người chơi kiểng tiếp tục duy trì. Tại sao thế? Lý do dễ hiểu vì nó có những đặc tính rất cao trong số những cây được chọn để chơi kiểng: có thể sống lâu, thích hợp với giá trị của nó, dáng đẹp, thích nghi với những thay đổi của khí hậu.

Một cây bonsai có thể sống nhiều năm, từ đời cha truyền lại cho đời con đời cháu, kéo dài cả thế kỷ hay một vài thế kỷ.

Nghệ nhân cũng chọn thế của cây cho tương xứng với khuôn khổ của chậu. Cây kiểng cũng có thể được uốn nắn theo những hình thù khác nhau tùy theo nhà chơi kiểng. Cây có thể được trưng rễ của nó lên cho đẹp, hay cấy vào đá.

Cây lý tưởng vẫn là có hoa, có trái, có hình thù đẹp, có thân hình của một cây cổ thụ.

Trong những trang kế tiếp, tôi sẽ có dịp giới thiệu tới quí độc giả một số cây thông dụng đối với những nhà chơi kiểng.

NHỮNG BƯỚC ĐẦU ĐI VÀO NGHỀ CHƠI KIỂNG

Dụng cụ cần thiết để sử dụng trong việc trồng tỉa cây bonsai:

A. Chậu bonsai: Cây kiểng trồng trong chậu, người mình gọi là chậu kiểng, người Nhật gọi là chậu bonsai. Chậu bonsai có rất nhiều loại, do đó chúng ta phải rất cẩn thận trong việc lựa chọn chậu. Chậu phải có lỗ ở dưới đáy để nước có thể thoát ra ngoài, tránh cho cây khỏi bị úng thủy. Chậu nhỏ có thể chỉ cần một lỗ, nhưng lớn hơn thì hai, ba, bốn hay năm lỗ tùy kích thước chậu. Muốn chọn chậu làm bonsai, việc quan trọng là chậu phải có thể chịu được sức nặng của cây, để khi chúng ta bê cây đi chỗ nọ, chỗ kia, chậu không bị bể. Những cây nhỏ không cần chậu cứng lắm, miễn sao phía trong nhất là dưới đáy chậu phải nháp để rễ cây có thể bám vào đó. Chậu được sản xuất từ nhiều quốc gia và được đánh giá với tính cách dẻo dai, có sức chịu đựng với sự cay nghiệt của thời tiết.

Chậu thường được làm bằng đất. Có rất nhiều loại đất, các loại đất sét (clay) thường được dùng làm chậu. Chậu tốt là loại chậu được nhồi nặn kỹ lưỡng, rồi nung cho kỹ. Loại chậu tốt như chậu của Nhật được đánh giá cao nên rất đắt so với chậu của Đại Hàn hay của Tàu. Khi trồng cây vào chậu kiểng, nhất là những cây lớn, ta phải cẩn thận lựa chậu cho xứng với giá trị của một cây. Chậu lớn nhiều khi di chuyển, nếu không tốt, nó có thể vỡ đôi, hay lâu ngày không thay chậu, chậu có thể nứt nẻ hay bể. Cũng có khi trời lạnh giá, chậu bị đóng băng, lúc đó thể tích trong chậu lớn lên do đông đá có thể làm bể chậu. Với những cây nhỏ thường có thể dùng loại chậu nào cũng được, nhưng những cây lớn có kích thước và giá trị, chúng ta phải cẩn thận chọn chậu và thường phải để ý khi cây phát triển mạnh, nên thay đất tùy loại cây sau ba bốn năm vào chậu. Làm như thế, chúng ta có thể kiểm soát được sức phát triển của cây và tránh chậu bị bể.

Chậu thường có chân, có thể hai chân, ba chân hay bốn, năm chân. Chân chậu giữ cho cây không bị ảnh hưởng thời tiết nắng, mưa, hay hạn hán nếu có gió thổi dưới đáy chậu, hay giữ cho chậu khỏi bị ẩm ướt vì nằm sát dưới sàn. Chậu quí cũng nâng cao giá trị của những cây quí.

Nói tóm lại chúng ta phải rất cẩn thận lựa chọn chậu cho có tiêu chuẩn. Có nhiều người khi nào chậu vỡ, thường hàn lại để tiếp tục trồng cây vào chậu. Khi hàn chậu phải rất kỹ lưỡng, nên dùng những loại xi măng tốt hơn là dùng keo gắn. Chậu cũng như cây chúng ta phải rất thận trọng lựa chọn để tránh những rủi ro có thể xảy tới cho một chậu kiểng quí.

B. Thép và lưới dùng ở đáy chậu: Để tránh cho cây khỏi bị úng thủy, chậu phải có lỗ thoát nước. Người ta thường dùng các loại lưới như lưới muỗi hay lưới có lỗ nhỏ làm bằng plastic, dùng kẽm gắn vào lưới để giữ cho cát nhất là đất không bị thoát ra ngoài. Cây thường cấy bằng đất có pha cát và mủn cây. Chẳng may khi chúng ta không đặt lưới: cát và đất có thể trôi bớt đi, cuối cùng cây bị hại rễ, có thể đi đến tử vong.

C. Thép uốn cây: Cây kiểng thường phải uốn nắn cho có hình thù tùy loại cây. Hình thù theo ý của nghệ nhân, do theo ý thích.

Cây cần uốn sao để thép có thể ôm sát vào thân hay cành cây. Các vị chơi cây nên để ý tìm trong vườn, nhiều khi thấy một giây hoa bìm bịp, khi nó cuốn vào một cái que tre hay vào một cây khác, ta sẽ thấy nó ôm sát vào thân cây hay cành cây như thế nào. Theo cách ôm của nó, chúng ta cuốn thép. Thường để đạt kết quả cao, ta nên vừa uốn cây hay cành vừa cuốn thép, không nên cuốn thép rồi mới uốn, làm như thế, thép ít khi bám sát vào thân cây được.

D. Các loại dụng cụ cần thiết: Các loại dụng cụ cần thiết cho việc trồng tỉa bonsai gồm có dao, kéo đủ loại, kẽm, bình tưới.

Ít nhất chúng ta cần những loại kéo tỉa lá, cành, kéo concave để cắt sâu vào những cành cây liền với thân cây. Những loại kéo này rất đắt, tùy trường hợp chúng ta có thể mua cả bộ hay mua lẻ. Những loại kéo nhỏ để tỉa lá tương đối rẻ và dễ tìm. Khi cắt lá, không cần cắt sát cành, mà chỉ cắt cuống lá ở giữa chừng, mấy ngày sau, cuống lá đổi mầu, rồi rụng.

Có nhiều khổ kẽm, tùy theo cây hay cành lớn bé. Đừng dùng kẽm lớn quá cho những cành hay cây nhỏ mà cũng đừng dùng kẽm nhỏ cho cây hay cành lớn, Dùng đúng cỡ thép mới chịu được sức uốn khi cần. Giây kẽm có nhiều khổ từ 1mm tới 5mm, loại kẽm làm dành cho việc uốn cây kiểng, nên nó mềm, dễ uốn nắn.

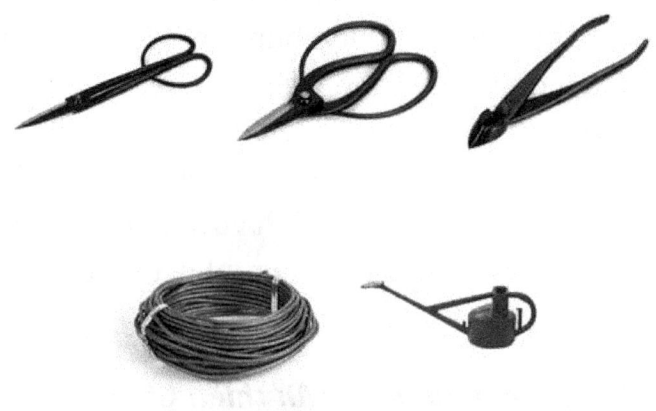

Hình 84. Các Dụng Cụ Cần Thiết

E. Bình tưới: Khi tưới cây bonsai, ta phải tùy theo cây lớn bé, lựa chiều tưới. Khi xưa các môn sinh lúc bắt tay vào học làm kiểng, thường bước đầu vào nghề phải mất nhiều năm tưới cây. Chính lúc này là những thử thách: vừa để thực tập, vừa để thày thử tính kiên nhẫn của trò. Chúng ta có thể dùng nước máy tưới cây, thường người ta dùng vòi hoa sen hay bình tưới hoa sen như hình trên để tưới cho đỡ hại cây. Nếu có thể nên trữ nước vào thùng, để ba bốn ngày hãy tưới cho hả bớt chlorine trong nước. Nước mưa và nước giếng: lý tưởng hơn cả được dùng tưới cây.

Khi tưới cây phải tưới đều từ trên xuống dưới, đi đi lại lại mấy lần cho chậu đầy nước mới thôi. Tùy theo thời tiết mà tưới cây. Nếu được nên tưới cây vào buổi sáng và buổi chiều khi tắt nắng, nếu trời quá nóng thì nên tưới muộn hơn. Cây vào mùa hè phải tưới nhiều hơn, cây mùa đông không cần tưới mỗi ngày mà phải giữ cho cây có độ ẩm.

Riêng cây trong nhà mỗi tuần tưới một lần tùy loại cây, có thể 10 ngày hay hai tuần. Cây trong nhà tưới nhiều thường dễ chết vì úng thủy. Những cây nhỏ nên lấy chậu nước ngâm vào khoảng 10 tới 15 phút rồi lấy ra, đặt lại chỗ cũ.

1. TÙNG

Tùng tượng trưng cho khí tiết người quân tử. Những tiểu bang miền bắc Mỹ, hay những nước bắc Á châu, người ta có cơ hội thuận tiện để trồng tùng làm kiểng. Ta thử ngâm lại câu thơ sau đây, xem có liên hệ với giá trị của tùng như thế nào:

Kiếp sau xin chớ làm người,
Làm cây thông đứng giữa trời mà reo.
(Nguyễn Công Trứ)

Cây tùng cũng là một cây giá trị, có thể chịu đựng khí hậu ở những vùng giá tuyết. Việc chăm sóc tùng ở miền lạnh giá không khó khăn như chăm sóc nó ở những vùng nhiệt đới.

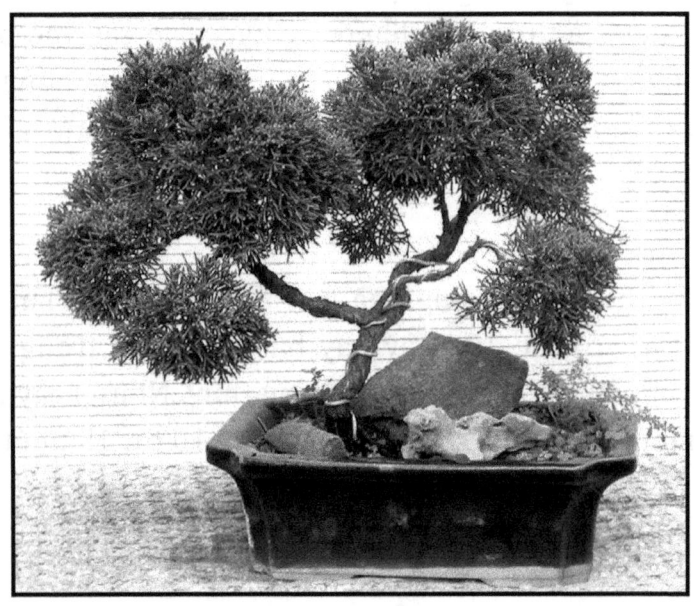

Hình 85. Cây Tùng Shimpaku

Tùng được những nhà chơi kiểng thích nhất vẫn là bạch tùng (white pine), rồi hắc tùng (black pine).

Ngoài ra còn có những loại như juniper mà những người chơi kiểng ở California rất trân quý đó là California juniper, sau đó là Japanese juniper mà tiếng riêng của nó là Shimpaku. Tùng nằm cũng được những người mới chơi kiểng ưa thích. Tùng gai có sức chịu đựng rất tốt ở những vùng nắng ấm. Người ta cũng trồng một số những cây tùng khác như scott, mugo (lùn), và một số loại tùng của Nhật.

CHĂM SÓC TÙNG

Tôi thấy một số người mình thích bonsai, đã bỏ tiền mua cả chục cây bonsai đắt giá, trong đó có tùng, phong, du là những cây quí trong các loài bonsai. Mua như thế dĩ nhiên là một bước nhảy vọt. Nhìn trong vườn trưng bày cây mua về trông thật thú vị. Thế nhưng việc quan trọng làm sao giữ cho cây sống được, làm sao có thể bón phân và cắt tỉa cho cây giữ được dáng đẹp của nó. Để bảo đảm cho cây sống tươi tốt, chúng ta nên tự trồng cây từ khi cây còn nhỏ. Đó là điều hữu ích, vì phải chờ thời gian lâu chúng ta mới có những cây có giá trị, thời gian cả chục năm hay hơn, chúng ta mới thu được kinh nghiệm bản thân, lúc đó mới có khả năng giữ những cây quí khỏi chết.

Tưới tùng: Tùng ở trong vườn ngoài trời cần tưới từ mùa xuân tới mùa lạnh, (tôi nói như thế vì tùy theo điều kiện thời tiết ở mỗi nơi), tưới một hai lần mỗi ngày. Vào những tháng cuối thu, rồi đông, chúng ta tưới ít hơn, dĩ nhiên phải giữ cho cây có độ ẩm tốt.

Phân bón: Cũng là điều quan trong giữ cho cây kiểng tốt tươi. Phân bón từ mùa xuân tới cuối thu. Những tháng hè nóng nực không nên bón phân, nhất là tháng bảy, tám và chín. Những cây èo ọt hay mới thay chậu, phải chờ cho nó trở lại tình trạng bình thường mới bón phân. Để duy trì sức sống cho những cây yếu, rụng lá, ngấp ngoải chết, cây mới thay chậu nên dùng superthrive tưới một lần mỗi tuần, tiếp tục ba, bốn tuần liền. Nhờ có hormone và các loại sinh tố sẽ giúp cây phục hồi sức sống và trở lại sự phát triển bình thường của nó.

Phân bón có thể dùng phân tan chậm 20-20-20 hay loại phân osmocote. Vào đầu mùa và cuối mùa nên tưới miracle grow thật loãng. Loại phân này rất thích hợp, vì tùng ưa nhiều chất đạm. Chúng ta cũng có thể tưới tùng bằng loại phân làm bằng rong biển. Cũng có thể tưới thêm phân cá (fish fertilizer). Không nên tưới một loại phân, mà phải thay đổi nhiều loại phân khác nhau. Đầu mùa xuân cũng nên bón những khoáng chất, nhất là chất sắt. Loại ironite rất tốt cho cây kiểng, giữ cho lá xanh tươi.

Về cắt tỉa tùng: Nên giữ dạng của nó cho khỏi bị thoái hóa. Cây tùng phải được thoáng và không chắn ánh sáng từ những cành trên che khuất những cành dưới. Cắt tỉa những cành mọc chọc xuống phía dưới.

Lúc nào phía dưới cành cũng phải bằng phẳng, không lá hay cành mọc thòng xuống.

Tháng hai, ba và tháng 10 nên bứt những búp tùng. Bứt búp đi ⅓ vào đầu xuân, nhưng tháng năm và tháng sáu thì bứt đi ⅔ búp. Khi những búp đã trưởng thành, sinh ra nhiều cành nhỏ, chúng ta nên cắt bớt cành. Lúc nào cũng phải giữ cho tàn cây thoáng khí.

Thay chậu cho tùng: Thường thay chậu vào tháng chín. Thay chậu mỗi hai ba năm. Khi thay chậu, việc trước nhất là phải cắt những giây kẽm dùng cột cây cho gió khỏi lay cây. Sau đó tháo gỡ những giây kẽm dùng uốn thân và cành cây. Khi tháo kẽm phải rất cẩn thận kẻo gẫy cành, nhất là những cành lớn. Những chỗ khó gỡ, nên dùng kìm cắt kẽm để khỏi bị hại cây. Với những cây lớn trong chậu lớn, phải rất cẩn thận. Đừng bao giờ dùng xẻng nạy cây, làm như thế có thể bị bể chậu. Cách tốt nhất là sau mấy năm rễ cây đã lan ra và bám thành vồng, ta chỉ cần nhẹ tay lắc thân cây cho lỏng gốc rồi lấy cây ra.

Khi lấy cây ra khỏi chậu rồi, chúng ta dùng cào, từ từ cào đất từ ngoài vồng vào, nhưng đừng bao giờ cào hết đất, nên để đất bám vào những phần rễ chính. Những rễ mọc dài phía chung quanh chậu, nên cắt đi ⅓ rễ, rồi cắt những rễ chết đi.

Khi trồng cây trở lại chậu, phải dùng lưới cắt lớn hơn lỗ ở đáy chậu. Dùng giây kẽm ghìm chắc lưới vào chậu, lưới giữ đất khỏi thoát ra ngoài khi chúng ta tưới cây. Sau dùng soil tốt trộn thêm ⅓ cát giúp cho dễ thoát nước. Loại soil lý tưởng đối với tùng là đất đào trong vườn, chỗ nào trũng nước mà dốc, vì nó có nhiều đất tốt, khoáng chất, mùn cây mục (loam). Rải một lớp đất mỏng xuống đáy chậu, khoảng 1 inch. Sau đó đặt cây vào chậu. Dùng giây kẽm luồn từ lỗ dưới đáy chậu, ghì chặt và buộc giữ cho cây vững. Từ từ rải đất vào gốc cây và chậu, có thể lấy một cây hay cán xẻng nhỏ nén chặt gốc, tránh không để những lỗ không khí trong vồng đất. Cho đất vào cách mặt chậu 1 inch là đủ. Lấy ngón tay cái nén thật chặt chung quanh vồng đất, sau đó rải một lớp sỏi nhỏ để khi tưới đất không bị bắn ra ngoài.

Uốn cây: Người ta thường uốn cây vào tháng 9 hay tháng mười cho tới tháng ba. Dùng tùy loại kẽm cho thích hợp. Kẽm thường được gỡ ra sau sáu hay bảy tháng để cho thân và cành giữ được nếp uốn. Phải rất cẩn thận quan sát những thép uốn, nhất là vào mùa xuân là lúc cây phát triển, tránh kẽm ăn sâu vào cành cây, vì như thế khi gỡ ra thân hay cành cây có thể bị thẹo ăn sâu vào thân hay cành cây trông mất mỹ thuật.

2. CÂY PHONG (MAPLE)

Phong có vẻ đẹp riêng. Mùa thu lá phong đổi mầu trông rất đẹp. Hầu hết phong bắt nguồn từ Đông Á châu nhất là Tàu có tới 80 loại khác nhau. Nhật và miền đông Himalaya có khoảng 20 loại khác nhau. Bắc Mỹ và Âu châu có khoảng 9 loại.

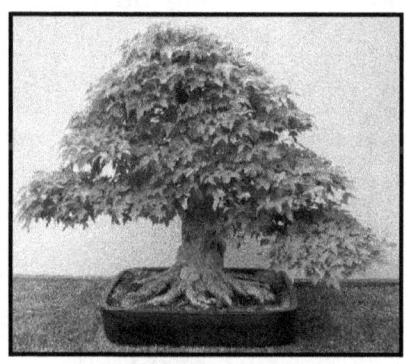

Hình 86. Cây Phong

Phong thường mọc ở những vùng lạnh lẽo và ẩm ướt. Ở Bắc Mỹ từ những vùng 4, 5 trở lên cho tới Canada, người ta thấy rất nhiều cây phong, có nơi mọc thành rừng trông rất đẹp. Vào mùa thu người ta có dịp thưởng lãm những khung cảnh khi cây đổi mầu.

Ở Canada có rất nhiều phong. Nước Canada đã chọn hình lá cây phong làm cờ quốc gia. Người ta lấy mật từ cây phong làm đường và các loại sản phẩm mật phong (maple syrup). Mật phong ăn rất ngon, người ta dùng chế nhiều thức ăn so với đường mía không kém phẩm lượng. Phong trồng làm cây trang trí trong thành phố hay những khu dân chúng cư ngụ. Cây phong dùng làm gỗ, loại gỗ rất thông dụng ở Mỹ châu.

Nói về những cây kiểng bonsai bố trí bằng cây phong: người ta có thể chiết cành, hay trồng bằng hạt. Loại phong thông dụng dùng bố trí cây kiểng là loại phong lá có ba chĩa (trident maple). Cây chúng ta nhìn thấy hình ngay trên trang này. Có nhiều người cũng dùng phong nhật (Japanese maple), có nhiều dáng dẹp, hình thù lá cấu tạo uyển chuyển trông rất quyến rũ. Loại phong nhật cũng thường được trồng trước cửa nhà nhiều gia đình vì hình thù và dáng vóc mảnh mai của nó. Hai loại thông dụng là phong lá xanh (sangokaku), loại phong lá đỏ (bloodgood).

Phong, tùng và du là ba loại cây thông dụng đối với những người chơi kiểng bonsai. Phong có khả năng chịu sức lạnh giá của thời tiết băng tuyết. Những vùng khí hậu nóng nực rất khó để giữ cho cây phong tươi tốt. Cũng chính thế người ta thường trồng phong có lá ba chĩa (trident maple), có sức chịu đựng những vùng nóng nực rất khả quan. Ở những vùng nóng nực phải giữ cẩn thận: tưới hai lần mỗi ngày, để cây trong bóng mát.

Cắt tỉa: muốn lá phong nhỏ hơn mức bình thường, chúng ta nên tỉa lá vào đầu mùa xuân. Lá phong ba chĩa vào mùa thu đổi mầu vàng, đỏ hay tím.

Về cành phong, chúng ta tỉa vào tháng hai hay tháng ba, rồi tháng chín lại tỉa một lần nữa. Những cành mọc dài quá, có thể cắt đi ⅓. Sau khi tỉa lá vào mùa xuân, chúng ta có thể dùng kẽm uốn cây vào tháng ba hay tháng sáu.

Thay chậu: ta có thể thay chậu phong cứ mỗi hai năm cho những cây nhỏ và ba, bốn hay năm năm cho những cây lớn. Không nên để những cây lớn nhiều năm trong cùng chậu, vì cây mạnh có thể có hệ thống rễ rất mạnh không khéo làm bể chậu. Mặc dầu phong có khả năng chịu giá lạnh, nhưng những khi trời lạnh giá và đông đá, nên di chuyển cây vào nơi an toàn.

Về phân bón: mùa xuân cho tới tháng sáu. Phân 20-20-20 hay phân osmocote tan chậm rất hợp cho phong. Từ tháng sáu tới tháng 9 không nên bón phân, phải chờ khi trời mát trở lại mới bón phân. Trong thời gian này nên bón phân có lượng potassium cao để dưỡng rễ vào mùa thu.

Tưới cây: bằng nước giếng hay nước mưa rất lý tưởng. Nếu bất khả kháng mà phải tưới bằng nước máy, lâu lâu nên pha dấm loãng vào nước máy để tưới phong. Loại dấm lý tưởng vẫn là dấm táo đỏ.

3. CÂY DU (CHINESE ELM)

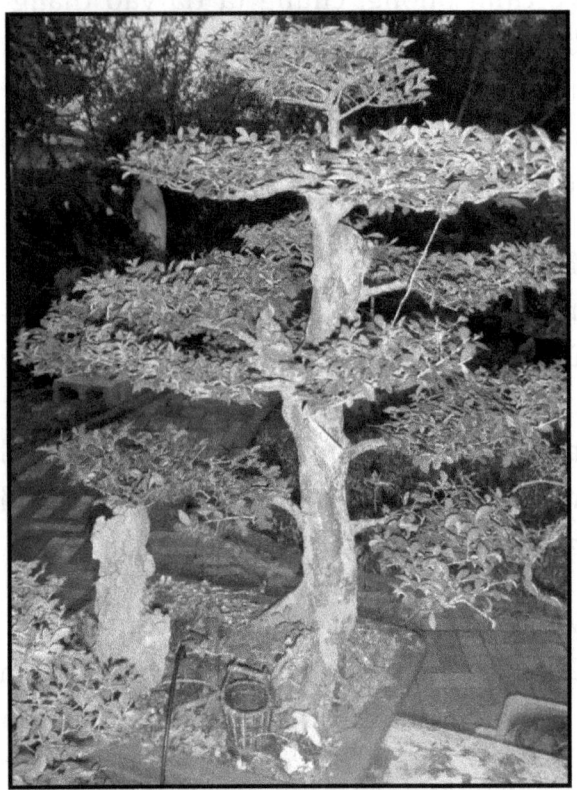

Hình 87. Cây Du cổ thụ

Cây du mà quý vị trông thấy ở đây cao bốn feet, bề ngang 3 ft. Sức nặng hai người khỏe mới khiêng nổi. Tôi vào chậu năm 1998. Từ khi vào chậu tới nay cây phát triển rất chậm. Đó là đặc tính của những cây trong chậu. Nhưng dù sao cũng phải nói: từ khi vào chậu tới nay cành cây được chăm sóc uốn tỉa để có thể có hình thù như ngày nay. Cũng tùy thời tiết và việc đổi mùa mà cây có những hình thù dáng vóc khác nhau: mùa đông cây trơ trọi, lúc xuân sang, những búp nhỏ bằng hạt tấm cứ từ từ hiện lên cho tới khi những mầm biến thành lá xanh tươi. Khi mùa xuân vừa trở lại thì mỗi ngày cây có một vẻ đẹp khác thường. Đó cũng là phần thưởng của những người chơi cây kiểng. Mỗi ngày ra ngắm cảnh đều có dịp thưởng thức vẻ đẹp của nó.

Hết mùa xuân sang hạ thì cây trở nên xanh đậm và cũng chính là lúc chúng ta phải cắt tỉa những cành và lá mọc không đúng vị thế, sau đó phải uốn cho cành cây tương xứng nhau. Phía đỉnh cây bao giờ cũng là ngọn (apex) được tỉa gọn lại. Rồi những cành kế tiếp từ từ rộng ra, cứ như thế giúp cho cây trở lên có vẻ đẹp mạnh mẽ.

Trước khi đưa cây vào chậu, tôi phải đào từ một chậu một gallon. Chậu này nằm dưới đất khá lâu. Khi đào lên, lựa thân chính với gốc, rồi một gốc phụ cũng có một thân mọc lên, đó là cây thứ hai, rồi dưới gốc chính có thêm một rễ lớn và một cành mọc lên nữa. Như thế tôi được ba cây khá lớn. Tất cả đều được đưa vào chậu.

Rút kinh nghiệm (tips): cây muốn chóng lớn và phát triển khả quan, chúng ta phải chôn chậu xuống lòng đất, có thể nửa chậu, hai phần ba chậu hay cả chậu nằm dưới mặt đất. Từ hoàn cảnh này, cây phát triển, chúng ta để ý uốn nắn theo sở thích cho tới khi cho cây vào chậu. Đây là phương thức quan trọng nhất để trồng một cây bonsai có khổ cao lớn dùng cây chủ chốt trong vườn kiểng.

Cây du có khả năng chịu đựng sức nóng nực, nên rất thích hợp cho những vùng miền Nam nước Mỹ như Texas, California hay Florida.

Cây du (elm) tôi có hình trên đây là chinese elm. Elm của Tàu có hai loại: một loại lá rất nhỏ và loại lá lớn. Loại lá lớn đa số nhiều người thích trồng vì nó có sức chịu đựng rất tốt. Mỹ cũng có loại elm (american elm) mọc rải rác nhiều nơi. Những người chơi kiểng không thích chơi nó vì thân sần sù không đẹp, lá to trông thô. Chinese elm có lá bóng mượt, thân trông giống thân cây ổi hay thân cây tường vy.

Chăm sóc và trồng tỉa: Cây du thường cao tới 18 hay 20 thước tây, trông rất xum xuê, hùng vĩ. Cũng chính thế mà nhiều thành phố hay những nơi như chùa chiền, giáo đường thường cấy cây du cho có dáng dấp quyến rũ và có bóng mát bao trùm cả một góc công viên.

Cây du kiểng cũng có những vẻ đẹp riêng của nó về cành lá xanh tươi, về thân bóng lọng và rễ rất gồ ghề. Tại sao chúng ta phải chọn một cây đẹp và quý để làm cây kiểng? Quý vị thử nghĩ một cây trồng để ta có dịp thưởng lãm cả đời người, phải dồn bao công sức chăm sóc, cắt tỉa và tưới bón, thì làm sao không kiếm một cây quý hay có giá trị để dồn hết sức lực và nghệ thuật vào nó.

Trồng cây du: Cây du có thể trồng bằng hạt hay bằng cành hay chiết cành.

Tưới cây: nếu để trong nhà, ta tưới mỗi tuần, nhưng từ mùa xuân cho tới mùa thu, khi trưng cây ngoài trời chúng ta phải tưới ngày một hai lần tùy sức nóng ở bên ngoài.

Phân bón: chúng ta có thể bón cây du bằng phân hóa học loại osmocote 19-6-12 hay easy grow 18-6-12. Chúng ta nên làm quen với những công thức hóa học của phân như tôi đã giải thích tường tận ở trên.

Chúng ta cũng có thể bón phân hữu cơ cho cây du. Phân hữu cơ có tính cách bền bỉ lâu dài cho cây. Thỉnh thoảng cũng phải thay phân chứ đừng bón một loại. Cây cũng cần những khoáng chất. Việc tốt nhất là chọn những phân có công thức tôi vừa kể trên, nhưng nhà sản xuất cũng thêm vào các loại khoáng chất cần thiết cho cây. Do đó khi mua phân, quý vị nên đọc kỹ những tin tức trên bao phân và cách chỉ dẫn cần thiết cho việc bón phân.

Cắt tỉa, thay chậu và uốn thép: Trong suốt năm khi thấy những cành cây du mọc dài ra, ta cần cắt tỉa tùy theo cành lớn cành bé cho tương xứng với những cành chính. Nếu không cắt tỉa, cành cay du sẽ mọc hỗn loạn làm mất dáng dấp đẹp của nó. Trong những lúc cây phát triển mạnh, ta nên cắt ngắn cành lại chỉ để những cành nhỏ chỉ có ba bốn lá thôi.

Những cây nhỏ cứ hai ba năm phải thay chậu. Phải để ý vì nhiều khi tưới, nước xối làm cho đất trôi hết có hại cho rễ cây. Trong trường hợp này chúng ta có thể lấy đất trong vườn, ở những đường nước chảy, chỗ đó là đất tốt nhất trong vườn có nhiều mầu mỡ (loam). Ta có thể bóp nhỏ rắc vào chậu cho đủ, rồi lấy sỏi rải lên trốc để khi tưới, đất không bị bắn ra ngoài.

Những tháng cuối mùa xuân và đầu hè, ta nên uốn cây. Đây là điều nên nhớ (tips) tay trái uốn cành cây, tay phải cuốn thép, làm như thế lúc nào thép cũng ôm sát cành cây hay thân cây.

BẠCH QUẢ (GINKGO BILOBA)

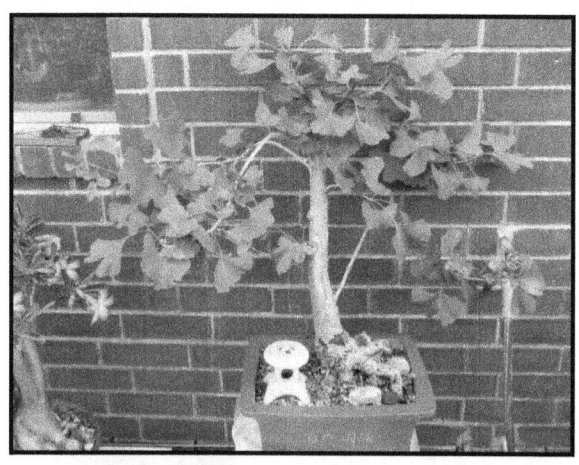

Hình 88. Cây Bạch Quả

Cây bạch quả này được lấy từ một chậu 15 gallons đã cấy từ nhà vườn 40 năm. Tôi trồng vào chậu bonsai năm 1998 và uốn nắn trưng ngay phía cửa sổ sau nhà. Vì thân cây đã già, nên không thể uốn thân mà chỉ có thể uốn cành cho có vẻ uyển chuyển thôi.

Bạch quả là cây quý có khả năng sống nhiều thế kỷ. Trong Thú Điền Viên, tôi đã dành riêng một chương viết về bạch quả với dược tính của nó nhân dịp tôi đi New Jersey thăm bà chị của tôi vào mùa thu 1993. Cũng trong dịp này, tôi đi lượm những hạt bạch quả rụng dưới gốc cây, rửa sạch đưa về nhà. Tôi có gieo hạt trong chậu plastic, ít tháng sau, cây mọc lên. Tôi bắt đầu chăm sóc và uốn nắn cây bạch quả này. Sau ít năm cho vào chậu. Cây Bạch quả này tính tới nay được 19 tuổi. Vì thân mềm mại được uốn nắn từ khi nó còn non mới có được hình thù như quý đọc giả nhìn thấy. Cây cao 19 inches và chiều ngang cành 20 inches. Có một điều đặc biệt là không ai nghĩ chúng ta có thể trưng một cây bạch quả nhiều tháng trong nhà, vì đây là loại cây sống ngoài trời.

Tôi muốn thử xem sức chịu đựng của cây như thế nào: đầu mùa xuân khi cây mới trổ lộc, lá xanh tươi, tôi đem vào trưng trong nhà. Suốt năm vào năm ngoái cây chịu đựng sống tốt đẹp trong nhà, cho tới cuối mùa thu, cũng như những cây khác khi bắt đầu rụng lá. Tôi đưa cây ra ngoài trời để suốt mùa lạnh, vì biết cây có sức chịu lạnh tốt. Mùa xuân năm nay, cây trổ lộc và có cành lá xanh tươi, tôi lại đưa vào trưng trong nhà. Tôi chụp hình này để cống hiến quý vị. Có ai ngờ cây bạch quả có thể sống nhiều tháng trong nhà từ đầu xuân tới cuối thu (tips).

Bonsai Bạch Quả: Người ta ít để ý tới việc cấy một cây bạch quả làm kiểng. Ước mong của tôi là sau khi quý đọc giả, nhất là những người chơi cây kiểng bonsai, khi đọc những tin tức trên trang sách này bắt đầu nghĩ tới việc trồng một vài cây bạch quả trưng trong vườn cảnh bonsai để có cơ hội thưởng thức và tựa trên những tin tức này, quý vị vững tâm chuẩn bị cho những cây bạch quả trong tương lai.

Bạch quả là một cây có khả năng sống nhiều thế kỷ, chịu đựng những khắc nghiệt của thời tiết. Người ta có thể chứng minh được điều này: vào năm 1945 khi quân đội Mỹ thả bom nguyên tử tại Hiroshima, một số cây bạch quả chỉ cách nơi thả bom một hai cây số, đa số động vật và thực vật bị tiêu diệt, nhưng những cây bạch quả, mặc dầu bị đốt cháy, nhưng vẫn sống sót và phục hồi rất nhanh chóng.

Theo nhận xét của tôi thì những vùng nắng cháy như ở tiểu bang Texas, cây bạch quả phải chịu rất nhiều thử thách để có thể tồn tại. Trái lại những vùng như Dallas hay Oklahoma, cây bạch quả phát triển khả quan hơn. Tôi không thấy những vùng nóng nực người ta trồng bạch quả. Nhưng những nơi như vùng tây bắc Mỹ hay các tiểu bang Virginia, Pensylvania, người ta trồng bạch quả trên hai bên đường phố để vừa có những cây quý khoe sắc trong mùa xuân và nhất là khi lá đổi mầu vào mùa thu, cả thành phố lá bạch quả trông giống như những đàn bướm muôn mầu bay lượn thật mơ mộng. Ở Pensylvania, chính phủ còn cho giá rất đặc biệt cho những ai mua bạch quả cấy trước nhà để trưng bày như những cây kiểng.

Bây giờ chúng ta thử mua một cây bạch quả trong chậu 5 galons, đem về làm bonsai. Thân nó bằng ngón chân cái. Quý vị thử cấy vào chậu kiểng, cắt sát gốc, đợi ít tháng khi nó mọc lên cao độ 5 hay 6 inches, chúng ta bắt đầu lấy thép uốn thành cây kiểng bonsai (tips). Và cứ như thế năm mười năm sau chúng ta đã có một cây bạch quả trưng trong nhà cho tới hết thu đưa ra ngoài cho cây hồi tỉnh, mùa xuân tới khi cây trổ lộc, mọc đủ lá, ta lại đưa vào nhà thưởng lãm.

Chăm Sóc Cây Bonsai Bạch Quả: Vào mùa xuân, khi cây đã đâm chồi, lá mọc đủ, chúng ta có thể bón phân osmocote, loại phân tan chậm (60 ngày hay 90 ngày) là đủ cho nó.

Cây bạch quả có lá rất nhiều. Mỗi đốt có thể mọc sáu bảy lá. Lá chẻ đôi như cánh bướm. Khi uốn cây, nếu thấy rậm quá, chúng ta có thể tỉa bớt lá, cây không bị ảnh hưởng.

Nếu cây trưng trong nhà, mỗi tuần hay 10 ngày tưới một lần. Xin lưu ý: cây trong nhà tưới nhiều quá có thể chết vì úng thủy. Cây ngoài trời mỗi ngày tưới một lần, nhưng khi trời nắng quá nên tưới hai lần vào buổi sáng sớm và buổi chập tối.

Mỗi hai hay ba năm phải thay chậu. Nên thay chậu vào mùa xuân hay cuối thu khi khí trời bắt đầu dịu lại. Nếu có cây nhiều rễ quá, ta có thể cắt bớt rễ.

Mùa hè nên để cây bạch quả dưới bóng cây hay những nơi có bóng mát.

4. CÂY BÔNG GIẤY (BOUGAINVILLEA)

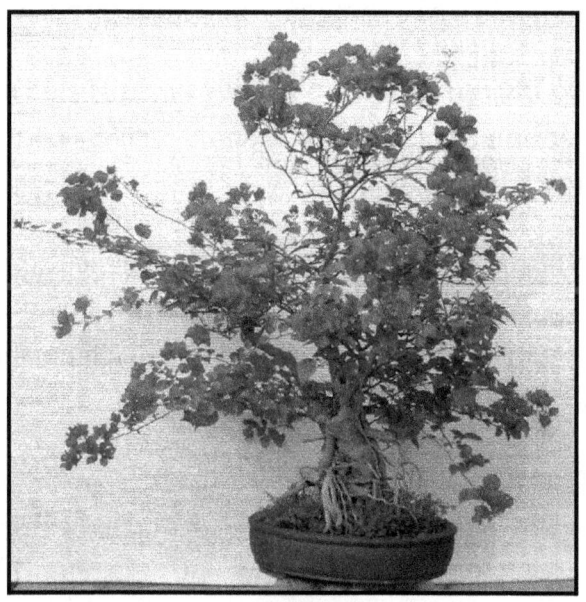

Hình 89. Cây Bông Giấy

Bông giấy được người ta ưa trồng vì vẻ đẹp lộng lẫy của nó. Có thứ đỏ, có thứ vàng da cam, có thứ tím. Bông giấy thường mọc theo hàng rào, mọc theo tường hay leo vào những cây lớn.

Có 14 loại bông giấy khác nhau. Tuy nhiên người ta thường trồng ba bốn thứ để trang hoàng trong vườn.

Bông giấy ưa khí hậu vùng nhiệt đới như vùng Đông Nam Á châu, miền nam bắc Mỹ, hay trung Mỹ. Tuy nhiên vì yêu vẻ đẹp của nó, những người ở vùng ôn đới cũng trồng. Thường người ta trồng trong chậu. Vào mùa hè đưa cây ra ngoài, mùa lạnh đưa cây vào.

Để cho có nhiều hoa, cây cấy dưới đất người ta thường ít bón phân, dưới gốc chận gạch đá cho nó sống trong tình trạng chật hẹp.

Những người chơi kiểng cũng ưa chuộng trồng bông giấy trong chậu. Thường người ta bứng một cây bông giấy dưới đất, cây già, có gốc lớn để có thể trưng rễ khi vào chậu.

Cây bông giấy rất dễ sống. Do đó khi cho vào chậu, người chơi kiểng thường hay cắt tỉa bớt rễ cho vừa khuôn của chậu. Khi cho cây vào chậu, thường chúng ta phải gài lưới làm bằng plastic để đất và mùn cây lâu ngày không bị trôi khi chúng ta tưới nước. Người ta cũng dùng loại thép cứng buộc ghì gốc cây vào chậu, tránh cho khi gió thổi không lung lay cây và giữ cho cây vững trong mọi trường hợp.

Phía trên cành, người ta cũng phải cắt tỉa gọn lại để trở thành cây kiểng có dáng vóc. Mỗi khi những khóm hoa sau khi nở đã tàn, thường chúng ta phải cắt đi để cây khỏi mất sức và để những nhánh khác có thể phát triển, đâm bông.

Cây bông giấy trong chậu khi để ngoài trời từ mùa xuân cho tới thu, chúng ta phải tưới mỗi ngày. Khi mùa lạnh tới, chúng ta phải đem vào nhà hay những nơi ấm cúng.

Chúng ta cũng phải bón phân cho bông giấy vào mùa xuân và mùa hè. Bón những loại phân cho nở hoa có số giữa cao hay bón superthrvie thật loãng.

Bông giấy rất dễ cấy. Chúng ta có thể cắt cành dâm vào chậu một hai gallon tùy lớn bé. Trước khi dâm vào chậu nên chấm vào bột root hormone hay trong chậu có năm ba giọt superthrive.

5. CÂY SI (FICUS)

Một buổi sáng cách đây bốn năm, chúng tôi rời Cancun đi sâu vào một thành phố của Mễ Tây Cơ. Cảnh tấp nập buổi sáng nhắc chúng tôi nhớ lại sinh hoạt ở Sàigòn. Cảnh sát có cả những người dân, tụ tập ăn hàng gánh thật vui vẻ dưới gốc cây si cổ thụ rễ tỏa xuống chằng chịt.

Cây si mà đa số những người chơi cảnh thực thú vị. Trong họ của cây ficus. Người ta ước tính có khoảng

800 loại thuộc họ ficus. Có những cây to, nhưng cũng có những cây nhỏ tụ tập lại như bụi cây, lại có những cây leo lên thành dây. Có nhiều loại có trái ăn được, chúng có những trái rơi rụng xuống cành, mọc thành cây con rồi từ đây tỏa gốc xuống tới tận gốc làm thành rễ phụ.

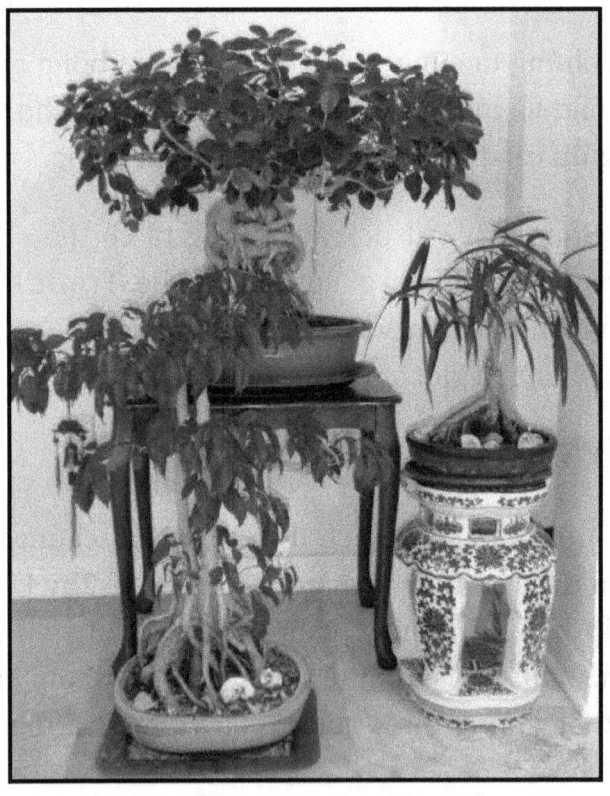

Hình 90. Ba Loại Si

Những người chơi cảnh hay kể cả trong dân gian, người ta thường nhắc tới cây si với nhiều loại lá nhỏ, lá dài như lá liễu hay lá tròn (ảnh trang bên cạnh). Ngoài si ra phải kể đến bồ đề, sung, sung vả, sanh (chúng cùng họ ficus).

Si lá có mủ, là cây vùng nhiệt đới nên không chịu được khí hậu lạnh. Người ta thích trồng si làm cảnh vì si có lá đẹp, thân đẹp và có những rễ phụ chằng chịt thả xuống từ thân cây. Cành si rất dẻo dai nên chúng ta có thể uốn một cách dễ dàng. Vì cây si phát triển rất lẹ, nên ít tháng sau khi cuốn thép, phải để ý kẻo thép ăn lẳn vào thân hay cành thành vết trông mất mỹ thuật.

Chúng ta có thể để cây si nhiều năm trong nhà mà không sợ chết, miễn là nơi có nhiều ánh sáng, mùa đông tránh nơi có máy sưởi. Mỗi hai tuần tưới cây một lần và cũng phải tỉa cành cho ngay ngắn.

Khi trời nắng ấm, nếu muốn cây si phát triển mau lẹ, chúng ta có thể đưa cây ra ngoài, nơi có nhiều bóng mát. Khi đưa cây ra ngoài, chúng ta phải tưới hằng ngày.

Chúng ta cũng có thể cấy si vào một hay 2 gallon một thời gian hai ba năm: cứ quên đi. Biết đâu khi rỡ ra, có những gốc và rễ chằng chịt rất đẹp. Lúc đó chúng ta trồng vào chậu kiếng, gốc rễ phơi ra rất đẹp.

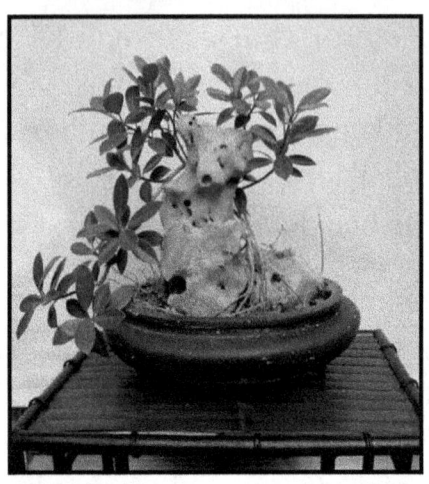

Hình 91. Cây Si Chiwawa

Ngoài si, người ta cùng trồng những cây sung có trái trong chậu để trưng trong ngày tết cho có hên (theo tín ngưỡng nhân gian).

Cây bồ đề được người ta trân quý vì theo truyền thuyết, Đức Phật ngồi thiền và giác ngộ ở dưới gốc cây bồ đề. Với người theo tín ngưỡng nhà Phật thường coi cây bồ đề có tính cách linh thiêng.

Cây bồ đề thường được cấy ở đầu làng hay như ở làng tôi: một cây đa cấy ở đầu làng còn cây bồ đề cấy ở giữa làng. Cả hai cây đều được lũ trẻ chúng tôi yêu thích. Cây đa cho trái ăn, cho bóng mát những lúc trời nóng nực. Cây bồ đề có lá đẹp, thân có nhiều kẽ, trong đó chúng tôi thường bắt những con bật bong để chơi.

6. CÂY HOÀNG DƯƠNG (BOXWOOD)

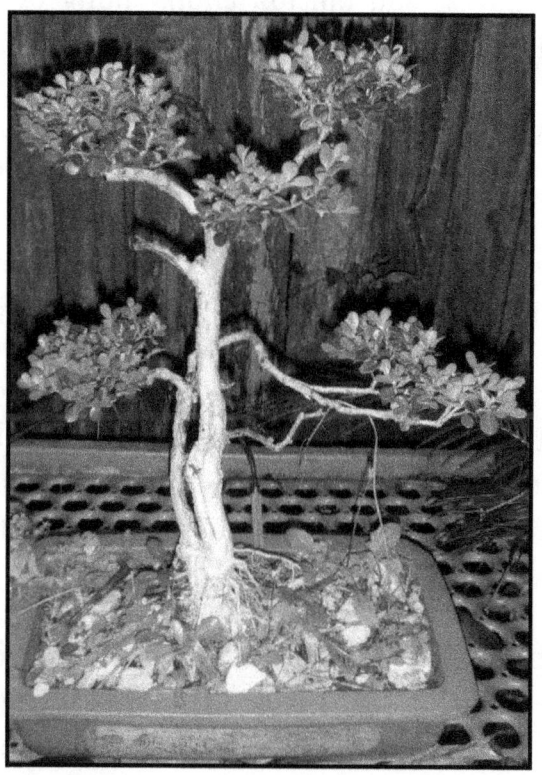

Hình 92. Cây Hoàng Dương

Chúng ta thấy miền nam Hoa kỳ, phía trước nhà, người ta hay cấy những bụi cây, cắt tỉa, xén rất đẹp, đó là cây Hoàng dương.

Những người biết loại cây này rất thích thú khi uốn nắn, đưa vào trồng trong chậu kiểng. Thường cây hoàng dương từ giống Đại Hàn lá nhỏ và xinh hơn.

Chúng ta trước khi chọn một cây làm kiểng nên để ý đến việc này vì sau khi lựa chọn, chúng ta phải mất nhiều năm vun trồng mới có được một cây kiểng.

Hoàng dương là một cây thân lá rất đẹp, nhất là sức chịu đựng thời tiết khắc nghiệt của nó. Chúng ta để loại cây này suốt năm ngoài trời, không sợ nó chết. Những vị lớn tuổi nên chơi những loại cây evergreen như thế này, khi không còn sức khuân cây ra vào.

Hoàng dương có thể chịu lạnh tới độ đông đá, ít phải tưới, thân mềm dễ uốn nắn. Chúng ta chỉ cần bón phân vào mùa xuân và mùa thu là đủ. Hai ba ngày ở ngoài trời tưới một lần vào mùa hè. Một hai tuần tưới một lần vào mùa thu hay mùa đông.

Phía sau vườn, nếu chúng ta muốn cấy xuống đất làm cây kiểng lớn một chút thì rất đẹp, tô điểm cho khuôn viên thêm phần khả ái. Có thể trong một cặp cho tương ứng với nhau.

Có những cây hoàng dương lớn trong vườn, chúng ta cũng có thể bứng lên cho vào chậu. Thường trong trường hợp này chúng ta có thân của nó vạm vỡ và nhất là có thể trưng rễ của nó lên. Sau vài thập niên, hoàng dương trở nên cây cổ thụ, thân sần sù. Khi uốn cây thành thế dù che, bên dưới để hình tượng con trâu hay ông già ngồi tư lự dưới gốc sẽ đem lại nhiều suy tư và cảm hứng cho các cụ không chừng!

7. CÂY Ô-LIU (OLIVE)

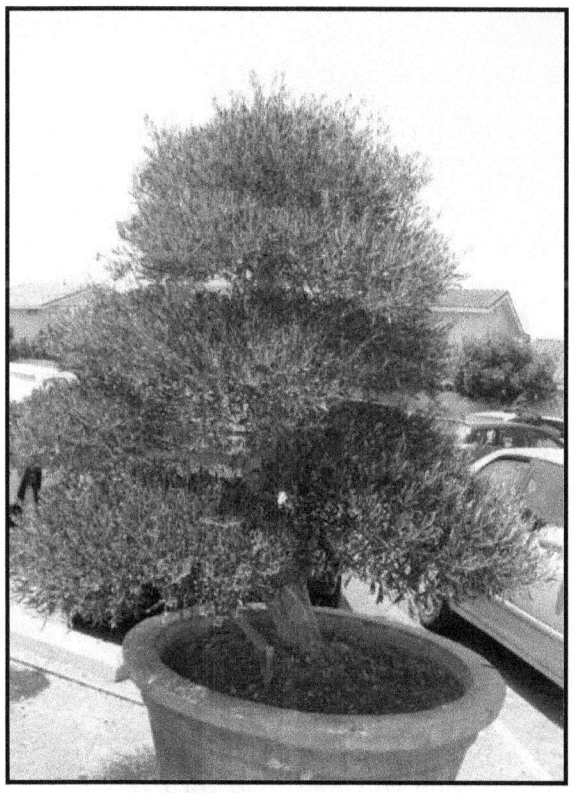

Hình 93. Cây Ô-liu

Tôi thấy một số những người chơi cảnh, trong vườn của họ cũng có cây olive. Olive được nhiều người ưa chuộng vì tên tuổi của nó.

Olive tên gọi của nó là olea. Theo sách Botanica thì nó có khoảng 20 loại khác nhau trong họ của nó. Olive nổi tiếng vì dầu của nó. Ở Âu châu, nhất là nước Ý, người ta thâu nhiều lợi nhuận nhờ việc trồng olive và nhờ đó sản suất dầu đi khắp nơi.

Dầu olive là loại dầu rất quý trên thị trường. Khi chúng ta đi về miền quê nước Ý, chỗ nào cũng thấy trồng olive lẫn lộn với những vườn cam chanh đỏ rực nhiều trái.

Càng đi về miền nam như Napoli, ta càng thấy những cây olive to lớn nổi lên giữa những hàng cây được cắt tỉa ngắn để khi hái trái không gặp trở ngại. Chúng ta cũng thấy người ta bứng olive vào những chậu lớn làm kiểng.

Olive có sức chịu đựng rất dẻo dai trong mọi cảnh huống và thời tiết. Trồng một cây olive làm cảnh, chúng ta không lo phải chăm sóc nhiều như những cây khác.

Chúng ta có thể tưới cây một hai lần trong tuần khi để ngoài trời vào mùa hè và hai ba tuần một lần vào mùa thu và mùa đông.

Cây olive khi cành còn non có mầu xanh và mềm rất dễ uốn nắn.

Về phân bón, chúng ta có thể dùng osmocote: 19-12-06, loại ba tháng hay sáu tháng tan chậm, như thế đủ cho một mùa bón phân từ xuân sang thu. Nếu muốn thúc rễ, nên bón loại phân thúc rễ hay một ít muối hột Epson Salt vào mùa thu. Nên chú ý: đừng bón nhiều muối quá kẻo chết cây.

Vào đầu xuân, chúng ta cũng có thể bón loại phân ra trái có số giữa lớn hơn như superbloom hay bloombuster.

8. CÂY ĐINH LĂNG

Cây đinh lăng có tên khoa học là Polycias. Có khoảng 100 loại thuộc họ Ngũ Gia Bì (Polycias Araliaceae).

Đinh lăng được trồng tại những vùng ấm nắng ở Á châu, Úc châu, vùng Thái Bình Dương. Đinh lăng có mùi thơm ngon, người Việt và người Tàu thường dùng trong việc ăn gỏi cá.

Cây đinh lăng có lá nhỏ từng chùm, có hoa và trái nhỏ nếu được trồng đúng tiêu chuẩn. Người ta thường trồng trong vườn vì hơi thơm của nó. Đinh lăng có thể trồng bằng cành dâm vào chậu hay trồng bằng hạt.

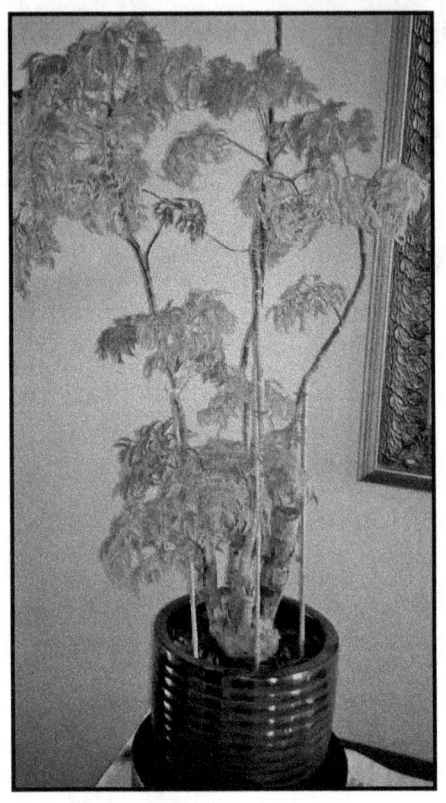

Hình 94. Cây Đinh Lăng

Cây đinh lăng có rễ lớn hay có củ được người Tàu gọi là đại sâm rất bổ. Tuy thế đừng vì nghe bổ mà những vị cao tuổi, áp huyết cao phải cẩn thận không nên dùng.

Người Á châu thường trồng cây đinh lăng trong chậu làm kiểng. Thân cũng như lá cây đinh lăng rất mỏng manh. Khi trồng trong chậu, dĩ nhiên có thể dùng thép uốn nó, nhưng bình thường thì không cần. Để giữ dáng đẹp của nó, ta chỉ cần tỉa lá là đủ.

Mỗi năm vào mùa xuân ta bón osmocote 19-12-06. Nếu để cây trong nhà tưới mỗi hai tuần. Cây ngoài trời tưới hằng ngày, phải để ý tới những cơn gió lớn có thể làm gẫy cành hay gẫy thân cây.

Có nhiều vị vừa vì hiếu khách, vừa vì là cái thú ăn chơi, khi ăn gỏi, đưa một cây đinh lăng kiểng cho khách bứt lá gói với những lá khác trước khi gắp cá vào chéo gói thành miếng ăn. Ăn chơi như thế và hậu đãi bạn bè như thế dưới con mắt của người chơi kiểng thấy đó là một cử chỉ hiếu khách không còn gì hơn.

Bình thường thì người chủ tỉa cây, cắt lá đinh lăng để lẫn lộn với những lá như lá sung, lá nghệ, lá cóc, lá chanh, lá gừng, lá mơ, lá tía tô, v.v... là đủ.

9. CÂY QUẤT HAY CÂY TẮC (KUMQUAT)

Quất thuộc loại chanh cam (citrus). Tôi đã nói nhiều về họ chanh cam trong phần cây ăn trái. Ở đây tôi muốn nói về những cây cảnh, đặc biệt cây dùng trưng trong những ngày tết của họ chanh cam.

Theo phong tục người Á châu, nhất là người Việt mình: ngày tết trưng cây trong nhà. Những cây thông dụng nhất là một cặp quất trong chậu hai ba gallon hay một cây quất lớn như hình bên hay chậu bonsai quất được uốn tỉa gọn ghẽ.

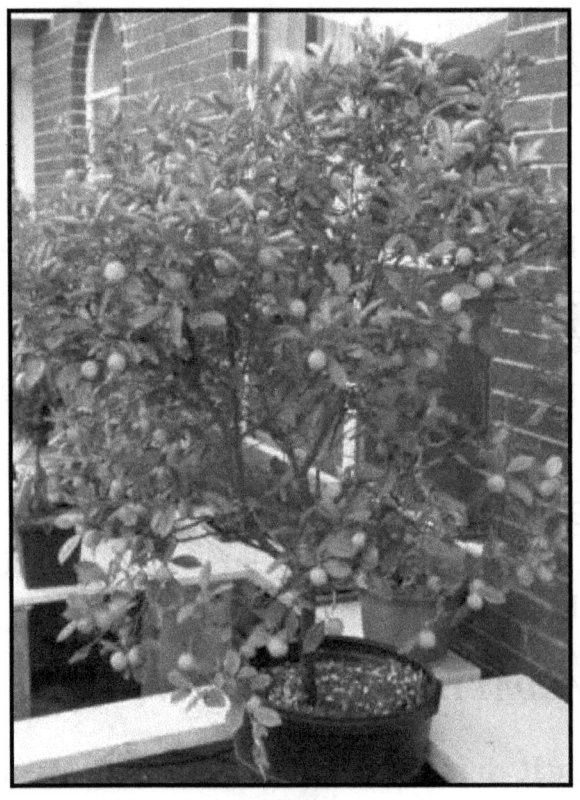

Hình 95. Cây Quất (Kumquat)

Người ta cũng có những cây thuộc họ chanh cam để trưng tết. Có thể một cây bưởi lớn, một cây cam hay cây quít hay hậu hĩnh nhất một cây vật thủ mà nhiều người kêu cây phật thủ, trái giống như tay Phật.

Cây quất kiểng người ta thường đưa vào nhà từ lễ cúng Ông Táo, không thì ngày ba mươi tết trước khi rước Ông Bà về ăn tết. Thường những cây quất lớn, hay cam hoặc vật thủ được để trên một miếng gỗ có 4 bánh xe lăn cho tiện đưa ra đưa vào.

Khi đưa vào nhà rồi, chúng ta cũng phải lo tưới cây hằng tuần để cây khỏi rụng lá hay rụng quả. Cây quất, cam hay bưởi kiểng thường cũng phải bón phân như những cây khác. Những cây họ chanh cam phải bón phân có lượng nitrogen cao như phân cỏ, nên hòa vào nước để khoảng mười ngày rồi ấy nước tưới. Đừng bao giờ bón phân khi cây đang ra hoa, kẻo hoa sẽ rụng và không đậu trái. Nên đợi cho trái lớn bằng ngón tay hãy tưới cũng không muộn gì. Cây quất ra hoa quanh năm nên việc bón phân giúp cho cây lúc nào cũng có hoa trái.

10. CÂY LỰU KIỂNG

Người ta thường chọn loại lựu kiểng, có trái nhỏ cấy vào chậu. Khi mùa xuân nắng ấm, cây lựu thường được đưa ra trưng ngoài vườn. Lựu kiểng rất ít chịu lạnh, vì thế vào cuối thu, người ta thường đưa vào trong nhà.

Từ màu xuân cho tới thu, cây lựu thường nảy lộc ra hoa, rồi có trái. Muốn cho lựu có hoa nhiều, chúng ta năng tưới phân mỗi tháng. Khi cây lựu có nhiều trái, nên tỉa bớt chỉ để năm ba trái thôi.

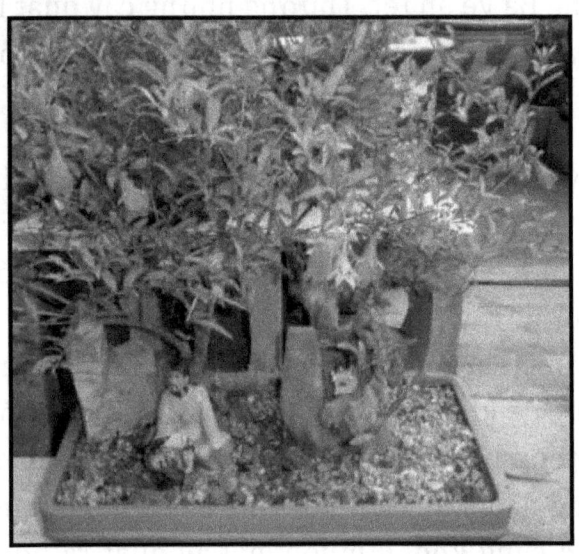

Hình 96. Cây Lựu Kiểng

Cành lựu thường vươn lên cao, do đó lựa cành tỉa cho gọn lại. Những cành đâm vào phía giữa chậu nên cắt bỏ.

Vào mùa lạnh, chúng ta phải đưa vào nhà hay nơi ấm áp. Lúc này là lúc tốt nhất một lần nữa tỉa và cắt bớt cành đi, chờ mùa xuân trở lại, cây lựu sẽ trổ thêm nhiều cành và tiếp tục ra hoa.

11. CÂY SỨ THÁI

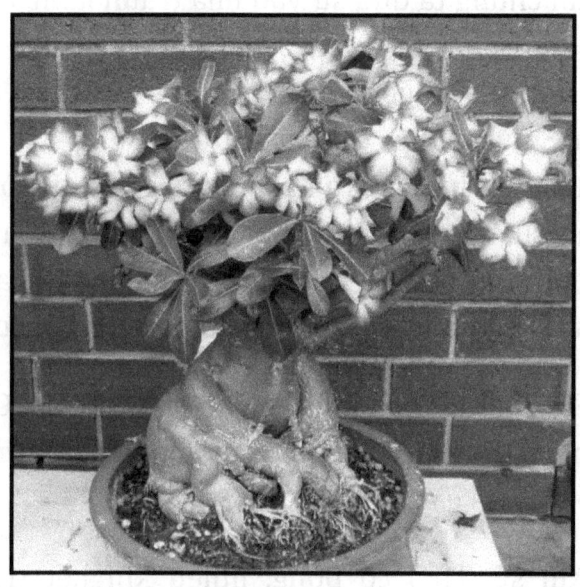

Hình 97. Sứ Thái Lan

Sứ Thái được nhiều người ưa trồng vì hoa rất đẹp. Sứ Thái không chịu lạnh, nếu không cẩn thận củ sẽ bị ủng và thối. Khi trời bắt đầu đổ lạnh, ta nên đưa sứ Thái vào nhà. Có nhiều người ở Houston chơi sứ, cuối cùng bỏ cuộc vì cây sứ có khi củ lớn thật đẹp mà không biết giữ cũng chết.

Vào mùa hè nên để sứ Thái ngoài trời nắng chói chang. Không cần tưới nước mỗi ngày, ngoại trừ khi cây đã thật lớn mới chịu được. Chừng ba bốn ngày tưới một lần. Mỗi tuần nên thúc phân ra hoa để sứ có hoa suốt mùa hè. Thường sứ có thể ra hoa ngay đầu mùa xuân. Khi chúng ta đưa sứ vào nhà tránh lạnh, cả tháng may ra mới phải tưới nước hay nếu chậu khô quá, ta nên xịt nước vào gốc và thân, cành. Với thời tiết giá lạnh vào mùa đông, cây sứ thường rụng hết lá. Đầu mùa xuân khi đưa cây ra ngoài trời, gặp khí trời thuận tiện, cây sứ trổ bông ngay rất đẹp. Sau đợt trổ bông này, lá mới bắt đầu ra. Phải đợi cả tháng hay hai tháng sau sứ mới có nụ và cứ như thế có hoa cho tới cuối thu.

Sứ Thái muốn cho gọn ghẽ phải cắt tỉa. Cành sứ rất mềm có thể uốn nắn. Quí vị cứ mạnh dạn đừng ngại, nên biết cây và cành sứ dẻo dai.

Khi sứ Thái có bông, nhiều khi kết trái. Trái thường giống trái sứ cùi, có hai trái gắn ngược vào nhau. Khi trái già, chúng ta nên theo dõi kỹ để khi vỏ vừa tách ra là cắt lấy trái già liền. Hạt sứ Thái được cấu tạo bằng một lớp lông khá dài ở hai đầu hạt. Khi trái tách ra, gió sẽ đưa hạt bay tứ tung, khó mà lượm được.

Muốn cấy sứ, chỉ cần cắt cành rồi để hai ba ngày cho nhựa khô, sau đó cho vào chậu dâm xuống đất. Cấy sứ bằng cách này không có củ mà chỉ mọc thẳng lên cây thôi.

Muốn sứ có củ, chúng ta phải cấy bằng hạt. Thường lấy một chậu nhỏ, cho đất tốt có trộn sẵn với peat moss. Sau khi ngắt lông hai bên hạt rồi thì rắc hạt xuống chậu, rồi rải một lớp mùn thật nhuyễn trên trốc. Một tuần sau, hạt bắt đầu nảy mầm. Phải đợi cả tháng sau, cây sứ con cao ba bốn inches chúng ta mới cấy riêng ra.

12. CÂY TRÂN CHÂU

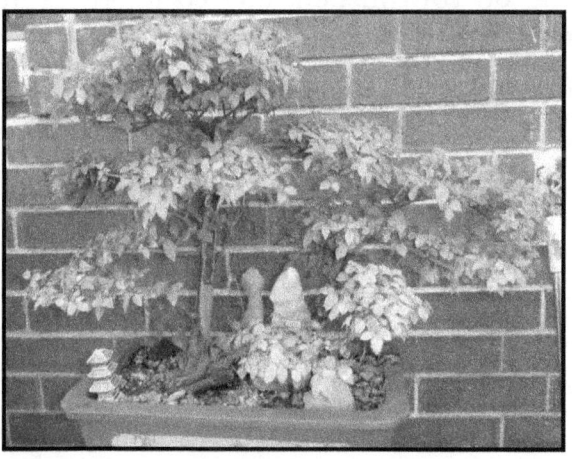

Hình 98. Cây Trân Châu

Cây trân châu có tên thực vật học là sageretia hay tiếng thông thường là cây sweet plum. Trân châu được cấy rất nhiều làm hàng rào khi trước chiến tranh tại bắc Việt Nam.

Trong một mẫu thổ khi chia cho các con. Tôi lấy ví dụ nhà chúng tôi được ông nội chia cho ba người con trai. Chung quanh trồng tre, ngoài tre là hào rãnh để ngăn chặn trộm cắp. Phía trước mỗi nhà có một cái ao. Phía trước ao trồng loại tre nhỏ có thể nhìn ra phía trước. Hai hàng rào chia cách ba gia đình cấy bằng cây trân châu.

Tại sao gọi là trân châu? Khi cây có hoa rồi có trái nhỏ gần bằng hạt bắp. Khi chín chuyển từ mầu xanh sang đỏ rồi tím đen. Cây có nhiều cành và mỗi cành có nhiều gai lớn. Cũng vì thế mà không có ai có thể đi qua hàng rào.

Cây trân châu có thể chịu giá rét. Do đó khi cho cây vào chậu kiểng, chúng ta không lo phải đưa ra đưa vào như những cây vùng nhiệt đới.

Người ta thích trồng loại cây này làm cảnh. Cây này cũng là những cây được người Tàu chơi kiểng từ lâu. Cây trân châu có thân rất đẹp giống như thân cây ổi hay cây tường vi. Lá mềm hình bầu dục. Cành tương đối cứng nhưng có thể uốn nắn được. Trân châu trổ cành rất mạnh, do đó ta phải cắt những cành không cần để giữ cho cây khỏi mất dạng của nó.

Những người chơi cây sau này mà không sinh trưởng ở miền bắc Việt Nam, không thấy và biết cây này, cứ tưởng chỉ có Tàu mới có, vì từ thập niên trước đây loại cây này nhập cảng từ Tàu sang Hoa kỳ. Người Tàu thường đào cây dưới đất rồi cắt tỉa cho vào chậu xuất cảng. Cây như thế không bền. Tôi đã phải lấy hạt cấy thì cây khỏe hơn và có thể uốn một cách dễ dàng hơn khi thân và cành còn non.

13. CÂY THANH TÙNG (TAXUS CUSPIDATA)

Cây thanh tùng: có người gọi là tùng la hán, thuộc họ Đỉnh Tùng (Cephalotaxaceae), tiếng Anh kêu là Yew.

Tùng xanh phát triển chậm, sống lâu trên vùng bắc bán cầu. Khi cây còn non có hình nón, lúc cây trưởng thành trở nên như một khối. Thanh tùng sống lâu nhiều thế kỷ.

Thanh tùng có sức chịu đựng rất dẻo dai với sự cay nghiệt của thời tiết kể cả lạnh giá hay hạn hán. Tùng có thể trồng bằng hạt hay chiết cành.

Loại tùng Taxus Baccata (English Taxus) mọc ở vùng tây châu Á, bắc Phi châu và ở Âu châu. Nó có lịch sử trong nhiều thế kỷ có liên hệ tới tôn giáo và văn hóa nhân loại. Người ta dùng gỗ của chúng làm cung tên. Thân gỗ khi già rất cứng.

Loại thanh tùng Taxus brevifolia, mọc miền nam Alaska, chạy dài xuống tới California và trải rộng ra tới dẫy Rocky Mountain. Mọc cao khoảng 15 mét và chiều ngang khoảng 10 mét. Thân vỏ có vẩy như vẩy cá mầu đỏ tím. Toàn cây đều có chất độc rất nhiều. Vỏ của loại thanh tùng này được dùng làm thuốc taxol để chữa trị bệnh ung thư, đặc biệt ưng thư buồng trứng.

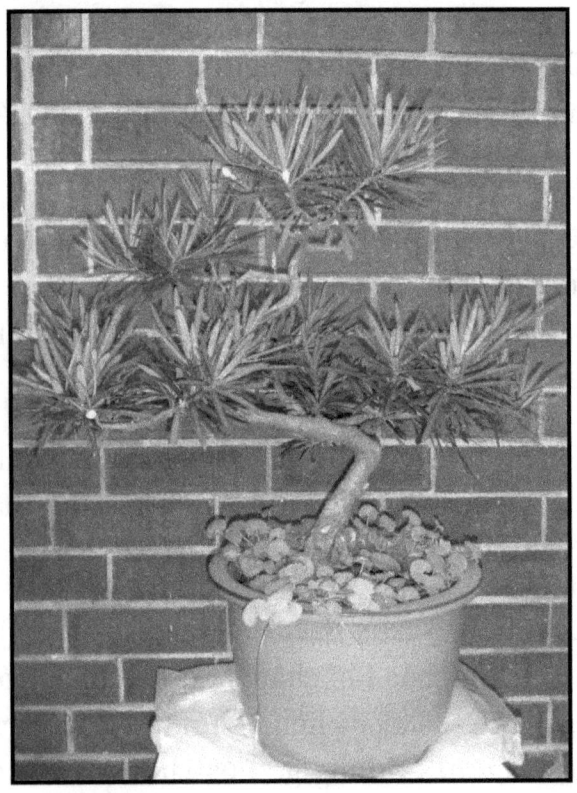

Hình 99. Cây Thanh Tùng

Loại thanh tùng Taxus cuspidata, japanese yew: (thanh tùng Nhật). Loại tùng này tương đối nhỏ hơn các loại thanh tùng khác. Đây là loại thanh tùng rất được người ta biết đến. Cây có thân hình nhỏ hơn, lá dầy đặc thành từng chùm, mặt trên lá xanh đậm, mặt dưới lá mầu nhợt hơn. Cây có khả năng chịu bụi bặm và cũng là loại cây được người ta ưa chọn trồng trong những khu gia cư, thiết kế bối cảnh trông nhất đẹp mắt trong thành phố.

Những người chơi cây kiểng ưa trồng loại cây này vì nhiều đặc tính của nó: cây phát triển chậm, lá đẹp rất dễ cắt tỉa. Thân mềm tiện việc uốn nắn. Cây kiểng có thể chịu đựng mọi loại thời tiết, ít phải tưới bón như những cây kiểng khác. Phân bón vào mùa xuân và cuối thu trước khi vào đông. Các loại phân như 19-12-06, hay 13-13-13 hoặc 14-14-14 hay những loại phân tương tự đều có thể dùng cho loại thanh tùng. Khi lá quá dầy đặc, ta có thể cắt ngọn, sau đó những chồi mọc ra. Ta chọn một hai chồi, các chồi khác cắt bỏ.

Từ mùa xuân cho tới hết mùa thu tưới cây mỗi ngày một lần. Cây để ngoài trời suốt năm.

Một loại tùng nữa: Taxus Media loại hybrid giữa thanh tùng Nhật và Anh (Japanese and English taxus). Loại này rất thích hợp cho cảnh trí: thường cao và ngang khoảng 8 ft, hay được dùng cho việc bố trí cây kiểng khả quan hơn loại thanh tùng Nhật. Người làm vườn có thể cắt tỉa thành những cây rất đẹp hay cấy sát nhau, xén thành hàng rào hoặc cắt theo nhiều hình thù ngoạn mục.

14. CÂY NGUYỆT QUẾ (MURRAYA PANICULATA)

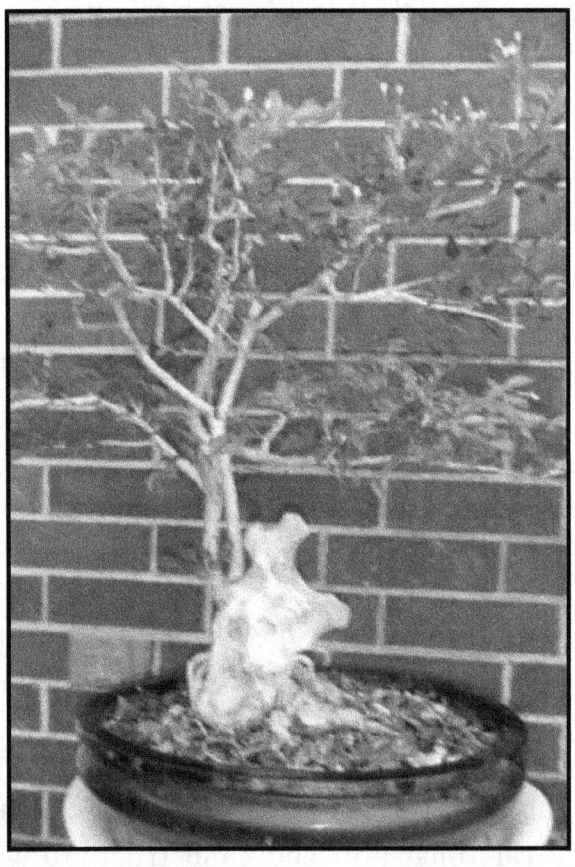

Hình 100. Cây Nguyệt Quế

Cây Nguyệt Quế phát xuất từ vùng Ấn độ, vùng ấm Đông Nam Á châu: Nam Dương, Thái Lan, Mã Lai, v.v...

Nguyệt quế tiếng Anh là Orange Jasmine, thuộc họ cam (Rutaceae). Cùng họ với nó như cây ngâu cũng được rất nhiều người yêu thích và chú ý tới. Ngâu cũng như nguyệt quế, hoa lài được dùng ướp trà.

Trái nguyệt quế chín, người ta phơi khô, dùng pha trà tiếp khách quý. (Uống Trà, trang 331).

Nguyệt quế thân nhỏ, mọc thẳng, vỏ mỏng. Người ta trồng trong vườn cùng với ngâu, lài hay dạ lý hương. Cây cao nhất khoảng 3m. Các cụ thường xếp hoa mộc quý phái nhất, rồi đến ngâu, nguyệt quế, nhài và sau cùng dạ lý hương được xếp sau chót.

Những người chơi kiểng cũng lựa chọn nguyệt quế là một trong những cây cảnh quý trong vườn. Có rất nhiều cách trồng cây nguyệt quế: cấy và uốn nắn lâu ngày trong vườn, cho tới khi thành hình mới đem cấy vào chậu. Vấn đề quan trọng vẫn là chăm sóc, cắt tỉa và uốn nắn đúng tiêu chuẩn. Nguyệt quế hoa trắng khi già ngả thành mầu vàng. Trái nguyệt quế mầu xanh, khi chín trở nên đỏ. Cây trồng bằng hạt, nhưng có thể chiết cành hay cắm cành. Nguyệt quế trồng đến năm thứ hai có thể ra hoa. Hoa thơm ngào ngạt.

Nguyệt quế là cây vùng nhiệt đới nên ít chịu lạnh. Những cây trồng dưới đất nơi khuất gió có thể chịu lạnh tương đối khả quan, nhưng khi trời đông đá một hai ngày sẽ không chịu được. Khi trồng cây trong chậu, chúng ta nên đưa vào nhà khi trời lạnh giá.

Về phân bón có thể dùng phân organic hay dùng phân hóa học với công thức 19-12-06. Phân bón đầu mùa xuân, lần thứ hai đầu tháng năm và lần chót vào cuối thu.

15. CÂY TRÚC

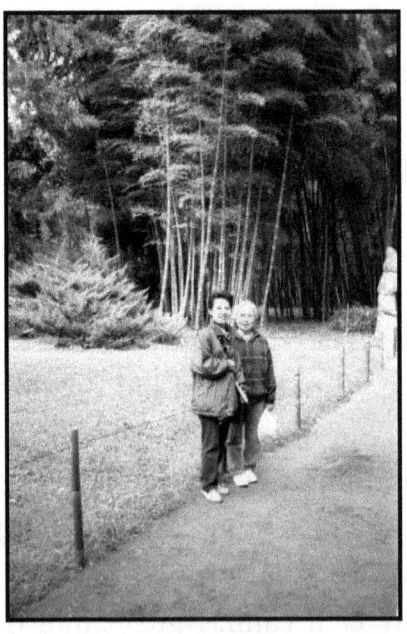

Hình 101. Rừng Tre (Pháp Quốc)

Bụi tre này chúng tôi xin được cống hiến quí vị trong dịp chúng tôi đi thăm rừng tre ở miền nam nước Pháp vào mùa xuân năm 2002. Đây là một trại cấy tre (bamboo nursery) đầu tiên ở Âu châu, được khởi sự từ năm 1855. Những tre cấy ở đây được gửi từ Á châu sang. Tại đây có 63 loại trúc tre đủ loại, từ loại nhỏ, lùn đến loại trung bình, rồi tới loại thật lớn. Chúng tôi tìm thấy cả trúc bầu, trúc vàng, lại có loại trúc từ gốc lên tới 4 ft, thân gióc như gióc tóc, rồi trên đó lại mọc thẳng. Cũng từ trại này chúng tôi đã mua mấy chậu trúc đen và trúc xanh về trồng ở nhà một người bà con tại Geneva, Thụy Sỹ.

Bối cảnh sau đây chúng tôi cống hiến quí vị là bối cảnh tại tư gia thân nhân chúng tôi tại Geneva do nghệ nhân Trần Tiến Nam, tai Santa Anna, California thực hiện.

Chậu trúc chúng ta thường cấy để chơi kiểng thường là trúc vàng hay trúc bầu.

i. Trúc Vàng

Trúc vàng thường thân nhỏ có hai loại: một loại thật thon nhỏ, mắt tương đối ngắn, loại này nếu cấy xuống đất chỉ cao khoảng 6 ft, loại trúc vàng khác gióng to và cứng hơn, cao độ 10 ft. Cả hai loại này người ta đều dùng để chơi kiểng.

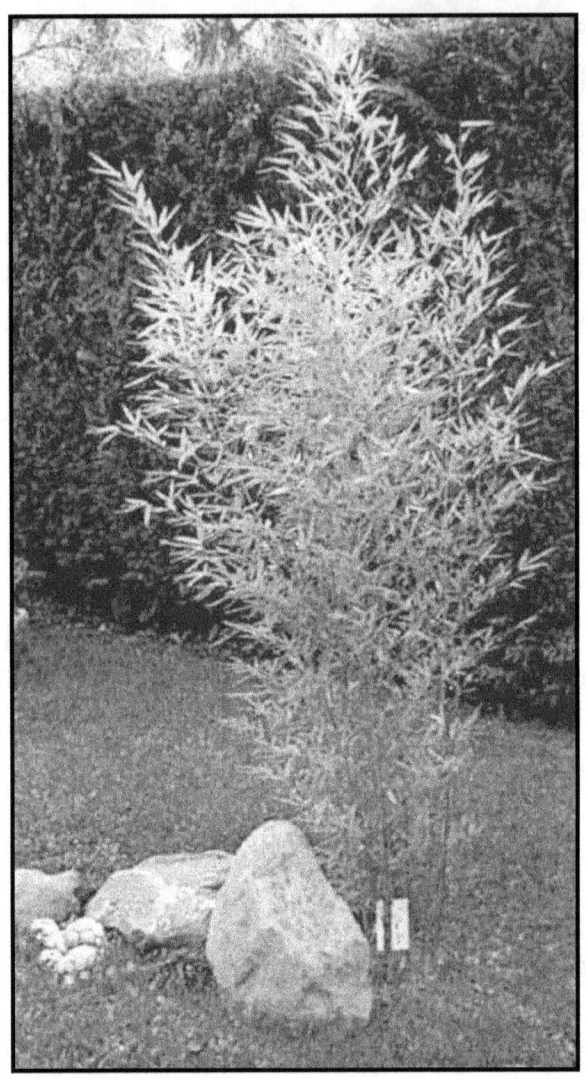

Hình 102. Bụi Trúc Vàng

Trúc vàng khi mới trồng khoảng một năm thân xanh, nhưng tới năm sau thân đổi thành vàng trông rất đẹp. Ở trong chậu cây nhỏ lại vì thiếu môi sinh, nhưng cũng chính vì thế mà cây trúc trông đẹp hơn, có dáng vóc mảnh mai hơn. Trúc vàng thường cấy trong chậu năm gallons, nhưng cũng có người cấy chậu lớn gấp đôi hay gấp ba để có thể trưng bày trước cửa nhà hay trước cửa tiệm. Người Tàu tin nếu có cơ sở thương mại hay tiệm, nên đặt một cặp trúc trước cửa sẽ mang lại nhiều may mắn và tài lộc.

Để có một chậu trúc đẹp, chúng ta nên tỉa chậu trúc như sau:

Từ gốc trở lên chúng ta cắt tỉa hết cành, để trưng cái thân vàng ra. Ta có thể tỉa hết cành trúc khoảng 12 inches hay 16 inches tính từ gốc lên cao, tùy chậu trúc cao hay thấp. Theo kỹ thuật cây kiểng bonsai, người ta có để ý tới cách để lộ thân cây ra. Để lộ thân cây thì trúc là một trong những thân cây tương đối đẹp. Một chậu trúc chỉ có lá rậm rạp trông tối mù.

Phần trên chậu trúc chúng ta để lá nguyên. Nếu thấy chậu trúc cành ở phần trên xòe ra to quá, tỉa cành trúc bằng cách cắt cành ngắn lại. Thường mỗi đốt trúc có 5 cành mọc chìa ra. Cành giữa thường to hơn và vươn ra xa hơn. Khi trúc vừa đâm cành ra, ta tỉa ngay cành giữa thì chậu trúc sẽ gọn lại. Còn nếu có những thân cao hơn các thân kia, ta cũng lựa cắt ngọn cao làm sao để chậu trúc gọn lại. Khi cắt ngọn trúc, ta phải cắt sát phía trên mắt trúc.

ii. Trúc Bầu

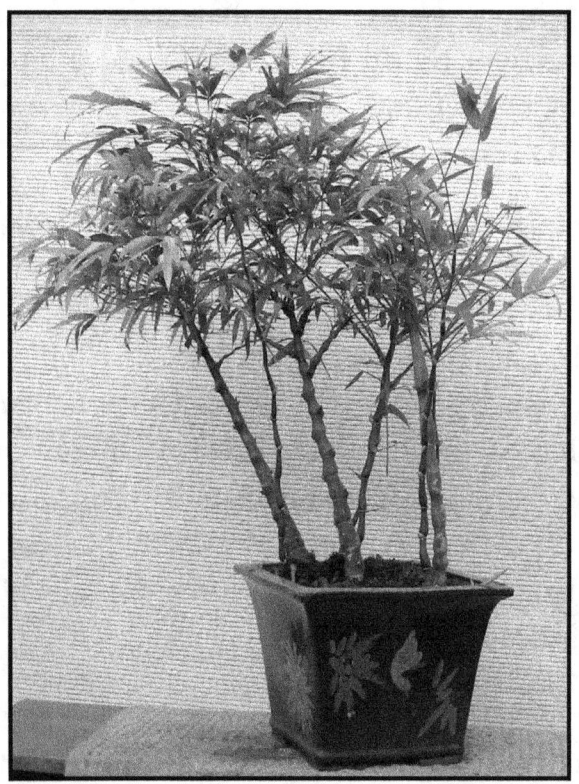

Hình 103. Chậu Trúc Bầu

Những người chơi kiểng thích trúc bầu, vì thân nó đẹp. Có nhiều loại trúc bầu mầu sắc khác nhau: loại xanh, loại vàng, loại có mầu xanh xọc vàng. Loại trúc xanh tương đối thân hình rất lớn, đốt dầy trông rất đẹp. Trong một chuyến đi du lịch bên Thụy Sĩ, tôi có dịp đi thăm một vựa cây và tìm được ba chậu trúc bầu khá lớn, thân bằng cổ tay lớn cao 14 inches, mà giá rẻ mạt. Chỉ có khoảng hai chục bạc tiền Thụy sĩ (một trăm dollars ăn 180 đồng Thụy Sĩ). Tôi nói người bà con mua ngay. Cái thú ở chỗ đi thăm các vựa cây, lâu lâu có được cái may mắn đó.

Trúc bầu vàng tương đối nhỏ hơn. Nếu cấy vào chỗ khô cằn thì trúc đẹp hơn. Các cụ ta khi xưa thường dùng loại trúc này làm xe điếu.

Loại trúc bầu mầu vàng sọc xanh trông cũng rất đẹp, tương đối lớn hơn trúc bầu vàng. Nếu chúng ta muốn cho cây trúc xanh có sọc, ta thử cấy loại cỏ tre vàng hi vọng trúc xanh sẽ có sọc.

Muốn cho trúc bầu sinh sản nhiều lại có thân lớn, ta nên cấy trúc xuống đất. Thường trúc bầu cũng không bầu một trăm phần trăm, mà nhiều khi có những cọng măng mọc lên không bầu chút nào. Trong trường hợp đó chúng ta cần đào cây trúc lên, rồi lấy những cây trúc mọc thẳng khỏi cụm trúc, cắt bỏ tới tận củ. Khi muốn trồng nhiều cụm, chúng ta chỉ việc bẻ gốc trúc thành nhiều cụm, rồi cấy xuống đất. Thường cấy như thế khoảng một năm là có thể đào bỏ vào chậu. Nếu để nhiều năm, cây trúc lên mạnh quá, cây trúc sẽ thẳng như các loại trúc khác, thân mọc cao tới cả mấy chục feet mà không thấy bầu ở đâu. Khi đó thân trúc có thể lớn từ hai tới ba inches.

16. CÂY DUỐI (FUKIEN TEA)

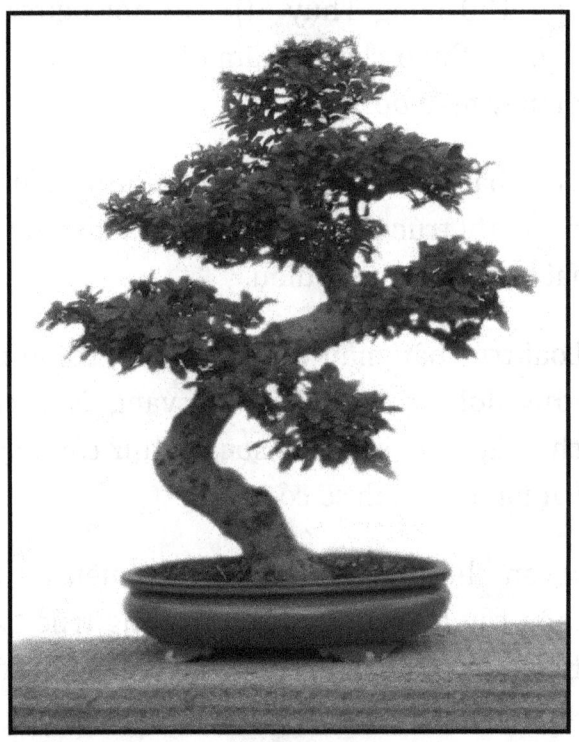

Hình 104. Cây Duối (Funkien Tea plant)

Cây duối người ta ưa thích vì lá của nó rất nhỏ, lá hình bầu dục lại có mầu bóng trông rất xinh xắn. Cây duối được tìm thấy cả ngoài Bắc lẫn trong Nam. Duối có hoa trắng nở vào mùa xuân và mùa hè, mùi thơm nhẹ, trái nhỏ bằng nửa hạt ngô, khi chín trái trở nên đỏ và óng ánh. Trái tuy nhỏ nhưng ăn có mùi thơm và ngọt.

Cây duối cũng như si là loại cây sống vùng nhiệt đới, có thể cao tới ba thước tây. Trong những hoàn cảnh khí hậu nhiệt đới cây duối có thể lớn bằng cổ chân (từ 3 tới 4 inches). Thân cây mầu xám.

Từ tháng chín tới tháng tư nên giữ cây ở nhiệt độ ấm hay trong nhà (nhiệt độ 55 tới 75), những tháng hè có thể để cây ngoài trời, nơi thoáng khí và có bóng mát.

Về cách tưới cây: nếu ngoài trời nên tưới cây hàng ngày, ở trong nhà tưới hằng tuần hay mười ngày, nên năng xịt nước khi cây để trong nhà. Chúng ta cũng tránh không để gần những nơi có nhiều hơi máy sưởi và tránh những nơi thiếu ánh sáng.

Về phân bón: tưới phân hữu cơ từ tháng 3 tới tháng 9, nhưng tránh tưới phân vào tháng 7 và tháng 8.

Thay chậu: cứ hai năm một lần nên thay chậu, vì cây duối rất mau lớn. Ta có thể dùng đất trong vườn (60%), đất lấy ở nơi ẩm có nhiều vấn rác mục (compost), nếu được nên phơi khô, trộn thêm mùn cây thật nhuyễn (20%), cát (10%), đất sét phơi khô đập nhuyễn (10%).

Tỉa cây: Duối rất mau lớn, lá mọc rất lẹ, vì thế chúng ta phải năng tỉa lá. Người ta ưa tỉa những cành nhỏ phía trên mặt cành duối.

Gây giống: duối có thể cấy bằng cách cắt cành rồi dâm vào đất xổi, ít lâu sau cành sẽ đâm rễ, thời gian thuận tiện nhất là những tháng đầu mùa xuân. Chúng ta cũng có thể lấy trái chín cấy vào chậu, hai ba tuần sau hạt sẽ nảy mầm ra cây con.

17. CÂY NGÂU

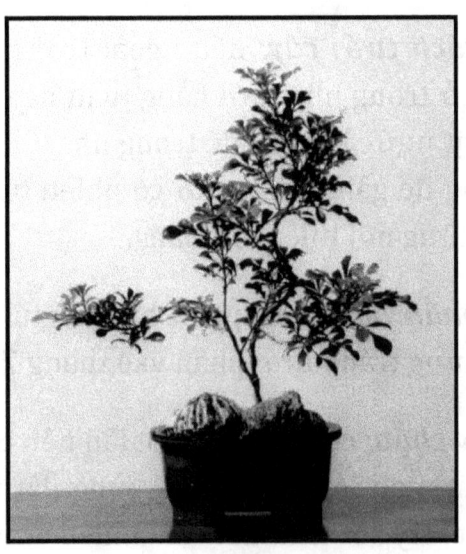

Hình 105. Cây Ngâu (5 tuổi)

Cây ngâu là loại cây nhiều người Việt Nam chúng ta ưa thích vì dáng cây và nhất là cây có hoa thơm các cụ thường hay dùng hoa ướp trà.

Cây ngâu cùng loại với nguyệt quế. Người miền Nam thích cây nguyệt quế thế nào thì người miền Bắc và miền Trung thích cây ngâu như thế. Về cách trồng tỉa và chăm sóc cũng giống nhau.

Ngâu và nguyệt quế là những cây vùng nhiệt đới thường thấy miền nam Trung Hoa, Việt Nam, Nam Dương, Mã Lai. Hoa ngâu mầu vàng nhỏ bằng hạt tấm, mùi hoa rất thơm có tính cách quí phái. Cây ngâu và nguyệt quế thường ra hoa vào mùa xuân, mùa hè và cả mùa thu nữa, thế nhưng nếu giữ trong nhiệt độ trung bình trong nhà kiếng, thì cây ngâu vẫn có khả năng sinh hoa kể cả mùa đông. Thường ba bốn tuần hay một hai tháng ngâu lại ra hoa. Vì thế nếu có sự hiện diện trong vườn thì ngâu mang lại một mùi thơm cao quí, những nghệ nhân cảm thấy thích thú. Cái thú của nghệ nhân khi trồng cây kiếng là làm sao cây có hoa, thế nhưng không phải cây nào cũng có hoa và nếu có hoa, chưa hẳn hoa nào cũng thơm. Trong vườn cây: hoa ngâu, hoa nhài, hoa mộc, hoa nguyệt quế là những loại đem lại nhiều cảm giác thích thú cho nghệ nhân.

Thể thức ướp trà như sau: bứt một chùm hoa đang nở, bỏ vào bình trà nhỏ đã có sẵn mấy muỗng trà mộc. Chùm hoa để trên trốc trà. Sau đó đậy kín bình trà lại. Mấy ngày sau vì trà hút hơi nước, hoa ngâu khô và thâm lại. Chúng ta có thể dùng pha trà. Phần còn lại để bao lâu cũng được miễn sao đậy nắp kỹ lại. Nếu lấy trà phủ lên trốc cành hoa ngâu, trà sẽ có mùi ủng.

Đằng khác, nguyệt quế có hoa trắng, hoa thơm nồng hơn ngâu. Hoa nguyệt quế sau khi đậu sẽ có quả, khi quả nguyệt quế chín đỏ, ta bứt phơi khô, trộn với trà uống, hay có thể hãm nguyên hạt nguyệt quế để dùng như trà.

Ngâu và nguyệt quế cũng như những cây vùng nhiệt đới không chịu khí hậu lạnh, vì thế khi trời lạnh giá, cây không thể nào để ngoài trời mà phải đưa vào trong nhà.

Tưới nước: Cây lúc nào cũng phải giữ độ ẩm, vì thế ta cũng cần tưới cây luôn, nếu để ở ngoài vào mùa hè ta phải tưới cây mỗi ngày, nhưng khi đưa vào trong nhà mỗi tuần tưới một lần. Chúng ta hãy cẩn thận kẻo cây bị úng thủy.

Phân bón: Đầu mùa xuân và trong mùa hè, chúng ta bón phân cho cây, tránh đừng bao giờ bón phân khi cây đang ra hoa. Vào thu hay mùa đông cũng nên bón phân mỗi mùa một lần.

Sang chậu: Mỗi hai hay ba năm ta phải sang chậu vào tháng tư hay tháng năm: trộn đất trong vườn 50%, mùn cây nhuyễn 30% (peat moss), cát 20%. Tỉa và uốn cây: cành tỉa quanh năm. Những mầm ra dài nên cắt ngắn lại hai ba mắt để chúng ta có thể dễ dàng kiểm soát sự trưởng thành của cây và nhất là hình thù của cây. Chúng ta cũng có thể uốn cây quanh năm lúc nào cũng được, tùy theo sức tăng trưởng của cây.

Gây giống: Cây ngâu thường phải cắt cành rồi gây giống, nguyệt quế cũng thế, nhưng người ta cũng lấy hạt nguyệt quế trồng. Cây trồng cành chóng tăng trưởng và mau có hoa hơn cây trồng bằng hột.

18. THIÊN TUẾ HAY VẠN TUẾ *(SAGO PALM)*

Người ta gọi thiên tuế hay vạn tuế vì tính cách sống lâu năm của nó. Cây thiên tuế được cấy tại vùng nhiệt đới (vùng 8, 9, 10), nó có sức chịu đựng lạnh khá hơn bông giấy nhiều. Nó có thể chịu đôi ba ngày lạnh giá mà không chết. Tuy vậy có thể sức lạnh giá làm cho cháy lá và mất đi một phần vẻ đẹp tự nhiên của nó. Muốn cho cây giữ được vẻ đẹp, tốt nhất nên đưa cây vào nhà khi trời lạnh giá, nhất là những ngày băng giá, có tuyết.

Người Á châu chúng ta ưa trồng cây thiên tuế, nhưng chúng ta cũng thấy khá nhiều gia đình ở

California hay nhất là tại Texas những cập thiên tuế thật lớn trước cửa nhà hay nơi công viên, hoặc công sở. Sau bảy tám năm, cây thiên tuế đã có dáng vóc đáng kể.

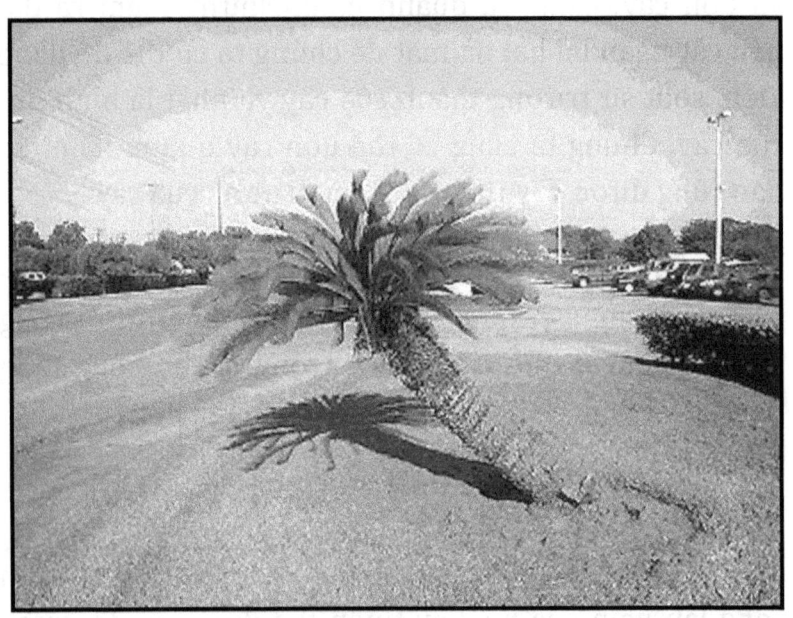

Hình 106. Cây Thiên Tuế

Hình trên là cây thiên tuế cổ thụ trước Học Chánh tại Pasadena, Texas. Cây này cao khoảng mười feet được trồng cả mấy thập niên.

CHĂM SÓC THIÊN TUẾ

Cây thiên tuế rất dễ trồng và có thể chịu đựng trong nhiều điều kiện môi sinh khác nhau, ngoài trừ những vùng giá lạnh, vì nó là cây vùng nhiệt đới. Người ta có thể tìm thấy những cây con mọc dưới gốc cây mẹ, lấy dao hay xẻng cắt cây con khỏi thân cây mẹ. Chúng ta ươm cây con trong chậu. Ít lâu sau, cây con mọc rễ, trổ lá, lúc đó chúng ta có thể để cho cây sống trong chậu hay cấy xuống đất tùy nghi. Cây cấy xuống đất phát triển mạnh. Nếu được cấy vào đất tốt, bón phân và tưới đều đặn, ba bốn năm sau cây cao tới hai ba feet, thân to tới năm sáu inches. Trái lại, cây cấy trong chậu khô cằn, cây lớn lên rất chậm, thân mỏng manh.

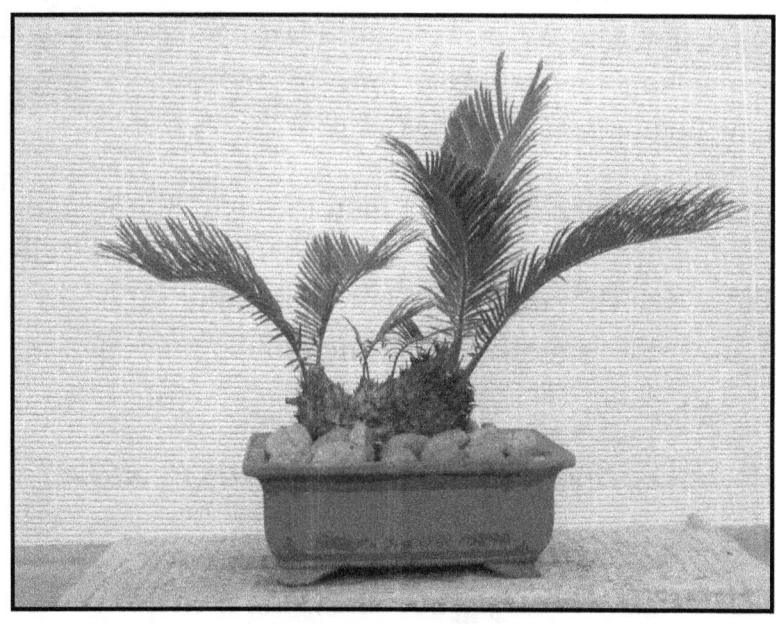

Hình 107. Thiên Tuế trong chậu bonsai

Cái thân như thế lại có dáng vóc tốt để cây vào chậu kiểng. Chúng ta có thể cấy cây nghiêng, rồi sau mấy năm cây phát triển, ngọn từ từ vươn lên có hình dáng rất đẹp. Cũng trong những chậu kiểng khi cây đã trưởng thành, chúng ta cũng có thể cấy chêm một vài cây nhỏ để làm cho lùm cây có vẻ xum xuê đỡ cô độc. Cái đó tùy theo sở thích của nghệ nhân.

Những cây thiên tuế nhỏ còn non nớt, có thể cấy sát nhau trong chậu từng hai, ba hay năm cây chụm lại với nhau thành khóm trông rất đẹp. Người ta không ưa cấy 4 hay sáu cây trong chậu. Điều này có thể suy là không hợp theo phương thức bố trí cây của những nghệ nhân ưa khoa phong thủy.

Bón phân hữu cơ là điều tốt nhất, nhưng người ta cũng bón phân hóa học 20-20-20 cũng được. Thiên tuế có sức chịu đựng rất khắt nghiệt như tôi đã nói ở trên, có thể sống thích ứng theo nhiều điều kiện môi sinh và không đòi hỏi nhiều săn sóc.

19. CÂY SILVERBERRY (ELAEAGNUS PUNGENS)

Cây silverberry là cây người ta dùng làm hàng dậu hay hàng cây cấy trước nhà trông rất đẹp.

Đây là loại cây chịu lạnh (evergreen) có thể trồng trong zone 7, 8, 9 sống rất mạnh kể cả trong những nơi khô cằn. Cây có cành mọc ngang trông lả lướt rất đẹp, lá hình bầu dục, mặt trên xanh, mặt dưới có phấn mầu bạc. Loại cây này có thể cao tới 5 thước tây.

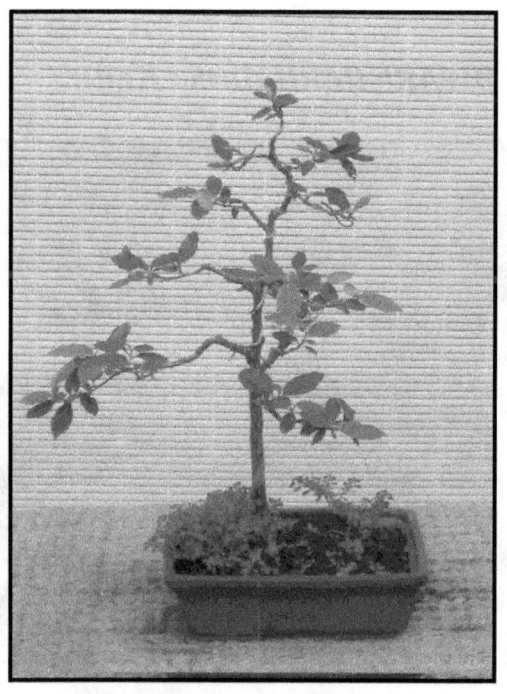

Hình 108. Cây Silverberry

Cây có hoa vào mùa thu mầu trắng bạc, hoa có mùi rất thơm. Trái cây mầu nâu, khi chín mầu đỏ xậm nâu có lông nhỏ ở ngoài da trông giống hình trái nhót, nhưng trái nhỏ hơn nhiều.

Vì đặc tính chịu đựng thời tiết và môi sinh rất khắt khe nên người ta chọn làm cây kiểng, khi cấy vào chậu, nó có thể sống rất dai. Khi uốn cũng uyển chuyển, ít khi bị gẫy. Bón phân, tưới tỉa cũng giống như những cây khác.

20. CÂY DWARF BARBADOS CHERRY

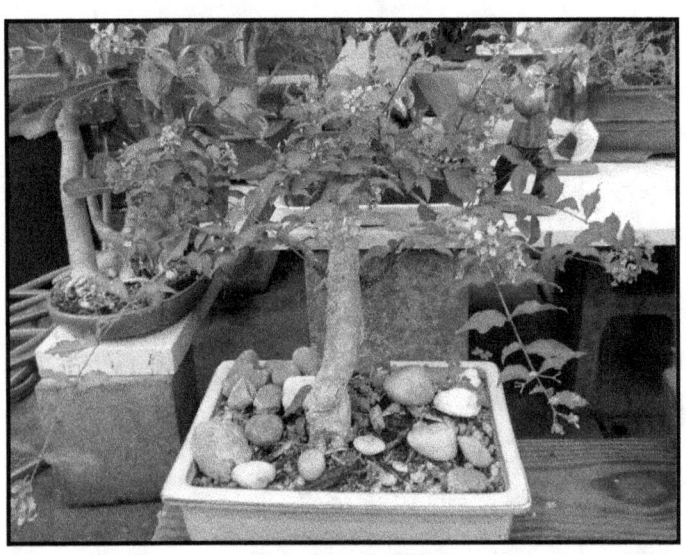

Hình 109. Cây Dwarf Barbados Cherry

Cây Dwarf Barbados Cherry có thân hình sù sì, cao khoảng trên thước tây, lá nhỏ mềm bằng lá rau ngót. Cành cây mềm mại trông rất đẹp. Vào màu thu, cây trổ hoa mầu hồng, cánh gẫy khúc, có mùi thơm. Hoa của nó cũng giống y hệt hoa Indian cherry, vì nó cùng một loại và cùng gốc. Loại cây này người ta cũng thấy ở miền tây Ấn Độ. Sau khi trổ hoa, rồi đậu quả mầu xanh, khi chín có mầu đỏ tươi hình tròn to bằng hạt bắp.

Thân cây mềm mại uốn rất dễ, cành mọc dài rủ xuống trông rất đẹp. Cây có sức chịu đựng khá dẻo dai.

21. CÂY BẠCH TUYẾT HOA (WHITE SNOW OR SERISSA)

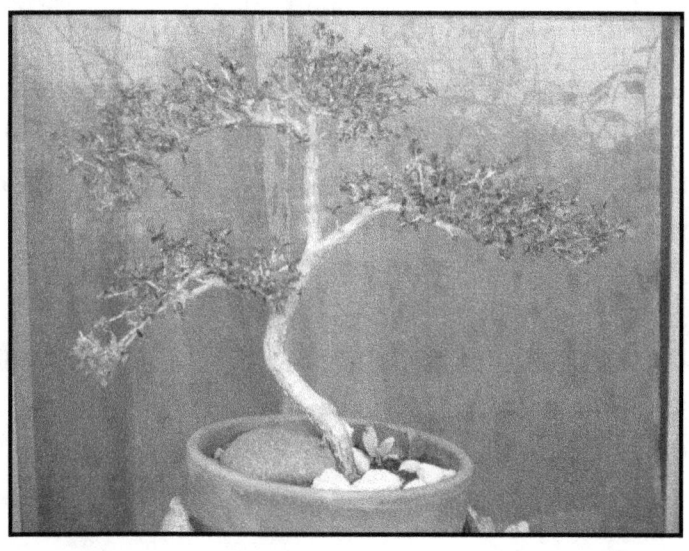

Hình 110. Cây Bạch Tuyết Hoa

Bạch tuyết hoa (white snow hay serissa foetida): một loại cây gốc từ Tầu hay vùng Đông Nam Á. Người ta cũng gọi nó là cây có ngàn hoa nở, vì lúc nào hoa cũng nở trắng trên cành cây. Cây có lá thật nhỏ, hoa mầu trắng hay mầu hồng. Cây chịu trong bóng mát nếu ở ngoài trời, tránh ánh nắng chiếu thẳng vào cây. Vào mùa đông có thể cho cây vào trong nhà ở nơi có nhiều ánh sáng hay cạnh cửa sổ.

Trong mùa hè, phải tưới cây hằng ngày nếu đưa ra ngoài trời. Về mùa đông cần giữ cho cây có độ ẩm. Nếu thấy tự dưng có cành nào chết đó là vì đất trong chậu quá khô, nhưng cũng có khi vì bón phân nhiều quá.

Bón phân hai tuần một lần từ mùa xuân tới mùa thu, có thể dùng phân hóa học hay phân hữu cơ. Mùa đông nếu để cây nơi ấm cúng cũng có thể bón phân từ bốn tới sáu tuần lễ cách nhau.

Mỗi hai năm phải thay chậu. Đất trộn: 1-1-1 đất vườn, cát và mùn cây. Cành cây có thể tỉa quanh năm để giữ hình dáng cây theo ý muốn, vì cây nẩy lộc rất nhiều và rất mau.

CHĂM SÓC CÂY KIỂNG

Khi chúng ta cho cây vào chậu hay vừa mua cây ở đâu về chính là lúc chúng ta bắt đầu phải lo chăm sóc để nó có thể tươi tốt và phát triển được, và cũng từ lúc này chúng ta có một liên hệ chặt chẽ với những cây đó. Chúng ta phải học hỏi và nghiên cứu đặt để cây kiểng nơi nào cho thích hợp, tưới nước và bón phân cho đúng thời biểu để cây có thể phát triển. Chúng ta cũng phải biết cách thay chậu khi cây đã lớn từ một chậu nhỏ sang một chậu lớn hơn.

1. TƯỚI NƯỚC

Những môn sinh người Nhật hay Tầu, khi bước vào ngưỡng cửa theo học nghề bonsai, việc đầu tiên sư phụ thử sự kiên nhẫn xem môn sinh có đủ kiên nhẫn học tập trong một thời gian khá lâu dài. Môn sinh bắt đầu được dạy tưới cây kiểng. Cây kiểng bonsai thường được trồng trong một chậu lớn hay bé tùy theo cỡ của mỗi cây, thế nhưng so với cây được cấy dưới đất thì nó sống trong một khuôn khổ tương đối chật hẹp. Cũng chính vì thế khi cho cây vào chậu rồi, cây bonsai phát triển rất chậm. Cũng do khuôn khổ hạn hẹp đó, cây kiểng sống được là nhờ nước và phân bón. Nếu nước nhiều quá, cây có thể bị úng thủy, trái lại nếu thiếu nước, cây sẽ khô héo hoặc chết. Người ta thường phải cấy cây vào những chậu có lỗ để lúc nào chậu cũng ráo nước, nhưng phải để ý xem chậu có độ ẩm ướt khả quan hay không. Muốn cho chậu kiểng không ứ đọng nước, người ta thường đục lỗ dưới chậu. Có khi chậu chỉ có một lỗ, thường thì hai lỗ, nhưng cũng có ba lỗ, bốn lỗ hay năm lỗ tùy lớn bé và tùy theo nhà làm đồ gốm.

Nước tưới nên dùng nước mưa, nước giếng hay nước máy. Nếu nước máy nên để mấy ngày cho nước lắng đọng lại và bay bớt chất chlorine đi.

Tưới cây kiểng trong nhà: Cây trong nhà thường tưới hằng tuần hay cứ mười ngày một lần. Cây trong nhà hay bị úng chết là vì tưới nhiều, chứ không phải chết vì thiếu nước. Cây năng tưới hay ít tưới cũng tùy thuộc thời tiết, nhưng cây trong nhà tương đối ít bị ảnh hưởng thời tiết như cây ở ngoài trời. Tuy nhiên vào mùa đông, nếu tưới cây phải dùng nước cùng nhiệt độ như nhiệt độ trong nhà. Cũng trong mùa đông ta nên tránh để cây gần nơi máy sưởi thổi xuống hay gần sàn nhà có máy sưởi thổi lên. Khi đi nghỉ hè lâu, nên kiếm một người biết chút ít về cây để họ săn sóc cây cho mình. Đặc biệt khi chưng kiểng trong văn phòng làm việc, nên tưới cây vào ngày trước khi có những lễ lớn chúng ta được nghỉ mấy ngày liền hay ngày thứ sáu trong tuần. Cách tốt nhất tưới cây trong nhà là lấy một chậu nước, ngâm cây vào đó khoảng từ mười lăm phút tới nửa giờ, rồi để cây lại chỗ cũ. Nước còn ngấm trong cây sẽ đọng dưới đĩa có khả năng tăng độ ẩm cho cây trong những ngày chúng ta nghỉ sở.

Tưới kiểng ngoài trời: Nếu có thể lựa chọn được hướng để cây, ta nên để cây về phía đông hay phía đông nam. Sở dĩ như thế vì nắng ban mai rất tốt cho cây. Trái lại cây để về phía bắc không tốt trong mùa đông có nhiều gió lạnh. Buổi chiều vào mùa hè quá nóng nực có thể giết cây của chúng ta cũng như nếu đặt chúng phía tây. Cấy một cây kiểng thật tốn công và mất nhiều thời gian, chẳng may cây chết thì uổng công quá. Thường những người chơi cây đặt hết tâm huyết vào mỗi cây mình trồng, do đó nếu cây tử vong, ta sẽ thấy tiếc công, tiếc thời gian đã dành cho cây, cũng có khi không thể kiếm được loại cây cùng loại đã chết. Cây ở ngoài trời vào mùa hè, ta nên tưới vào sáng sớm khi trời chưa nắng và tưới vào buổi chiều khi mặt trời đã lặn, vào lúc không còn nóng nực gay gắt. Chúng ta cần tưới cây hằng ngày trong mùa hè, có khi phải tưới cả buổi sáng và buổi chiều nữa. Về mùa đông ta tưới cây vào buổi sáng khi mặt trời đã mọc là đủ, có thể tưới cách hai hay ba ngày tùy loại cây. Cây thường hay chết vào mùa thu nhất là vào cuối tháng chín, tháng mười và đầu tháng mười một. Nhiều khi chúng ta nghĩ trời mát, thế nhưng chậu cây trong thời gian này rất khô, nó cần được tưới nước. Lúc nào chúng ta cũng phải tâm niệm, cây sống trong khuôn khổ chật hẹp, chỉ sống nhờ vào nước tưới đều đặn như tôi đã nói trên, lúc nào cũng phải giữ cho chậu cây ẩm ướt. Khi tưới cây kiểng phải tưới chậm và tưới đi tưới lại cho tới khi chậu đẫm nước, tưới bằng vòi có hoa sen, tưới vào gốc cây. Trong mùa lạnh, nếu cây để trong những nơi không thoáng khí, ta nên cẩn thận đừng tưới vào lá, vì lá cây dễ bị úng. Tưới cây ngoài trời vào buổi chiều cũng nên tránh tưới vào lá cây.

Một nguyên tắc chung là số lượng nước tưới rất tùy thuộc thời tiết trong năm, tùy theo nhiệt độ và độ ẩm của khí trời mà chúng ta tưới nhiều hay ít cho cây có thể sống được. Việc tưới cây cũng cần phải thận trọng lắm, thế nhưng từ từ, chúng ta sẽ rút được kinh nghiệm để biết mỗi loại cây cần được tưới như thế nào, bởi vì không phải cây nào cũng tưới giống nhau hết. Chẳng hạn nếu ngày nào cũng tưới hai lần và tưới đẫm vào cây sứ thái, thì chỉ một hai tuần, củ sứ úng thối rồi chết.

2. BÓN PHÂN

Cây nhờ nước và phân mới tươi tốt và phát triển. Phân cần những khoáng chất như nitrogen, phosphorous, potash, calcium, sulphur, sắt. Chúng ta có thể bón bonsai bằng phân cá (fishmeal or fish fertilizer), phân bằng xương (bonemeal), phân làm bằng rong biển (sea weed).

Trong trường hợp cây vừa vào chậu, hoặc cây èo ọt, ta không thể bón phân ngay. Hiện nay trên thị trường có những loại kích thích tố và sinh tố (hormone and vitamins) như Superthrive, chúng ta có thể dùng để giúp cho cây bị èo ọt chỗi dậy, từ sau mùa thu qua mùa đông, thời gian này cây ở tình trạng ngưng phát triển (dormant), bắt đầu vào mùa xuân những kích thích tố và sinh tố đó rất cần cho chúng. Chúng ta cũng dùng thêm loại phân kích thích rễ (root stimulator) vào mùa xuân. Chúng ta cần đọc kỹ những chỉ dẫn kẻo thay vì giúp cây phát triển, chúng ta lại giết cây. Chẳng hạn loại kích thích tố và sinh tố như Superthriver chỉ có thể dùng từ năm tới mười giọt cho một gallon nước. Do đó khi bón phân nước phải thật thận trọng. Nếu có dịp đi biển, chúng ta cũng nên lượm một ít rong biển. Rong biển về có thể ngâm vào nước, hai ba tháng sau có thể lấy nước đó tưới cho bonsai. Chúng ta cũng có thể phủ dưới gốc những cây bonsai lớn bằng rong biển nhất là trong mùa hè ở những nơi có nắng chói chang. Rong biển có sẵn sinh tố, chất đạm và muối, rất tốt cho cây. Trường hợp này rong biển vừa cung cấp thức ăn cho cây, vừa giúp cho cây có độ ẩm nhất là về mùa hè và cả về mùa thu khi trời có nhiều gió và khí hậu khô ráo.

Trước khi bón phân, ta nên tưới nước đẫm vào cây. Riêng những loại phân tan chậm, người ta cũng dùng để bón bonsai. Thường là 13-13-13 hay 14-14-14 loại tan chậm trong thời gian 120 hay 180 ngày. Vào cuối tháng hai hay đầu tháng ba, chúng ta có thể bón phân cho cây, nhất là những vùng ấm áp, thế nhưng ở những vùng lạnh thì cần theo thời tiết địa phương. Tháng tám là thời gian chót chúng ta bón phân, đối với tùng, chúng ta có thể bón cho tới giữa tháng mười. Phân cũng không thể tưới nhiều một lúc, thà rằng tưới ít phân mà năng tưới thì hơn là tưới đậm phân mà lâu mới tưới. Chúng ta nên thay các loại phân khác nhau tưới cho cây hơn là chỉ dùng có một loại. Có những nhà sản xuất phân dùng những hóa chất, sinh tố có xúc tác trộn lẫn những vi khuẩn giúp cho cây tăng trưởng (water soluble biostimulant with beneficial bacteria) giúp cho cây dễ tăng trưởng và thích ứng với những khó khăn gay gắt của môi sinh khác nhau.

Những ý kiến trên cũng phải uyển chuyển và cần được nghiên cứu kỹ lưỡng nhờ kinh nghiệm mà người chơi kiểng đạt những kết quả tốt đẹp. Những bạn trẻ khi mới bắt đầu chơi cây hãy kiên nhẫn nhận xét từng trường hợp, từng loại cây. Sau một thời gian sẽ đạt kết quả và vững tâm hơn. Tốt nhất là khởi sự từ hai cây cùng loại, quan sát xem nó tăng trưởng ra sao. Sau ít tháng, nếu có kết quả tốt đẹp, hãy kiếm thêm hai cây loại khác, và cứ thế sau một vài năm cũng có một số cây để chưng trong nhà hay ngoài vườn.

3. SANG CHẬU

Cây cứ hai ba năm tùy loại chúng ta phải sang chậu. Khi đầu thì chậu nhỏ, rồi tùy cây lớn bé chúng ta tìm chậu cho thích hợp cho mỗi loại cây. Chậu thì có chậu tròn, chậu hình bầu dục, chậu vuông, chậu hình chữ nhật. Những chậu nhỏ chỉ có một lỗ để cho nước thoát mỗi khi tưới, chậu lớn hơn thì có hai, ba hay bốn năm lỗ.

Để cho đất khỏi trôi đi, người ta thường dùng những miếng lưới nhỏ hoặc bằng sắt hay bằng plastic gài một miếng thép giữ cho mùn cây và đất khỏi chảy ra ngoài, chỉ đủ cho nước rỉ ra mỗi khi chúng ta tưới.

Chúng ta cũng phải chọn sao để chung quanh vành chậu phía trong ráp tiện rễ cây có thể bám vào đó được. Nếu phía trong là chậu sứ trơn thì tối kỵ vì không tốt cho rễ cây. Hiện nay trên thị trường có rất nhiều loại chậu. Loại đắt tiền và được coi vừa có giá trị, vừa mỹ thuật, vừa dẻo dai đó là chậu Nhật. Loại thứ hai cũng xấp xỉ như chậu Nhật, giá cả tương đối rẻ hơn, đó là chậu Đại Hàn. Loại thứ ba là chậu Tầu hay Việt Nam. Loại chậu Tầu hay Việt Nam nếu khéo chọn thì cũng có thể kiếm được phẩm chất khá, giá của nó tương đối rẻ hơn các loại chậu Nhật và chậu Đại Hàn. Việc cần nhất là phải xem chậu có được nung kỹ hay không. Những cây mới trồng còn ít tuổi, hoặc để làm quà cho những người thích chơi kiểng bonsai hay mới vào nghề, thì loại chậu nhỏ thứ ba chúng ta vừa nói là tiện nhất vì không tốn kém và lại cây nhỏ cũng chưa có giá trị là bao.

Khi sang chậu, chúng ta cũng phải tùy loại để pha đất cho hợp với mỗi loại cây. Khi cây mới sang chậu, chúng ta không nên bón phân, ngoại trừ các chất sinh tố hay kích thích tố cho cây chóng hồi lại. Khi cây bắt đầu nảy lộc, ra lá, lúc đó chúng ta mới bón phân. Những yếu tố căn bản cho cây khi chúng ta sang chậu vẫn là đất trong vườn, mùn cây, cát trộn với nhau.

4. CẮT TỈA VÀ UỐN CÂY

Nghệ thuật tỉa cây phát xuất từ phái Thiền Tông. Các ngài đã khởi xướng với ý niệm sự hòa hợp giữa trời đất và con người: Thiên, Địa, Nhân. Cũng từ đó, suy luận về cuộc sống con người: sinh, lão, bệnh, tử; con người sinh ra, già yếu, bệnh tật rồi tử vong.

Phái Thiền Tông đã từ Trung Hoa sang rao truyền Phật Pháp bên Nhật, các ngài cũng mang theo những văn hóa, trong đó có nghệ thuật chơi cây kiểng. Giả thuyết này có thể giải đáp về những hệ thống hóa nghệ thuật bonsai, cách nuôi và đặt tên cho những loại cá thả trong hồ của người Nhật. Vì là một trường phái của những thiền sư có nhiều kỷ cương chặt chẽ mà nghệ thuật chơi cây của Nhật có hệ thống lớp lang hơn nghệ thuật chơi cây của những vùng Á Châu khác như Trung Hoa, Việt Nam, Đại Hàn. Đứng về nghệ thuật, chúng ta không thể nào khen chê, vì mỗi vẻ có cái hay cái đẹp riêng của nó. Ở đây tôi chỉ nói tính cách hệ thống hóa về cây kiểng của người Nhật. Thế nhưng nghệ thuật chơi kiểng của Người Trung Hoa hay người Việt Nam cũng có cái đặc thù uyển chuyển hơn, bay bướm hơn nhiều khi nó không bị gò bó quá nhiều trong những qui luật cứng nhắc.

Người ta thường tỉa những cây thông, chẳng hạn loại hollywood juniper thành ba chùm (thiên, địa, nhân) hay năm chùm (sinh, lão, bệnh, tử, sinh). Tại sao lại kết bằng "sinh" mà không kết bằng "tử". Nếu kết bằng tử thì đã "bí", hết chuyện nói. Do đó cây cần có năm chòm, kết bằng "sinh" để còn có cơ phát triển.

Tùy loại cây để chúng ta tỉa, hay bứt cành bứt lá cho cây có hình thù, gọn ghẽ theo ý chúng ta muốn. Nhờ việc tỉa cây, bứt lá mà cây gọn lại, lá từ từ nhỏ. Kinh nghiệm này sẽ tăng lên theo thời gian từ khi chúng ta bắt đầu cho tới khi chúng ta học được những đặc tính của mỗi loại cây.

Để cây gọn gàng theo những nghệ thuật chúng ta muốn uốn nắn một cây, người ta thường dùng những loại giây kẽm khác nhau tùy hoàn cảnh và sở thích. Có nhiều người dùng giây điện nung trong lửa cho nó mềm để uốn cây. Việc làm này tiết kiệm khá nhiều tiền. Cũng có người mua giây kẽm pha đồng hay pha nhôm. Loại này đắt tiền hơn, nhưng dễ cho chúng ta điều khiển lúc uốn cây lại. Giây có nhiều loại lớn bé khác nhau, tùy loại cây, cành lớn bé và tùy sự dẻo dai của thân cây chúng ta lựa chọn cỡ kẽm to nhỏ cho thích hợp.

LỜI KẾT

Đọc qua cuốn **Thú Điền Viên Toàn Tập** từ đầu tới cuối để có một khái niệm tổng quát gồm những chia sẻ hiểu biết và kinh nghiệm trong thú tiêu khiển giúp mang lại niềm vui trong cuộc sống của quí vị.

Việc kế tiếp vẫn là đọc lại và tìm hiểu kỹ chi tiết những phần có tính cách thực dụng cho mỗi dự án riêng của mình. Những chia sẻ và hiểu biết trong cuốn sách chỉ là khởi đầu giúp cho quí vị có những bước căn bản và từ đây nghiên cứu qua kinh nghiệm, qua thời gian có thể là lâu dài để đi đến hoàn mỹ đáp ứng nhu cầu tiêu khiển của chúng ta. Và cũng chính thế nhờ kinh nghiệm cá nhân thâu thập được, quí vị sẽ có được những niềm vui và tiến bộ trong thú làm vườn, chơi cây kiểng.

Trong bất cứ công việc nào hay hoàn cảnh nào việc nghiên cứu và thực dụng cũng đòi hỏi sự kiên nhẫn và kết hợp giữa hiểu biết và kinh nghiệm. Đây cũng là điều chúng ta mong ước. Thời gian đòi hỏi không phải một hai tháng mà có thể một mùa, một năm hay cả thập niên. Tôi nói như thế vì hiện nay thời tiết thay đổi từng năm, từng chục năm. Có khi bảy tám năm mới có bão lớn một lần, có khi ba bốn năm có bão tuyết. Những năm có ảnh hưởng khí hậu lớn như thế có thể gây thiệt hại nhiều tới cây cảnh hay vườn tược, cây ăn trái hay rau cỏ trong vườn. Trước những thử thách thời tiết khắt khe đó, nhiều khi chúng ta nản chí hay có lúc muốn bỏ cuộc. Cũng có khi vì tuổi bắt đầu lên cao, sức lực yếu kém dần, không còn tha thiết nhiều tới cây kiểng. Thế nhưng, những vị nào yêu vườn tược cây cảnh, vẫn khắng khít không bỏ cuộc, còn chút sức lực nào thì cũng ráng để tìm niềm vui, để tìm cách giải khuây, cũng không sợ những bất lợi hay thiệt hại do thời tiết gây nên. Những quí vị đó đã hiểu được sự liên hệ cần thiết giữa người và cảnh vật: niềm vui vô tận, sức sống dồi dào do Tạo Hóa ban cho qua cảnh vật. Tới lúc này, những vị đó nhận được cái chân giá trị của Thiên Tri Mệnh: sự kết hợp giữa trời, đất và con người.

Trong buổi đầu xuân Mậu Tuất đang tới ngưỡng cửa tân niên, chúng tôi cầu chúc quí độc giả nhiều an vui, hạnh phúc trong sự giao duyên giữa Trời với con người và giữa con người với vũ trụ.

SÁCH THAM KHẢO

Geoffrey Burnie & Graham Ross. *Botanica: The illustrated A-Z of over 10,000 garden plants and how to cultivate them.* Random House Australia, 1997.

Herbert R Axelrod. *The Completely Illustrated Guide To KOI For Your Pond.* T.F.H Publications, 1996.

Reader's Digest. *Illustrated Guide to Gardening.* 7th Edition, 1978.

Better Homes and Gardens. *Complete Guide to Flower Gardening.* 1st Edition, 1995.

Herb L Gustafson. *Miniature Living Bonsai Landscapes, The Art of Saikei.* Sterling Pub Co Inc. 1st Edtiton, 1994.

Yvonne Rees & Neil Sutherland. *A Creative Step-By-Step To The Water Garden.* Graphics Arts Centr Pub Co, 1994.

Vũ Ngọc Phan, *Nhà Văn Hiện Đại.* Đại Học Trung Dung: Tứ Đức Tòng Thư. Đoàn Trung Còn, 1950.

Liliian Too. *Easy-to-Use Feng Shui: 136 Ways to Success.* Sterling. 1st Printing Edition, 1999.

O. B. Duane. *The Origins of Wisdom Feng Shui.* Brockhampton Press, 1997.

Gill Hale. *The Feng Shui Garden: Design Your Garden for Health, Ealth, and Happiness.* Hallmark Books, 1999.

Peter McHoy. *Small Garden Book.* Barnes & Noble Books, 1998.

Vũ Đình Trác. *100 Cây Thuốc Vạn Linh Bá Chứng.* 1987.

Nguyễn Văn Ba. *Khổ Qua Đắng, Khổ Qua Đèo.* Phù Sa, 1997.

Nguyễn Văn Minh. *Dược Tính Chỉ Nam.* Xuân Thu.

Georges Halpern. *Ginkgo: A Practical Guide.* Avery, 1997.

Glenn S. Rothfeld & Suzanne LeVert. *Ginkgo Biloba: An Herbal Fundation of Youth for Your Brain.* Dell, 1998.

John Yoshi Naka. *Bonsai Techniques I & II.* Bonsai Institute of California. Editions: 1973, 1993.

Paul Lesniewicz & Hideo Kato. *Practical Bonsai: Their Care, Cultivation and Training.* Foulsham & Co Ltd. 1st Edition, 1991.

Paul Lesniewicz. *Indoor Bonsai.* Cassell Illustrated, 1994.

Luigi Crespi. *Bonsai.* White Star Publishers, 1995.

Colins Lewis & Neil Sutherland. *A Step-by-Step Guide to Growing and Displaying Bonsai.* White Books Ltd, 1993.

Peter Chan. *Bonsa: The Art of Growing and Keeping Miniature Tree.* Chartwell Books Inc., 1988.

Peter D. Adams. *The Art of Bonsai.* Ward Lock Ltd. 2nd Edition, 1992.

Harry Tomlinson. *The Complete Book of Bonsai: A Practical Guide to its Art & Cultivation.* Abbeville Press, 1990.

Sách có thể đặt mua trực tiếp từ www.amazon.com

Thư từ liên lạc, xin gửi về:

Trần Khánh Liễm
P.O. Box 1873
Pearland, TX 77588-1873

Hay

Email address: cuathanphu@gmail.com

www.ingramcontent.com/pod-product-compliance
Lightning Source LLC
Chambersburg PA
CBHW071641160426
43195CB00012B/1325